FOR PROFESSIONAL ANESTHESIOLOGISTS

周術期の輸液

PERIOPERATIVE FLUID THERAPY

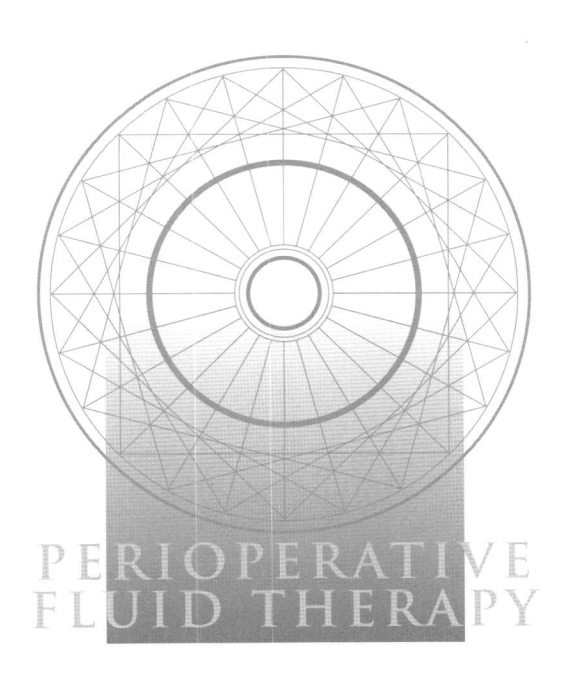

編集 杏林大学准教授
飯島 毅彦

克誠堂出版

執筆者一覧 (執筆順)

飯島　毅彦
杏林大学医学部麻酔科学教室

多田羅恒雄
兵庫医科大学麻酔科学講座

石原　弘規
弘前大学医学部麻酔科学教室

森松　博史
岡山大学医学部歯学部
附属病院集中治療部

溝部　俊樹
京都府立医科大学麻酔科学教室

大井　良之
日本大学歯学部麻酔学教室

萬　　知子
杏林大学医学部麻酔科学教室

井上　　健
国立病院機構関門医療センター
外科

石川　正志
徳島赤十字病院外科

森崎　　浩
慶應義塾大学医学部麻酔学教室

鈴木　武志
慶應義塾大学医学部麻酔学教室

鈴木　康之
国立成育医療センター
手術集中治療部・麻酔科

玉田　　尚
杏林大学医学部救急医学教室

山口　芳裕
杏林大学医学部救急医学教室

小竹　良文
東邦大学医学部
麻酔科学第一講座

上山　博史
関西労災病院麻酔科

武田　吉正
岡山大学医学部歯学部附属病院
麻酔科蘇生科

平松　大典
国立循環器病センター麻酔科

大西　佳彦
国立循環器病センター麻酔科

小山　　薫
埼玉医科大学総合医療センター
麻酔科

小谷　　透
東京女子医科大学麻酔科学教室

高折　益彦
東宝塚さとう病院

宮尾　秀樹
埼玉医科大学総合医療センター
麻酔科

序

　術中の輸液に関して，麻酔科医は"自分自身の経験"と"先輩から教えられた知識"に基づいて，輸液の種類と量を決定するという場合が多いのではないだろうか？　"自分自身の経験"というものの中には，例えば，輸液量が少なすぎることにより，心拍出量が低下し循環系が不安定になったとか，あるいは輸液が多過ぎることにより，呼吸機能が低下したとかという経験が誰にでもあり，そういう経験を参考にして，自分の輸液スタイルを決めているのではないだろうか？　麻酔科医は，ひとつひとつの経験から何かを学びつつ，自分の輸液のスタイルというものを人生という長い時間をかけて，作り上げていくのだと思う。一方，"先輩から教えられた知識"は古くなるのが早く，最新の知識を，日々の努力でタイミングよく，獲得していかなければならない。したがって，ほとんどの麻酔科医は，新しい研究に基づいた輸液の知識に関しては誰でも少なからず興味があるはずである。

　昔は，周術期の輸液量について，麻酔科医同士あるいは他の科の医師たちと議論することが，しばしばあったような気がする。最近，輸液量に関して，熱い議論をしている麻酔科医を以前ほど見かけなくなったが，機会があれば，持論を主張したい医師は潜在的には多いのではないだろうか？　輸液の量に関する問題については，人体の水分バランスは想像以上に許容範囲が大きく，この方法が絶対正しいというものは本来ないのかもしれない。すなわち，麻酔科医一人一人に正しい輸液量の真実が存在するのかもしれない。

　最近，周術期の輸液の量よりも輸液の種類に注目が集まるようになったような気がする。すなわち，晶質液と膠質液の問題，ブドウ糖濃度やマグネシウム濃度の問題，アミノ酸の問題など，このようなテーマについて，いろいろ考えると胸がわくわくしてくる医師も多いのではないだろうか？　本書は20名以上にも及ぶ多くの著者が分担して，輸液の種類や輸液の量に関係のある，新しい研究結果に基づいた持論を執筆いただいている。古い観念にとらわれることなく，臨床にすぐ役立つような内容を選んで記述している。読者が自分で数多くの論文を調べて読破するには，多くの時間と労力が必要となることは否定できない。しかしながら，本書には，専門家でなければ見つけられないような貴重な論文も数多く引用されており，多くの麻酔科医にとって，きわめて有用であると思われる。

　輸液に関して，真摯な情熱を傾け，多忙な日常業務の寸暇を惜しんでご執筆いただいた各執筆者に対して，心から敬意を捧げるとともに，本書の出版にご尽力いただいた克誠堂出版株式会社書籍編集部の方々に深く感謝の意を表するものである。

2008年9月吉日

巖　　康秀

はじめに

　外科手術に対して，水，電解質が必要であることは1940年代には認識されていた．しかし，どの程度の量が必要であるかは不明であった．1960年代になり，Shireらが細胞外液量をアイソトープにより定量的に評価し，細胞外液が外科侵襲により数リットルも喪失することが示されて以来，電解質輸液を大量に投与することが術後合併症を防ぐこととして推奨されてきた．今日まで，どの程度の大量投与が必要であるかが不明なまま，"十分な量"を投与することが推奨されている．麻酔導入後，あるいは血圧低下時に輸液速度を速くして，"ボリュームを与える"ことが多く見られている．

　一方，手術中の大量輸液は，結果的に術後の肺水腫や浮腫の原因になるとしてしばしば批判の対象となり，麻酔科と外科担当科の意見の食い違いが起こりやすい問題となっている．最近では，これらの"liberal" "restrictive"というポリシーの違いに対し，予後を含めて臨床研究が行われ，議論されている．主に膠質液を好んで投与する欧州に対し，米国では電解質輸液を大量に投与する．これらは，国により臨床で使用できる輸液製剤が異なることも主張の違いの原因となっているようである．

　輸液の臨床研究では，合併症の違いからどちらが良いかを判定するが，輸液が原因となる合併症の発現率は低いため，検討する母集団が大きくなければその差は出ないことになる．さらに輸液の効果は個々の患者で大きく異なるために，画一的なプロトコルでは比較するべき2群を設定しても，群内差が大きく，群間差が群内差に埋もれてしまうことになる．このように輸液療法の臨床研究においては，有意差のある結果を得ることはきわめて難しい．アルブミンの評価を代表する臨床研究であるCochrane studyおよびSAFE studyの結果の解釈の違いは，この問題を明らかに示している．輸液の種類の違いで死亡率や合併症がそれほど変わるものではないので，研究のエンドポイントを死亡あるいは合併症の発現率とすると，有意差が得られない研究となってしまい，結果の解釈しだいで評価が変わってしまうのである．

　そこで，輸液療法を考えるには，理論的な研究にその判断の根拠を求めたいが，投与した輸液がどこに分布しているかを正確にとらえることができないため，理論的に判断することも難しい．その結果，スターリングの法則に基づき，輸液の流れを物理的に推測することにとどまってしまうが，実際の臨床とかけ離れてしまうということになる．以上述べたように，輸液の適切な療法を求めることは難しいが，われわれはなんらかのガイドが必要である．本書では，輸液に関する研究を各分野に限定して紹介し，どのような考え方で輸液療法を考えるべきかを各分野の専門の先生方に示していただいた．何ml/kg/hrというような具体的な数値が出てこないので，一般的な輸液の教科書とは異なる．しかしながら，これが輸液療法の本質であるかもしれない．僭越ながら麻酔科上級医にとって輸液を考える資料となることを期待している．

2008年9月吉日

飯島　毅彦

目　次

基礎編

1．輸液と循環血液量　　　　　　　　　　　　　　　　　飯島　毅彦／3

　はじめに 3
　"水・電解質の動き"の理論 4
　　❶生命活動と水／4　　❷水の分布を決定するもの／4　　❸電解質の濃度による計算法（細胞内外の分布）／5　　❹浸透圧による輸液分布の考え方（スターリングの法則）／7　　❺間質コンプライアンス／8　　❻実測による輸液の行方の追求／9　　❼水の動きのシミュレーション／11　　❽内分泌による循環血液量の変動／12　　❾変動する循環血液量／13
　"水・電解質の動き"の実際 14
　　❶炎症と循環血液量／14　　❷出血と輸液／15　　❸liberalかrestrictiveか／16
　まとめ 16

2．周術期の水動態—シミュレーションによる分析—　　多田羅恒雄／20

　はじめに 20
　体液動態シミュレーションで何が分かるか？ 20
　シミュレーションの実際 21
　　❶モデルの作成／21　　❷輸液時の血漿量の経時変化—正常時—／23　　❸出血時の輸液／29　　❹手術時の体液動態／33　　❺手術後の体液動態／38
　おわりに 39

3．ブドウ糖初期分布容量　　　　　　　　　　　　　　　石原　弘規／41

　ブドウ糖初期分布容量（IDVG）とは 41
　IDVGの基本的事項 41
　　❶分布容量の概念とIDVG／41　　❷IDVGと糖代謝，細胞外液量との関係／43　　❸IDVG算出時の心拍出量の影響／43　　❹IDVGの正常値／45　　❺IDVGの再現性／46
　IDVG測定法 47
　　❶1分画モデルを用いたIDVG測定／47　　❷IDVGの簡易算出法／47　　❸血糖値によるIDVGの簡易算出法／48　　❹IDVG算出時の注意点／50
　IDVGを用いた体液管理 51
　　❶体液管理におけるIDVGの意義／51　　❷IDVG測定結果に基づいた治療方針／53　　❸循環血液量過大評価の把握／53

ix

実際のIDVG測定例 55
　　　　❶症例1／55　　❷症例2／56　　❸症例3／57
　　おわりに 58

4. 酸塩基平衡の考え方　　　　　　　　　　　　　　　森松　博史／61

　　はじめに 61
　　Stewart approach 61
　　3つのindependent variables 62
　　　　❶strong ion difference（SID）／62　　❷total weak acid（A_{TOT}）／62
　　重炭酸イオンの限界 63
　　アニオンギャップの限界 64
　　治療に与える影響 64
　　simplified Stewart approach 65
　　Stewart approachによる輸液の分類 65
　　まとめ 67

5. アミノ酸輸液　　　　　　　　　　　　　　　　　　溝部　俊樹／68

　　アミノ酸の基礎知識 68
　　　　❶アミノ酸輸液の歴史／68　　❷アミノ酸の種類／69　　❸アミノ酸の代謝／
　　　　71　　❹分枝鎖アミノ酸（BCAA）／72
　　アミノ酸輸液 74
　　　　❶アミノ酸の配合比率による分類／74　　❷濃度による分類／76　　❸添加糖
　　　　による分類／76　　❹特殊病態用製剤／79　　❺アミノ酸輸液製剤の臨床的注
　　　　意点／83
　　おわりに：体温とアミノ酸輸液 84

6. 人工膠質液　　　　　　　　　　　　　　　　　　　大井　良之／88

　　はじめに 88
　　膠質の一般的性質 89
　　　　❶膠質液とは／89　　❷人工膠質液に用いる膠質の性質／89　　❸膠質液の性
　　　　質／89
　　臨床的に用いられる人工膠質液 90
　　　　❶総論／90　　❷各論／90
　　膠質に求められる医学的効果 93
　　　　❶血漿増量効果／93　　❷血液流体力学的効果／95　　❸血管内皮に与える効
　　　　果／96　　❹抗凝固作用／97　　❺抗炎症作用／98
　　人工膠質液の副作用 98
　　　　❶アレルギー／98　　❷腎機能／98　　❸瘙痒感／99
　　人工膠質液と微小循環 99
　　　　❶少量出血の場合／99　　❷大量出血の場合／100
　　おわりに 100

7. カルシウムとマグネシウム　　　　　　　　　　　　　萬　　知子／104

　　はじめに 104
　　Caについて 104
　　　❶Caの体内分布と生理的代謝／104　　❷モニタリング／106　　❸病態生理／106　　❹周術期のCa^{2+}異常／109　　❺Caの補充／110
　　Mgについて 111
　　　❶Mgの生理的作用／111　　❷モニタリング／114　　❸病態生理／115　　❹周術期のMg異常／117　　❺Mgの補充／118　　❻Ca^{2+}とMg^{2+}の相互作用／118

Column 1　熱傷と循環血液量　　　　　　　　　　　　　井上　　健／122

Column 2　炎症と循環血液量　　　　　　　　　　　　　石川　正志／126

臨床編

1. 敗血症と輸液療法　　　　　　　　　　森崎　浩，鈴木　武志／131

　　はじめに 131
　　敗血症の定義の変遷と病態 131
　　敗血症に適切な輸液時期は存在する？ 134
　　敗血症に適切な輸液製剤は何か？ 136
　　天然膠質液ヒトアルブミンは敗血症の輸液に必要か？ 139
　　敗血症に適切な輸液量と循環管理は？ 140
　　おわりに 142

2. 小児の輸液　　　　　　　　　　　　　　　　　　　　鈴木　康之／145

　　はじめに 145
　　小児体液組成の特徴 145
　　小児の必要水分量に基づく輸液療法 145
　　ナトリウムの代謝 146
　　術中輸液の目的 146
　　低ナトリウム血症と輸液療法との関連 147
　　なぜ等張輸液を使用すべきか 149
　　低ナトリウム血症の治療方法 150
　　未熟児および成熟新生児の周術期の輸液 151
　　輸液中の糖濃度について 152
　　頭蓋内圧亢進患者での輸液 153
　　まとめ 153

3. 熱傷と輸液　　　　　　　　　　　　　　　　玉田　尚, 山口　芳裕／156

　はじめに 156
　熱傷の病態生理 156
　　❶受傷後24〜48時間以内の病態／157　　❷受傷後48〜72時間前後の病態／159　　❸急性期以降の病態／159
　受傷後24〜48時間以内の輸液療法 159
　　❶輸液療法の目的／159　　❷熱傷急性期の輸液公式／160　　❸急性期におけるコロイド液の位置づけ／162　　❹輸液療法の実際／163
　血液製剤 164
　　❶赤血球濃厚液（red cell concentrates-leukocytes reduced：RCC-LR）／165　　❷新鮮凍結血漿（fresh frozen plasma：FFP）／165　　❸血小板製剤（platelet concentrate：PC）／166　　❹アルブミン製剤／166
　過剰輸液の弊害を回避するための工夫 167
　　❶高張Na輸液（hypertonic saline：HTS）／167　　❷抗酸化療法／167　　❸血液浄化法／168
　受傷後48〜72時間前後の輸液療法 168
　　❶水分出納の評価／169　　❷輸液の実際／169
　おわりに 169

4. 拡大手術と輸液　　　　　　　　　　　　　　　　　　　小竹　良文／171

　はじめに 171
　輸液療法のcontroversy 171
　　❶輸液量に関するcontroversy／172　　❷輸液剤の種類に関するcontroversy／178
　周術期輸液のガイド 179
　　❶古典的な周術期輸液のガイド／179　　❷新しい周術期輸液のガイド／183
　おわりに 185

5. 産科麻酔と輸液　　　　　　　　　　　　　　　　　　　上山　博史／188

　はじめに 188
　妊娠に伴う体液の生理学的変化と出血 188
　妊婦での輸液負荷の注意点 189
　帝王切開での輸液 189
　　❶区域麻酔での血圧低下防止／189　　❷全身麻酔での輸液／190
　特殊な病態での輸液管理 191
　　❶糖尿病／191　　❷早産患者／191
　妊娠高血圧症での輸液管理 192
　　❶妊娠高血圧症の血行動態と血液量／192　　❷管理の目安と管理法／195
　まとめ 196

6. 脳神経外科手術と輸液　　武田　吉正／198

- はじめに　198
- なぜブドウ糖液を大量輸液してはいけないか？　199
- 総論　200
  - ❶手術中の脳浮腫について／200　❷低ナトリウム血症／203　❸高ナトリウム血症／204
- 各論　205
  - ❶頭部外傷／205　❷くも膜下出血／205　❸脳梗塞／206
- おわりに　207

7. 心臓血管外科手術と輸液　　平松　大典，大西　佳彦／211

- はじめに　211
- 低心機能（心不全）症例の輸液管理について　212
  - ❶心臓前負荷の最適化／212　❷浮腫の予防／213　❸電解質異常の補正／214
- 大量出血，大量輸液について　214
  - ❶心臓血管外科手術でよく使用される膠質液製剤について／215　❷輸液製剤が止血機能に及ぼす影響について／215　❸腎機能に及ぼす影響／217
- 体外循環の影響　217
  - ❶人工心肺症例での輸液管理／217　❷体外循環による血液希釈と凝固能への影響／219　❸経済的な問題／220
- 心臓血管外科手術での術後輸液療法　220
  - ❶心臓血管外科手術後の輸液管理／220　❷周術期高血糖の調節／220
- おわりに　222

8. 腎移植と輸液　　小山　薫／224

- はじめに　224
- レシピエントの評価　224
  - ❶腎不全の原因／224　❷心機能の評価／224　❸呼吸機能の評価／225　❹その他／225
- 術前透析　225
- 麻酔管理　226
  - ❶モニター／226　❷麻酔方法／228
- 併用薬剤など　228
  - ❶ドパミン／228　❷フロセミド，マンニトール／228　❸ヒト心房性ナトリウム利尿ペプチド（human atrial natriuretic peptide：hANP）／229　❹プロスタグランジン E_1（prostaglandin E_1：PGE_1）／229　❺輸血／229　❻免疫抑制薬／229
- 輸液管理　229
  - ❶生体腎移植ドナー／230　❷生体腎移植レシピエント／231　❸献腎移植レシピエント／231
- 高カリウム血症への対処　232
- まとめ　232

9. 呼吸管理と輸液 　　　　　　　　　　　　　　　　　　　　　小谷　　透／235

　はじめに 235
　ARDSとは？ 235
　Surviving Sepsis Campaign guidelines と FACTT study 236
　低酸素血症の原因は何か？ 237
　虚脱肺への人工呼吸戦略と最近の進歩 238
　おわりに 241

Column 3　組織間液圧 　　　　　　　　　　　　　　　　　　　高折　益彦／242

Column 4　アルブミンの血管外輸送と血液粘度 　　　　　　　宮尾　秀樹／245

　索　引 251

基礎編

1. 輸液と循環血液量
2. 周術期の水動態―シミュレーションによる分析―
3. ブドウ糖初期分布容量
4. 酸塩基平衡の考え方
5. アミノ酸輸液
6. 人工膠質液
7. カルシウムとマグネシウム

Column 1　熱傷と循環血液量

Column 2　炎症と循環血液量

基礎編

1 輸液と循環血液量

はじめに

　輸液によりわれわれは，循環血液量を調節し，循環管理をしていると考えている。しかし，輸液がどの程度実際に循環する血液を増加させ，循環に寄与しているかは分かっていない。これまで提示されている計算法により推定しているにすぎない。in-out balance が循環血液量に反映され，電解質輸液の1/3が血管内に残るという計算により，循環血液量を推定し，容量管理を行っているというのが，多くの場合当てはまるのではないか。しかし，患者の状態によりこれらの計算法が当てはまらないとすると容量管理の判断で誤ったことを行っている可能性がある。

● 血圧の低下に対し，"ボリュームを負荷"するが，実際には循環に貢献するような容量負荷は一時的であり，輸液負荷は単なる術後の浮腫形成を促進しているにすぎない。

● 心機能の低下している患者に対し，輸液が循環負荷になるのを恐れて，輸液を過度に制限することにより，脱水を放置し，場合によっては腎血流量が減少し，腎前性の腎障害を引き起こす。

　前者は輸液をふんだんに与える liberal administration に伴う合併症であり，後者は輸液を制限する restrictive administration の合併症である。liberal か restrictive かどちらが良いかという study は数多く行われているが，エビデンスとなるクリアーカットな結果は得られていない。単に liberal group と restrictive group という分け方で比較しても個人差が大きいため，はっきりした差が得られないのであろう。これは，おそらく，輸液の効果は個々人，あるいは病態により大きく異なるので，効果のある状態もあれば，効果のない状態もあるのであろう。

　そこで，果たして，輸液は生体にとって，どのような効果があり，特に循環血液量というパラメータを介してどのように循環に貢献しているか，どのように考えるべきかを検討してみたい。

"水・電解質の動き"の理論

1 生命活動と水

　ヒトの体は，年齢により異なるが60〜70%が水分であるといわれている。成人では，1日に尿1.5l，汗1.5l，それ以外1.5lの水分が排泄され，同じ量が摂取される。すなわち4.5lの水の出入りがある。体液量は60kgの成人で約40lであるから，約十数%が交換されるのである。生命は，海から生まれたといわれるが，閉ざされた水，電解質，蛋白で構成される世界でブラウン運動を基にした分子の動き，そしてエネルギーを消費する方向性を持った分子の動きにより生命活動が行われている。水，電解質は細胞内外のすべてのコンパートメントでその場を提供するのに必要であり，逐次，ターンオーバーしているのである。血管は必要な物質を迅速に運ぶ高速道路のようなものである。水や電解質は消化管から吸収され，血管という高速道路を運ばれていくが，高速道路から離れたすべての家（細胞）で必要であり，高速道路から離れてあまねく外に広がっていくのである。すなわち，輸液は血管を通して生体に与えられるが，血管のみにとどまらず，広く体の隅々にまで広がっていくものである。輸液を循環管理の手段としてみなすことの多い麻酔の臨床では，輸液の分布領域は，血管のみではなく，組織全体に広がっていくという認識がうすい。

2 水の分布を決定するもの

　ヒトは，進化した生命体であるが，進化の歴史の記憶を生体内に保有しており，その歴史的な変遷を考えると生命を理解しやすいことがある。言い換えれば，生命の現在の形態や機能は，それに至った因果関係を考えると理解しやすい。三木成夫は，"生命形態学序説―根原現象とメタモルフォーゼ"のなかでヒトには，植物性の器官と動物性の器官があるとしている。ものを捕獲するシステム，すなわち，感覚器と運動器官は動物的な器官であり，それ以外は，植物性の器官としている（図1）。植物は，根や葉で水分を吸収し，導管で体全体に水を運ぶ。

　ヒトにとって，腸管は根や葉に相当し，血管はこの導管に相当する。腸で水を吸収し，体全体に導管に相当する血管により水を運んでいるのである。水が直接血管のなかに入るわけではない。しかし，輸液は，腸から吸収される水を直接血管に与えているのであるが，この水は本来，体全体を潤すものである。

　さて，電解質輸液を投与した際，生体内にはどこに分布していくかを科学的に分析していこう。物理化学的側面から分布を決定するものを考えると，膠質浸透圧（血管内外），晶質浸透圧（細胞内外），各種電解質濃度，血管内圧，間質圧が想定できる。生命科学的な理論から考えると，水を細胞内外に輸送する蛋白であるアクアポリンも同定されており，血管内皮あるいは細胞表面での目的をもった水の動きも行われている。さらに，生

基礎編

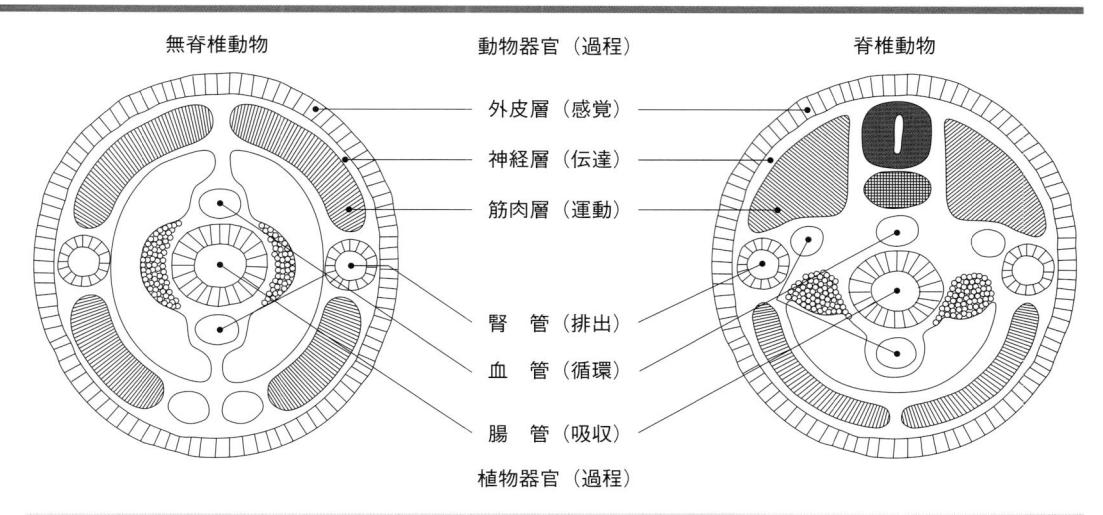

```
無脊椎動物          動物器官（過程）          脊椎動物

                  ─ 外皮層（感覚）─
                  ─ 神経層（伝達）─
                  ─ 筋肉層（運動）─

                  ─ 腎　管（排出）─
                  ─ 血　管（循環）─
                  ─ 腸　管（吸収）─

                    植物器官（過程）
```

図1　生命の"動物的機能"と"植物的機能"

　発生学者の三木成夫は，動物の発生は，生命の古い記憶が残っていると説いている。消化，循環，生殖機能は植物がすでにもっていた機能である。動物となり，獲物を捕獲するために感覚器，運動器が生まれた。水・電解質は生命が誕生した根源の場である。したがって，生体にくまなく分布するものである。血管系はこれらを輸送する通り道にすぎない。
（三木成夫. 生命形態学序説－根源現象とメタモルフォーゼ. 東京：うぶすな書店；1992. p.64 より引用）

　体全体の水分バランスを規定するレニン・アンギオテンシン・アルドステロン，抗利尿ホルモン（antidiuretic hormone：ADH），心房性ナトリウム利尿ペプチド（atrial natriuretic peptide：ANP），脳性ナトリウム利尿ペプチド（brain natriuretic peptide：BNP）といった各種ホルモンも水，電解質の分布を支配している。はたして，どの因子がもっともこの水・電解質の分布に重要な役割を果たしているのであろうか？
　これらの複雑な平衡の中で水電解質はその分布が決められている。どの因子がもっとも強く分布に影響しているかにより，水，電解質の生体内の分布は大きく異なる。このことを考えるとそのひとつのコンパートメントである血管内ボリューム，すなわち循環血液量を単純に推定することは難しいことが分かる。

3　電解質の濃度による計算法（細胞内外の分布）

　投与する電解質の濃度により輸液の分布を推定する考え方がある。細胞外液はNa濃度が高く，K濃度が低い。一方，細胞内液はNa濃度が低く，K濃度が高い。このため，晶質浸透圧差によるイオンの移動を考えるとNa濃度が薄い輸液はNa濃度の薄い細胞内に多くが分布し，Na濃度の高いものはNa濃度の高い細胞間質，あるいは血管内に分布することになる。このことからNa濃度の低い輸液製剤は，"細胞内液製剤"とも呼ばれている。Na濃度が140 mEq前後のものは細胞外液組成に近いので，間質にとどまり，そのうち，1/3は血管内にとどまるので，細胞外液製剤といわれているが，細胞外液の一部が血管内容量であるので，細胞外液製剤は血管内容量を増やす製剤と理解されている。塩分の多いものを食べると高血圧になる理由として，血管内ボリュームが増え，血圧が高く

1. 輸液と循環血液量

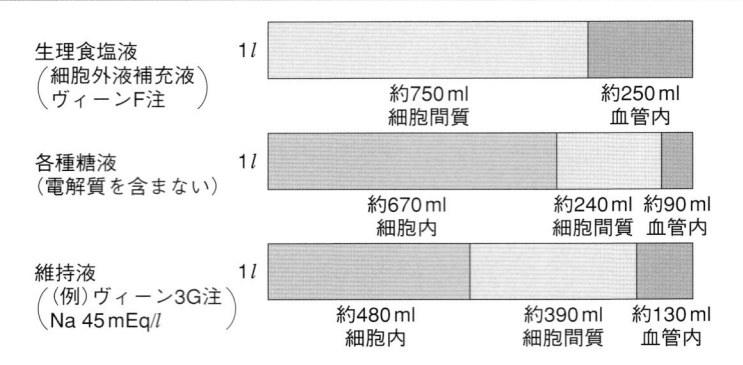

図2 輸液製剤の電解質濃度による輸液の分布

生理食塩液（細胞外液補充液）（ヴィーンF注）1l：約750ml 細胞間質、約250ml 血管内

各種糖液（電解質を含まない）1l：約670ml 細胞内、約240ml 細胞間質、約90ml 血管内

維持液（例）ヴィーン3G注（Na 45mEq/l）1l：約480ml 細胞内、約390ml 細胞間質、約130ml 血管内

電解質濃度の違いにより体のコンパートメントにそれぞれ分布する割合が決まっているという考えがある。しかしながら，いずれも濃度こそ違うが電解質液である。細胞内液量はほぼ一定に保たれており，容易には変化しない。投与された電解質濃度と血管内濃度の違いは大量の血液に希釈されるが，その差は腎臓での排出，再吸収で補正される。輸液の種類により，上記のようなコンパートメント分布の違いは起こらない。

なると信じられていることもその一例のようである。Heerら[1]は，食塩を与える量により細胞外液量（extracellular fluid：ECF），血漿容量（plasma volume：PV）の変化を観察した。その結果，ECFはNaの負荷量に関係なく，一定であった[1]。一方，PVはNaの容量負荷に依存して増加していた。ECFの一定の分画が，血管内容量ではなかった。これは，輸液の分布が，"物理化学的な"理論で分布する以上に，"生物学的な"調節機構が働いていることを示している。Humphreys[2]はAm J Kidney Disのなかで，"体液の分布は，すでに済んだこと（done deal）と見なされてきたが，Heerらの研究によりさらに検討されるべき問題であることであると指摘された"と述べている。したがって，高塩食による高血圧の発症のメカニズムは，水分の貯留で説明できるものではなく，コンパートメントの変化をもたらす，レニン・アンギオテンシン・アルドステロンといったホルモンバランスの変化によるものと考えられ，アルドステロンの関与が示唆されている[3]。Na利尿薬がかつての降圧薬であったが，近年は，アンギオテンシン系に働く薬剤が主流であることからも，高血圧発症における体液の関与は，単に細胞外液貯留だけでは説明できないものであることが分かる。高張性輸液を投与して，血管内に水分を引き，組織の浮腫を減少させようとする。これらの根拠は投与する輸液のNa濃度がコンパートメントへの輸液の分布を決定するという考え方からきている。果たして，Na濃度をコントロールすることにより，体内の分布を規定することができるのであろうか（図2）？

細胞内液量を測定する方法により細胞内液の変化を調べてみる。同時に細胞内液量（intracellular fluid：ICF），ECF，PVを測定し，その変化を見てみる。暑い所で運動をさせ，脱水を起こした際にこれらの変化を見ていくとECFがまず最初に変化し，その後，PV，最後にICFが変化する（図3）[4]。ICFはもっとも変化しにくいコンパートメントである。すなわち，細胞はNa-Kポンプにより，能動的に細胞内環境を保っている。このような脱水は，水とNaの喪失が起こるから細胞外液容量が変化するのが先であるのは当然

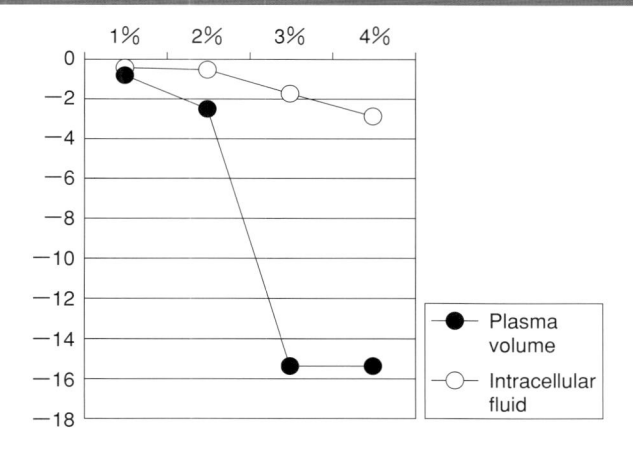

図3 脱水と細胞内液，細胞外液

40℃の部屋にて運動をさせて脱水を起こした実験。脱水初期はplasma volumeの変化は僅少であるが，2％を超えると突然循環血液量が減少する。細胞内液の変化は少ない。

(Singh MV, Rawal SB, Pichan G, et al. Changes in body fluid compartments during hypohydration and rehydration in heat-acclimated tropical subjects. Aviat Space Environ Med 1993；64：295-9より改変引用)

ではあるが，輸液製剤のNaとKの違いにより，このコンパートメント分布は変わるのであろうか？ Yawata[5]は，ラットを脱水させ，NaClあるいはKClを与えたところ，両者間にICFの差は認められなかったと報告している。したがって，K濃度が高いからといって，細胞内に容易に移動するわけではなく，細胞のホメオスタシスが優先され，ICF容量は一定に保たれるように，水が動いていくと考えられる。輸液製剤の電解質組成により容易にはICFの容量は変化しない。電解質組成が，組織の体液分布に大きな影響を与えるのは脳である。水中毒は脳に症状が出ることから，これも納得できる。これは血液脳関門という特異なバリアーがあることに起因する。詳しくは臨床編第6章脳神経外科手術と輸液の項，および第2章小児の輸液の項を参照していただきたい。

4 浸透圧による輸液分布の考え方（スターリングの法則）

電解質濃度差，晶質浸透圧に注目して細胞内外の分布を考えてきたが，血管内外の水の動きは膠質浸透圧，さらに静水圧が鍵を握ると考えられており，以下の式が古典的に使用されている。

スターリングの末梢循環の法則（血管内外の分布）

$dV/dt = Kf[(Pc - Pisf) - R(\pi c - \pi isf)]$

Kf：水分濾過係数，Pc－Pisf：毛細血管，間質の静水圧，$\pi c - \pi isf$，毛細血管および間質の膠質浸透圧，R：蛋白に対する反射係数

上記は血管内外の水分分布を浸透圧および静水圧から説明した法則である。すなわち，水は，血管内の圧力が高く，間質の膠質浸透圧が高いと血管外に移動する。水分濾過係数や蛋白に対する反射係数を実験的に測定あるいは推定し，この式に当てはめると血管外への水分の移動量ではなく，移動速度（dV/dt）を求めることができる。水が血管内から移動し，間質の膠質浸透圧が低下し，静水圧が上昇すると，血管外への漏出が停止する。細胞間質が単なる空間であると仮定すると，膠質成分のない電解質輸液は，一定量の膠質成分をもつ血管内外に一定の比率で分布することになる。血管内容量を体重の8％，細胞外液量を体重の15％とすると，概算で1：2であるから，約1/3が血管内に貯留することになる。

しかしながら，実際には，細胞間質は単なる空間ではなく，水を貯留するゲルという土台があり，水を補足し，容易に間質の浸透圧は変化しない。このため，間質は多くの水をためることができる（コラム"組織間液圧"参照）。また，血管内外はリンパにより交通しており，膠質物質であるアルブミンは両コンパートメント間を行き来しているのである。したがって，電解質液の分布は細胞外液量と血管内容量の比率で決定されるものではない。

5 間質コンプライアンス

間質はスポンジのようなものであり，生体に必須な水を蓄えておく，大事な貯蔵庫である。この貯蔵庫はそのときに応じて変化していると考えられる。細胞内，間質，血管内の各コンパートメントにおける脱水時の推移を見ると，各コンパートメント間の動きが理解できる。脱水により，まず減少するのは細胞間質のコンパートメント，次に血管内コンパートメント，最後に細胞内液である。これらの動きをとらえた報告を見ると，水分を約15％失ったあたりから血管内コンパートメントが減少してくる（図3)[4]。すなわち，細胞間質は血管内容量と細胞内の環境を保つための緩衝領域として機能していることが分かる。再水和（rehydration）時の水の分布の変化を見ても同様に優先されるコンパートメントがある。運動時の脱水には循環を保つために血管内容量が優先され，熱による脱水時には間質のコンパートメントが比較的良く保たれるとの報告[6]がある。

手術患者でも人によりこの緩衝地帯である細胞間質の充足度ともいうべき容量，さらに水分電解質を受け入れる許容量は大きく異なる。したがって，電解質輸液がこの間質に流れていくか，あるいは血管内にとどまるかは，個人差が大きいものと考えられる。この間質コンプライアンスの考え方は，生理学者Guyton[7]により古くから指摘されていた。間質圧を測定し，輸液製剤の貯留するキャパシティを計算している。間質圧はもともとは陰圧であるが，輸液とともに間質圧は陽圧に代わり，その後，圧変化はきわめて少なくなると報告している（図4）。すなわち，輸液が間質に貯留してからの間質のコンプライアンスはきわめて低く，浮腫を予防するための間質側からの圧上昇はすぐには起こらないということである。この組織間液圧については本書のコラムを参照していただきたい。輸液は単に血管内容量を増やすのではなく，間質に水を与えている。われわれは，血管を通して輸液を行っているため，血管内容量を増やすことをまず意識してしま

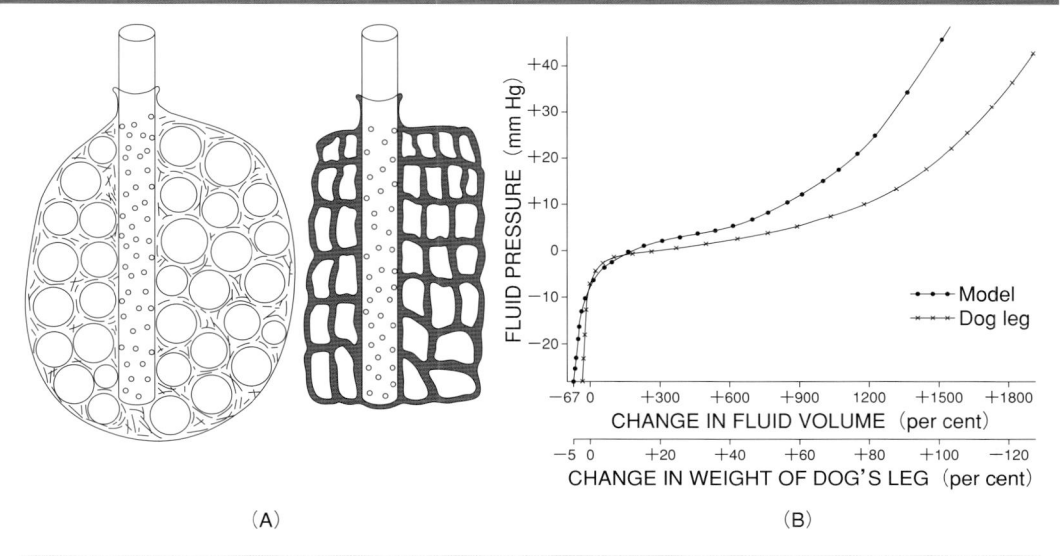

図4 Guytonの提唱した間質コンプライアンスの概念

組織にニードルを挿入し，組織圧を測定する実験であるが，輸液の投与とともにBのようにコンプライアンスが変化する。間質圧はもともとは陰圧であり，輸液とともに圧は上昇するが，間質圧が0mmHgになってから，しばらくは圧は上昇しない。すなわち，輸液を受け入れる十分な許容量がある。この概念を説明したものがAである。間質のコンプライアンスが低ければ，輸液により浮腫はあまり形成されないはずであるが，容易に浮腫が形成される原因を解明したものである。

う。しかし，生体は先に述べたように，植物的な機構を持ち，あたかも植物に水をやるように，生体に水を与えているのではないであろうか？ そう考えると輸液を何のために与えているかが理解しやすい。

6 実測による輸液の行方の追求

電解質濃度や，浸透圧など理論的な水，電解質の流れは一定のモデルのうえで成り立つことであるが，さらに，腎による排泄，ホルモンによる血管内容量の調節など，計算式で表現できない水，電解質の流れがある。実際に投与された輸液の消長は，実測してみないと分からない。volume kinetic studyと呼ばれる方法では，血管内の各種物質，Ht，蛋白などの希釈度を逐次測定し，その希釈率より投与された水の動きを見る。この変化を見てみると，輸液の投与中はこれらの標識物質は希釈されていき，血管内容量が順調に増えていっているのが観察される（図5）[8]。

しかしながら，投与を中止するとこれらの標識物質の濃度は速やかに上昇していき，投与された輸液が速やかに血管外に出て行っているのが分かる。すなわち，輸液は，輸液をしている間だけ，血管内容量を増加させるが，その増量効果は，輸液を中止するとたちまちその増量効果は低下する。このことはすなわち，輸液している速度に応じて，血管内容量を決めていることが推察される。

これはなぜだろうか？ 先に述べたようにスターリングの法則は，水の移動速度を静水圧および膠質浸透圧により規定している。したがって，輸液の速度が水の移動速度を

1. 輸液と循環血液量

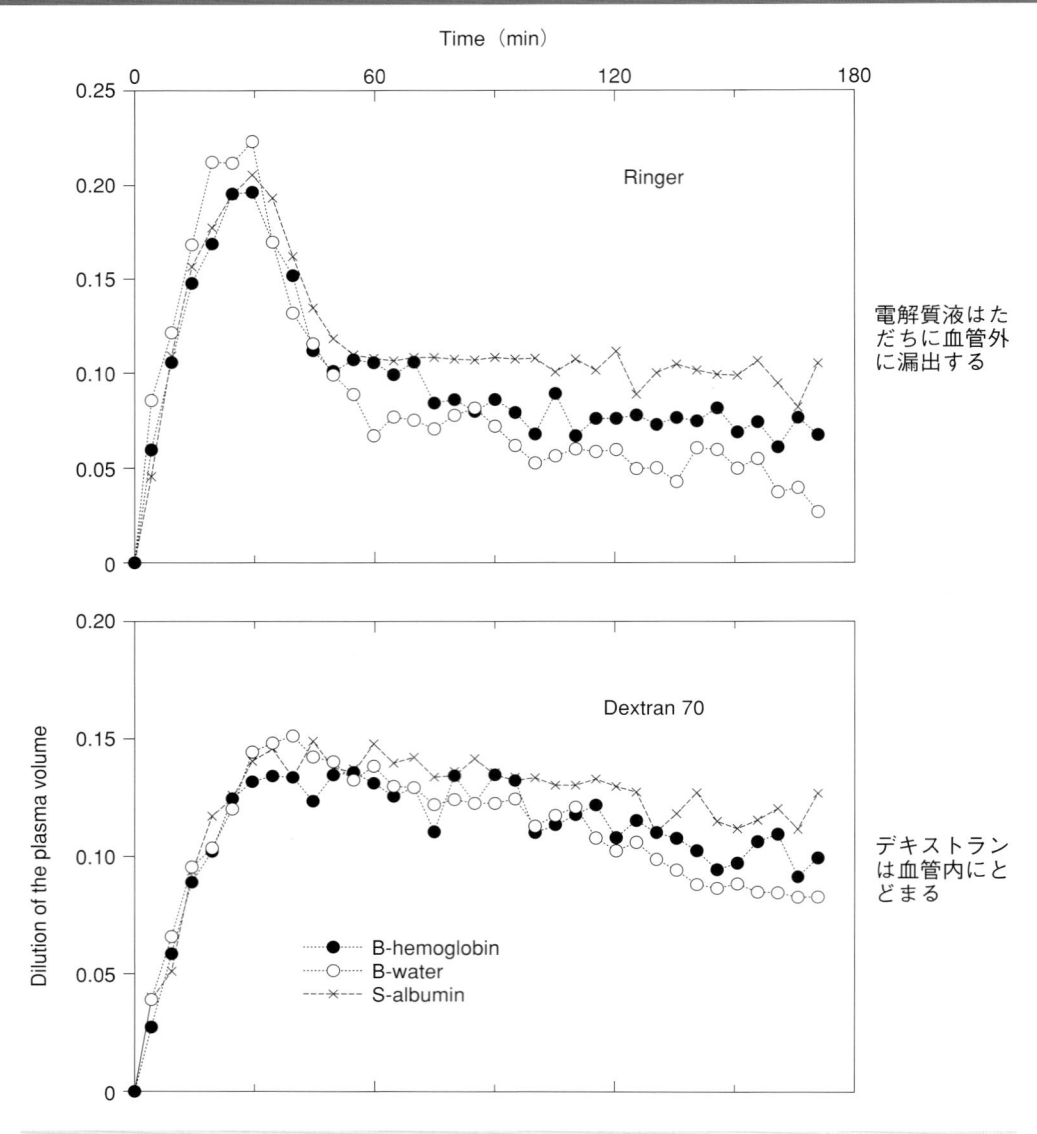

図5 volume kinetic study

輸液製剤の行方を調べるための実験。輸液投与中，投与後にかけて5分ごとに採血し，血中ヘモグロビン，血中水分濃度，血清アルブミンを5分ごとに採血し，正確に測定する。その希釈率の推移をプロットしたものである。上図はリンゲル液，下図はデキストラン70である。30分の投与中は速やかにこれらの指標は希釈されていくが，投与中止とともに急速に低下していく。デキストラン70はリンゲル液に比較して，この図からも電解質輸液の血液量増量作用は投与中と投与後では異なることを示している。

(Svensen C, Hahn RG. Volume kinetics of Ringer solution, dextran 70, and hypertonic saline in male volunteers. Anesthesiology 1997；87：204-12より引用)

上回れば，血管内の貯留量は増えるわけである。簡単にいえば，目の細かいざるの漏れる速度より速い速度で水を流せば，ざるに水がたまるのと同じである。Svensenら[9]のグループの最近の研究では，負荷した輸液により一過性ではあるが心拍出量を上げるグループ（responder）と心拍出量を上げないグループ（non-responder）に分けられ，non-

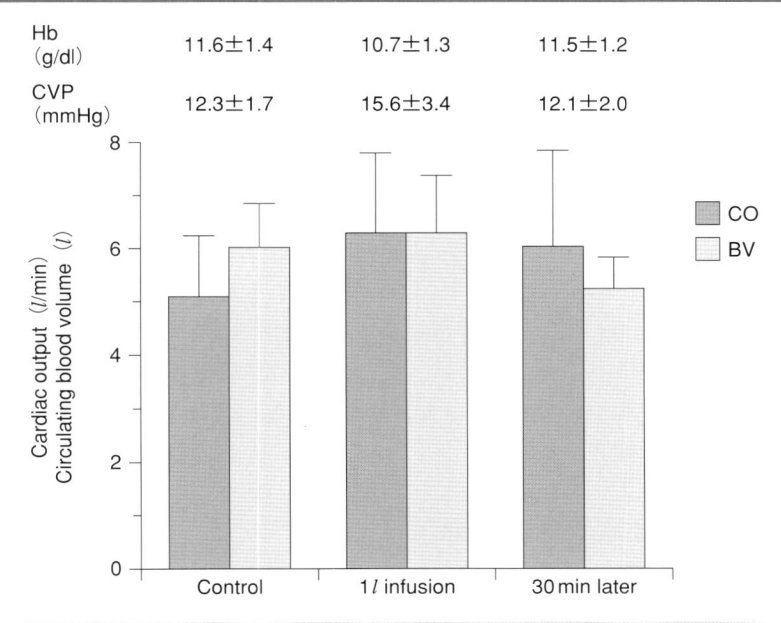

| Hb (g/dl) | 11.6±1.4 | 10.7±1.3 | 11.5±1.2 |
| CVP (mmHg) | 12.3±1.7 | 15.6±3.4 | 12.1±2.0 |

図6　DDGアナライザーによる循環血液量測定

　腹部外科手術患者を対象に1 l の電解質輸液を30分で投与し，投与前後および30分後に循環血液量を測定した．同時測定したヘモグロビン濃度では確かに投与直後では希釈されているが，30分後では投与前値に戻っている．急速投与によりCVPも上昇するが，30分後には投与前値に戻る．この結果は図5のvolume kinetic studyの結果とほぼ一致する．実測した循環血液量は10％弱の増加を示したが，投与後30分ではむしろ低下していた．電解質輸液の血漿増量効果は投与中，すなわち投与速度に依存することが示唆される．

responderでは，volume kineticsでも速やかにplasma dilution curveが低下していることが示されている．すなわち，個人により輸液の血管停滞率が大きく異なることが分かる．個人個人のさまざまなファクターがこれらの輸液の停滞に影響を与えており，計算上の輸液の効果が当てはまらないことを示している．

　インドシアニングリーンを用いて循環血液量を測定する方法でも，実際の循環血液量を定量することができる．30分で1000 mlの輸液負荷を行った際の循環血液量は，輸液負荷直後はある程度の輸液増量効果があるが，30分後には，その効果はなくなっていた（図6）．これもSvensenらのvolume kinetic studyと一致するといってよいであろう．

7 水の動きのシミュレーション

　これまでの実験的な事実から，電解質輸液は血管内になかなかとどまらないことが循環血液量の測定で示されてきた．このような事実から電解質輸液の消長について，さらに理論的に考える必要が出てきた．これまでの浸透圧，静水圧による水の移動から始まって，間質コンプライアンスの考え方のみでは，説明できない水の動きがある．蛋白の移動および尿の生成を考慮に入れることが鍵を握る．Gyengeら[10]は，これらの因子を

加えたシミュレーションモデルを提唱している。Tataraら[12]は，このモデルを用いて，出血に対する電解質輸液の効果をシミュレーションしている。シミュレーションはさまざまな定数を仮定する必要があり，個々に誤差が生じる危険性があるが，Drobinら[11]のvolume kinetic studyの実測値を基に定数を計算したところ，輸液を投与している間は，輸液の循環血液量保持効果があるが，輸液を中止するとたちまちその効果が減少し，血管内に残る量はきわめて少なく，血管内用増加作用は投与量の一定の割合のものでないことを示している[12]。このシミュレーションは実測値のデータにより近くなっている。この報告でも出血に対して電解質輸液は循環血液量を回復する作用を持つが，輸液速度を維持する必要があるとしている。すなわち，電解質輸液の循環血液量増加効果は，輸液量ではなく，輸液速度であることが示唆される。詳しくは本書の基礎編第2章周術期の水動態の項を参照されたい。

8 内分泌による循環血液量の変動

　上述までの水の動きは，浸透圧や半透膜を通した水の動きなど物理化学的な理論で説明できるものであった。しかしながら，さらにそのほかの因子が水の動きを支配している。内分泌である。生物の内分泌は生体に目的を持った，方向性のある水の動きを起こさせる。腎臓は，尿生成により生体の水の量を調節するとともに，そこから分泌されるレニン・アンギオテンシン・アルドステロン系は循環血液量の調節に大きく関与している。特に，エリスロポエチンの生成を調節することにより赤血球量を調節している。腎におけるヘマトクリットはcritmeterといわれる機構により感知されており，赤血球のみならず，PVも調節している[13]。特に酸素需給バランスを腎血管で感知して，赤血球の産生量を調節していることは，運動選手では，循環血液量が多く[14)15]，脱水でも循環血液量の回復も早いということもこれで説明できる[6]。

　褐色細胞腫手術患者では，循環血液量が減少しており，術前にα遮断薬で循環血液量を増加させておくと，副腎静脈結紮後の血圧低下を防ぐことができるという考え方がある。確かにα遮断薬により循環血液量は増加することが確かめられている[16)17]。これは循環血液量が内分泌によりコントロールされている良い例である。しかしながら，循環血液量の増加による副腎静脈結紮後の血圧低下の予防効果は認められていない[17]。副腎摘出後の血圧は，内分泌の変化によるものが中心であるのだから，内分泌のコントロールが，主たる治療のポイントであるかもしれない。

　くも膜下出血患者でもカテコラミンと循環血液量の関係を示した報告が見られる。このような患者の循環血液量は，術中輸液あるいは，脳浮腫を防ぐためのマンニトールといった薬剤の影響を受けると考えられるが，むしろ，カテコラミン濃度の影響を受けているようであり，循環血液量とカテコラミン濃度を同時に測定した研究では逆相関が見られている[18]。この結果は褐色細胞腫の循環血液量の変化と一致している。すなわち，カテコラミン濃度が高いと循環血液量が低いという結果である。術後は，血管攣縮を防ぐために循環血液量を増加させる試み（hypervolemic hypertensive hemodilution：HHH）があるが，はたして，輸液量の増加だけで，高心拍出量が保たれるかは疑問である。そ

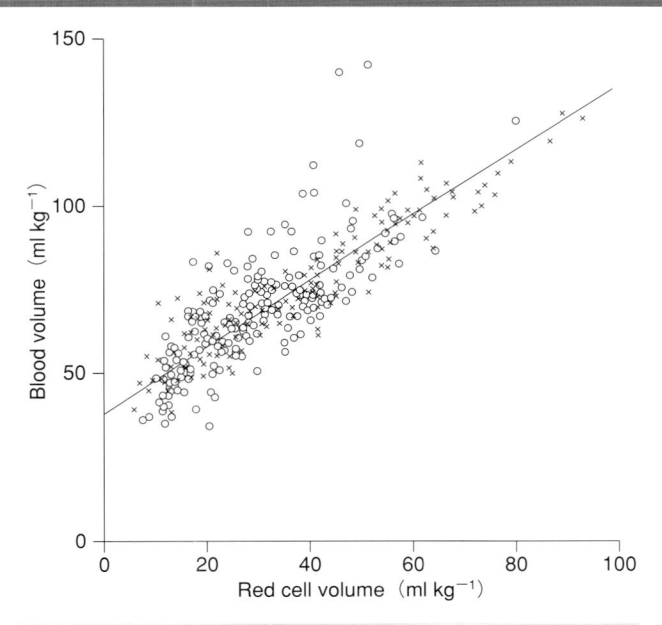

図7 赤血球容量と循環血液量を乳児（○）と成人（×）で測定したものをプロットしたもの

乳児では赤血球容量に比較して循環血液量が多いことを示しているが，成人の循環血液量の分布がきわめて広いことに注目してほしい。約45ml/kgから約110ml/kgまで2倍以上の開きがある。本邦で実施された循環血液量標準値調査でもほぼ同様の分布が確認されている。すなわち，循環血液量は個人差がきわめて大きいものであると同時に，個人内でも状態により大きく変動することが示唆される。

（Jones JG, Wardrop CA. Measurement of blood volume in surgical and intensive care practice. Br J Anaesth 2000；84：226-35 より引用）

のほか，妊婦においてadrenomedullinと循環血液量の間にも関連が認められており[19]，ここでも内分泌による循環血液量のコントロールが示唆される。輸液により，循環血液量をコントロールしようと考えるが，それ以上に，特に内分泌がより強い決定因子であるかもしれない。

9 変動する循環血液量

循環血液量を実際に測定してみると個人により大きく分布が異なる。Jonesら[20]が，放射性同位元素で測定した循環血液量の分布は45ml/kgから110ml/kgの広い分布が認められている（図7）。本邦でも多施設で行われた循環血液量の標準値調査でも同じように45ml/kgから110ml/kgに広く分布しており，測定法は違うものの分布範囲はほぼ一致している[21]。驚くべきことは，正規分布しているものの，その分布幅が2.5倍に広がっていることである。分布が2倍以上ということは，よりどころとなる正常値はないようなものである。このような大きな個人差があることから，平均値で循環血液量を推定し，計算

により輸液や輸血量を決定することは，多くの症例ではある程度当てはまるものの，当てはまらないものも多く存在することになる．正常値の±1SDの範囲[21]で69.1ml/kgと99.5ml/kgでは60kgの体重とすると4.14lと5.97lになり，1000mlの出血は前者では24％，後者では16.8％に相当する．これは大きな違いである．一般のモニターではこの大きな相違を感知する手段はない．例えば，出血量に対して，循環血液量を推定するのに，ヘマトクリット，あるいは中心静脈圧，肺動脈楔入圧などが利用されているが，いずれも循環血液量との間に相関は認められていない[22]〜[24]．したがって，これらのパラメータからは，絶対値を評価することは一般的には不可能である．静脈は容量血管であり，多くの血液を受け入れることができる．血液量の変化が静脈圧に反映しないunstressed volumeがかなりの量になるため，容量が増えても圧は変化しない．したがって，中心静脈圧や，肺動脈楔入圧などが循環血液量と並行して変化するのは，unstressed volume以上の容量があるときに限られる．特に妊婦の周術期のようにダイナミックな変化があるときには，間接的なこれらのパラメータから循環血液量を推定し，介入していかなければならない．理論を活かしつつ，臨床に応用するには個々の症例で推定し，考えていかなければならない．臨床編第5章産科麻酔と輸液を参照いただきたい．腎移植についても同様に個々の症例でそれぞれのパラメータを判断していかなければならない．腎移植については臨床編第8章腎移植と輸液を参照していただきたい．

"水・電解質の動き" の実際

1 炎症と循環血液量

循環血液量は個人差も大きく，一個人でも変動があるとすれば，その値は何によってコントロールされているのであろうか？ 炎症は，血管透過性を亢進させるため，間質に浮腫を形成しやすい．広汎な手術を受ける患者では，水分の血管内停滞率が低いため，輸液を負荷しても浮腫形成を助長するだけで，循環血液量を増加させる効果が少ないと考えられる．特に食道癌患者では術後に呼吸器系合併症を起こすことも多いため，輸液や輸血の量を制限する傾向にある．すなわち，プラスバランスに傾かないように配慮されている．このような患者を対象に循環血液量を測定した研究では，in-out balanceと循環血液量の間には関係がないことが示されている．炎症の度合いを示す指標と循環血液量との関係を調べると炎症のレベルの高いときに循環血液量が減少していることが示されている[25]（コラム"炎症と循環血液量"参照）．in-out balanceよりも炎症のような局所の血管透過性を制御する因子が，循環血液量を規定しているようにみえる．消化管穿孔患者において循環血液量を測定した研究では，APACHEスコアと心拍出量（cardiac output：CO）/循環血液量（blood volume：BV）の間に有意な相関が見い出されている．炎症が進むと血管の透過性が亢進するため，蛋白質も血管外に漏出する．一方，敗血症による血管拡張により，心拍出量は増加する．このためCOに対してBVが低い状態にな

ると考えられる。この研究結果はひとつの例であるが，炎症の程度が循環血液量に影響していることを示唆する一例である[26]。

熱傷患者は，熱傷組織の炎症に伴う水分貯留が著しく起こるために大量の輸液が投与される。Parklandの式を用いれば，全身熱傷の患者では時には10lを超える輸液が与えられることもある。このような患者の循環血液量を測定した報告では，むしろ循環血液量は低値を示していた（コラム"熱傷と循環血液量"参照）[27]。すなわち大量の輸液はその多くが組織に移行していることが分かる。炎症の範囲の多い病態では，血管内の容量保持が困難であり，血管内容量が保たれていないことは十分に推定されているが，これらのデータにより，よりよく認識することができる。

このような炎症と循環血液量の関係は，因果関係があるかどうかが検討されなければならないが，単なるin-out balanceで循環血液量が規定されるものではないということを認識させる結果であるといえる。特に敗血症時の病態については，臨床編の第1章敗血症と輸液療法に詳述されているので参照していただきたい。

人工心肺を用いた心臓外科手術では，in-out balanceは大きくプラスに傾く。これは，肺動脈圧，左房圧などのパラメータおよび心臓のはり具合，エコーの所見で容量管理を行っている。これらの所見に基づく容量管理は心臓に対する負荷を目安にしている。循環血液量は結果にすぎないのは当然である。心機能を修復あるいは保持するためにはこのような管理が必要であるが，in-out balanceから循環血液量が増大していると考えるのは間違いである。心臓外科術後に循環血液量を実測した研究では，水分のプラスバランスにもかかわらず，循環血液量は減少していることが示されている。このように心臓外科手術後の循環血液量の減少は複数の研究で示されており，興味深いのは，レニン・アンギオテンシンの活性と相関があることである[28]〜[30]。心臓血管外科の輸液については臨床編第7章心臓血管外科手術と輸液を参照していただきたい。

2 出血と輸液

手術中に出血するとヘマトクリットおよびヘモグロビンが低下する。血管系が閉じたシステムであれば，血中のヘモグロビン濃度は変化しないはずである。しかし，ヘモグロビン濃度が低下するのは，血液が薄まっているからである。これは，輸液により薄まっているとも考えられているが，救急患者で輸液をされていない，外傷，子宮外妊娠などの出血した患者でもヘモグロビン濃度の低下が見られる。これは，血管内に間質液が流入していることが血液希釈の原因である。血管内に水が流入するには，膠質浸透圧が血管内で上昇する必要がある。出血時のリンパの流れを調べた研究では，出血時にリンパを通してアルブミンが血管に流入し，このアルブミンによる膠質浸透圧の上昇が水の流れを作り出しているようである[31]。興味深い研究であるが，ヒツジでの観察であり，これがヒトに当てはまるかはさらなる検討が必要である。出血時には，出血の3倍量の輸液が必要であると考えられている。これは，電解質輸液の1/3が血管内に残るという考え方から循環血液量を保つために投与するのであろうか？　そうではなく，間質液が血管内に移動することにより間質液の量は低下しているので，この低下を補うために電解質

輸液が大量に必要になると考えるべきであろう。

3 liberal か restrictive か

輸液は，これまで述べてきたように予測したとおりに生体内に分布するものでないため，その効果が予測しにくいものである。しかし，輸液療法の方向性として大量に輸液を投与する（liberal）べきかあるいは，制限（restrictive）するべきかを決めることができないであろうか？　これまで，さまざまなセッティングでこの両者を比較する臨床研究が行われてきた。しかしながら，明らかな両者の違いは出ていないが，liberalの問題が指摘されつつある[32]。腹部外科の手術では，輸液のthird spaceへの移行が多いことが予想され，比較的多量の輸液が投与されていたが，過度の投与が不要な3～4kgにも及ぶ体重増加を引き起こし，胃腸運動の停滞を引き起こしている。したがって，このような反省から"liberal"から"restrictive"という流れが出ている[33]。これらの臨床研究の流れについては臨床編の第4章拡大手術と輸液を参照していただきたい。

このように生体の循環血液量の状態に個体差，同一個体でも状況による差があるかぎり，"liberal"であるか"restrictive"であるかは，画一的に決めるものではないであろう。特に呼吸機能と輸液の投与方針は，しばしば議論となる。呼吸管理を適切に行っていれば，輸液量が病態悪化の主たる原因になることはないと考える。呼吸管理と輸液については臨床編の第9章呼吸管理と輸液を参照していただきたい。

このようにin-out balance以外の因子が循環血液量を規定していることが示唆されている。

もちろん，血管内にとどまることが示されている血漿増量剤であるヒドロキシエチルデンプン（hydroxyethylated starch：HES）は，血管内容量を増やすことは実測でも示されている。帝王切開を予定された患者で電解質液あるいは，HESを負荷した際の循環血液量は，HESでは投与量と同量の循環血液量の増加が認められているが，電解質液での増量効果は少ない[34]。このことからもin-out balanceの主体を占めている電解質液が循環血液量の多寡にあまり寄与していないことが理解できる。人工膠質液は今後，分子量の多い製剤も本邦に導入される予定である。膠質分を含む製剤であることから，循環血液量には直接的な影響を期待できるものである。人工膠質液の基本的な知識は基礎編の第6章人工膠質液を参照していただきたい。

まとめ

輸液とは，水・電解質を生体に与える行為である。水・電解質は小さな分子であるので，血管を経由して生体の隅々に届けられる。この輸送を担当しているのが，循環系である。われわれ麻酔科医は，循環を安定させるために輸液を行う。血管を通して与えているので，たとえ，それが血管外に漏出していると認識していても循環を安定させるものと信じている。しかしながら，その効果は得られるとき（responder）と得られないとき（non-responder）がある。あるいは，輸液と別の経路である神経系で循環が調整され

ていても輸液の効果と勘違いしているときもあるだろう。輸液と循環の関係は，思っているよりも離れた関係と認識するほうが，輸液を理解するのに役に立つのではないかと考える。

輸液と循環の間には，循環血液量というパラメータが介在する。輸液によりこの循環血液量を確実にコントロールできるのであれば，輸液と循環の関係はより近くなるが，実際はそうではない。循環血液量は，in-out balance よりも腎臓を中心としたホルモンによる調節系のほうがより優位なコントロールをしているようである。これらのホルモンは，細胞外液量，血清浸透圧などの調節を行っており，血管内外の水・電解質分布の調節を行っている。運動による血液量の調節など長期的な循環血液量の調節のみならず，短期的な血液量の調整もこれらのホルモンにより行われていると考えられる。このホルモンにより，血管内に動員される水の動きをとらえることは難しい。ブドウ糖分布容量という概念はこのような"動員されうる"生体内の水の動きをとらえている可能性がある。詳しくは，基礎編の第3章ブドウ糖初期分布容量をご参照いただきたい。

このように，生体内における水・電解質の分布と循環の関係はとらえどころのないものである。しかしながら，輸液療法は，どのような方法が良いかさまざまな臨床研究がなされてきたが，統一した方法論は生まれてこない[35)36)]。輸液の循環に対する効果はあくまで全身を潤した結果得られる副産物である。輸液療法の入り口は血管であるが，全身に分布したあと，出口は腎臓である。血管は単なる通り道である。繰り返しになるが，この認識を持って輸液療法を考えることが，疑問を解決する一助になるのではないかと考える。

本書では，輸液にかかわる知識として今後重要になるものとして，アミノ酸輸液（基礎編第5章）および酸塩基平衡の考え方（基礎編第4章）も取り上げている。併せて参照していただきたい。

■参考文献

1) Heer M, Baisch F, Kropp J, et al. High dietary sodium chloride consumption may not induce body fluid retention in humans. Am J Physiol Renal Physiol 2000；278：F585-95.
2) Humphreys MH. Salt intake and body fluid volumes：Have we learned all there is to know？ Am J Kidney Dis 2001；37：648-52
3) Vasan RS, Evans JC, Larson MG, et al. Serum aldosterone and the incidence of hypertension in nonhypertensive persons. N Engl J Med 2004；351：33-41.
4) Singh MV, Rawal SB, Pichan G, et al. Changes in body fluid compartments during hypohydration and rehydration in heat-acclimated tropical subjects. Aviat Space Environ Med 1993；64：295-9.
5) Yawata T. Effect of potassium solution on rehydration in rats：Comparison with sodium solution and water. Jpn J Physiol 1990；40：369-81.
6) Jimenez C, Koulmann N, Mischler I, et al. Plasma compartment filling after exercise or heat exposure. Med Sci Sports Exerc 2002；34：1624-31.
7) Guyton AC. Interstitial fluid pressure. II. Pressure-volume curves of interstitial space. Circ Res 1965；16：452-60.
8) Svensen C, Hahn RG. Volume kinetics of Ringer solution, dextran 70, and hypertonic saline in

male volunteers. Anesthesiology 1997 ; 87 : 204-12.
9) Svensen CH, Olsson J, Hahn RG. Intravascular fluid administration and hemodynamic performance during open abdominal surgery. Anesth Analg 2006 ; 103 : 671-6.
10) Gyenge CC, Bowen BD, Reed RK, et al. Transport of fluid and solutes in the body I. Formulation of a mathematical model. Am J Physiol 1999 ; 277 : H1215-27.
11) Drobin D, Hahn RG. Volume kinetics of Ringer's solution in hypovolemic volunteers. Anesthesiology 1999 ; 90 : 81-91.
12) Tatara T, Tashiro C. Quantitative analysis of fluid balance during abdominal surgery. Anesth Analg 2007 ; 104 : 347-54.
13) Dunn A, Donnelly S. The role of the kidney in blood volume regulation : The kidney as a regulator of the hematocrit. Am J Med Sci 2007 ; 334 : 65-71.
14) Convertino VA. Blood volume response to physical activity and inactivity. Am J Med Sci 2007 ; 334 : 72-9.
15) Yoshida T, Nagashima K, Nose H, et al. Relationship between aerobic power, blood volume, and thermoregulatory responses to exercise-heat stress. Med Sci Sports Exerc 1997 ; 29 : 867-73.
16) Stenstrom G, Kutti J. The blood volume in pheochromocytoma patients before and during treatment with phenoxybenzamine. Acta Med Scand 1985 ; 218 : 381-7.
17) Iijima T, Takagi T, Iwao Y. An increased circulating blood volume does not prevent hypotension after pheochromocytoma resection. Can J Anaesth 2004 ; 51 : 212-5.
18) Hirasawa K, Kasuya H, Hori T. Change in circulating blood volume following craniotomy. J Neurosurg 2000 ; 93 : 581-5.
19) Hayashi Y, Ueyama H, Mashimo T, et al. Circulating mature adrenomedullin is related to blood volume in full-term pregnancy. Anesth Analg 2005 ; 101 : 1816-20.
20) Jones JG, Wardrop CA. Measurement of blood volume in surgical and intensive care practice. Br J Anaesth 2000 ; 84 : 226-35.
21) Iijima T, Ueyama H, Oi Y, et al. Determination of the standard value of circulating blood volume during anesthesia using pulse dye-densitometry : A multicenter study in Japan. J Anesth 2005 ; 19 : 193-8.
22) Kumar A, Anel R, Bunnell E, et al. Pulmonary artery occlusion pressure and central venous pressure fail to predict ventricular filling volume, cardiac performance, or the response to volume infusion in normal subjects. Crit Care Med 2004 ; 32 : 691-9.
23) Valeri CR, Dennis RC, Ragno G, et al. Limitations of the hematocrit level to assess the need for red blood cell transfusion in hypovolemic anemic patients. Transfusion 2006 ; 46 : 365-71.
24) Cordts PR, LaMorte WW, Fisher JB, et al. Poor predictive value of hematocrit and hemodynamic parameters for erythrocyte deficits after extensive elective vascular operations. Surg Gynecol Obstet 1992 ; 175 : 243-8.
25) Ishikawa M, Nishioka M, Hanaki N, et al. Hepatic resection induces a shift in the Th 1/2 balance toward Th 2 and produces hypermetabolic and hyperhemodynamic states. Hepatogastroenterology 2004 ; 51 : 1422-7.
26) 髙澤知規, 西川光一, 後藤文夫ほか. インドシアニングリーンを用いた血漿消失率, 循環血液量, 心拍出量の測定による消化管穿孔患者の重症度予測. 麻酔 2005 ; 54 : 260-4.
27) Inoue T, Okabayashi K, Ohtani M, et al. Circulating blood volume in burn resuscitation. Hiroshima J Med Sci 2002 ; 51 : 7-13.
28) Beattie HW, Evans G, Garnett ES, et al. Sustained hypovolemia and extracellular fluid volume expansion following cardiopulmonary bypass. Surgery 1972 ; 71 : 891-7.
29) Barta E, Kuzela L, Tordova E, et al. The blood volume and the renin-angiotensin-aldos-

terone system following open-heart surgery. Resuscitation 1980；8：137-46.
30) Bremer F, Schiele A, Sagkob J, et al. Perioperative monitoring of circulating and central blood volume in cardiac surgery by pulse dye densitometry. Intensive Care Med 2004；30：2053-9.
31) Lloyd SJ, Boulanger BR, Johnston MG. The lymphatic circulation plays a dynamic role in blood volume and plasma protein restitution after hemorrhage. Shock 1996；5：416-23.
32) Boldt J. Fluid management of patients undergoing abdominal surgery—More questions than answers. Eur J Anaesthesiol 2006；23：631-40.
33) Lobo DN, Bostock KA, Neal KR, et al. Effect of salt and water balance on recovery of gastrointestinal function after elective colonic resection：A randomised controlled trial. Lancet 2002；359：1812-8.
34) Ueyama H, He YL, Tanigami H, et al. Effects of crystalloid and colloid preload on blood volume in the parturient undergoing spinal anesthesia for elective cesarean section. Anesthesiology 1999；91：1571-6.
35) Yeager MP, Spence BC. Perioperative fluid management：Current consensus and controversies. Semin Dial 2006；19：472-9.
36) Brandstrup B. Fluid therapy for the surgical patient. Best Pract Res Clin Anaesthesiol 2006；20：265-83.

（飯島　毅彦）

基礎編 2　周術期の水動態
─シミュレーションによる分析─

はじめに

　周術期における輸液療法の主な目的は，血漿量を十分に保つことにより組織還流を維持することである．しかし，周術期に"どれくらいの量""どれくらいの投与速度""どのようなタイミング""どの種類（晶質液，膠質液）"の輸液を行えばよいのか？　という疑問に明確に答えることは困難であり，いまだに経験的に輸液が行われているのが現状である．このように周術期の輸液療法が困難な理由には大きく2つある．ひとつは，現在，"血漿量をリアルタイムに測定する方法がない"ことである．このため，血圧，心拍数，尿量などから血漿量の過不足を推定することになる．もうひとつの理由は，手術時特有の浮腫，いわゆる"サードスペース"である．つまり，手術侵襲により生じた炎症が手術部位組織における毛細血管壁の水・蛋白質の透過性を亢進させる結果，大手術では，手術部位の細胞間質に大量の水が貯留する（図1）．サードスペースの量は手術侵襲や手術部位の範囲に依存し，その具体的な把握は困難である．したがって，手術内容によりサードスペースの量を推定し，この喪失を補うだけの輸液を行うのが一般的である．しかし，最近になって，手術中の輸液量，つまり従来から論争が続いてきたテーマ"wet or dry"が術後の回復や在院日数に影響を与えることが報告され，再度注目をあびている[1]．今，臨床現場では，経験則ではなく科学的な根拠に基づいた周術期輸液療法の確立が求められている．

体液動態シミュレーションで何が分かるか？

　これまでも周術期輸液に関する多くの研究が行われてきた．しかし，実験条件，例えば，手術の規模・時間，輸液量・投与速度，輸液剤の種類などが異なること，評価項目が血漿量や術後の合併症の有無などさまざまであるため，周術期輸液療法についての統一した見解を得ることは難しい．このように，臨床研究では実験条件を自由自在に変更することは事実上不可能であるのに対し，シミュレーションでは，実験条件を自由に変更することにより各体液分画の体液量変化をリアルタイムに分析することができる．モデルに使用するパラメータ値の多くが動物での値であることやパラメータ値が対象者に

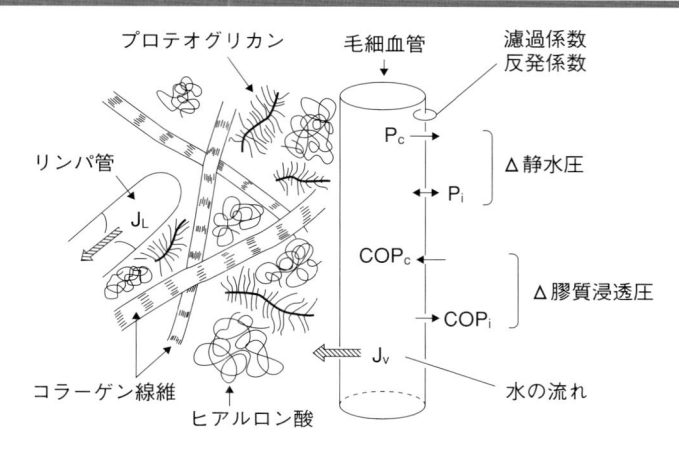

図1　輸液により投与された水の生体内移動

輸液により血管内に投与された水は，毛細血管内・細胞間質間の静水圧および膠質浸透圧勾配により毛細血管内から細胞間質に移動する。細胞間質は高分子からなるゲル構造をとり，フリーの水は細胞間質からリンパ管へ移動する。手術侵襲により生じた炎症は，毛細血管壁の水・蛋白質の透過性を亢進させ，細胞間質のゲル構造を変化させる。この結果，手術部位組織の細胞間質に大量の水が貯留する（サードスペース）。

添え字c，iは，それぞれ毛細血管，細胞間質を示す。

〔Wiig H. Evaluation of methodologies for measurement of interstitial fluid pressure（Pi）：physiological implications of recent Pi data. Crit Rev Biomed Eng 1990；18：27-54より改変引用〕

より異なることから体液量の絶対値の信頼性は高くないが，その相対値，つまり経時変化や異なる実験条件間の比較にシミュレーションは威力を発揮する。また，シミュレーションによる周術期体液動態の分析には，教育面での効果，さらには臨床研究を行うための予備的実験としての役割が期待される。本章では，生理学的な体液動態モデルを用いることにより，さまざまな条件下での輸液時の体液動態をシミュレーションにより分析する。

シミュレーションの実際

1 モデルの作成

体液動態シミュレーションに使用するモデルは，Bert，Gyengeらのグループ[2)3)]により提唱された生理学的モデル（microvascular exchange model）である。このモデルでは，各体液分画間の水・溶質（イオン，蛋白質）の移動を数式化し，時間についての微分方程式を解くことにより，体液量の変化量を経時的に算出することができる。彼らのモデルは，体液コンパートメントを細胞内液，血漿，細胞間質液に分けているため，細胞膜

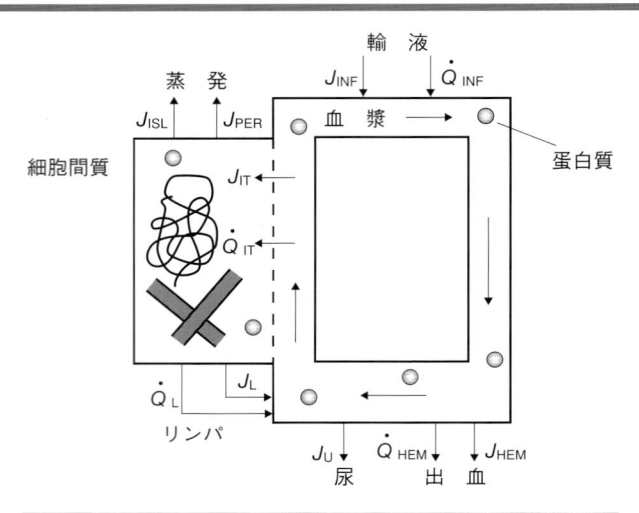

2．周術期の水動態—シミュレーションによる分析—

図2　体液動態モデル

水および蛋白質は，毛細血管壁を介して血管内から細胞間質に移動し，さらにリンパ管へと移動する。リンパ管に入った水および蛋白質は血管内へと戻る。血漿の一部は，尿排泄および出血により失われる。Jは水の移動速度，$\dot{Q}$は蛋白質の移動速度を示す。添え字INFは輸液，ITは細胞間質，Lはリンパ，Uは尿，HEMは出血を示す。

J_{ISL}：不感蒸発速度，J_{PER}：汗による蒸発速度

表1　モデルで使用した正常値（体重70kgの男性）

パラメータ	値
血漿量（ml）	3200
ヘマトクリット（％）	40
細胞間質の体積（ml）	8400
毛細血管の静水圧（mmHg）	11
血漿蛋白質濃度（g/ml）	0.07
細胞間質蛋白質濃度（g/ml）	0.0298
毛細血管の蛋白質反発係数	0.875
リンパ流（ml/hr）	75.7
尿排泄速度（ml/hr）	60.0

（Tatara T, Tashiro C. Quantitative analysis of fluid balance during abdominal surgery. Anesth Analg 2007；104：347-54より引用）

を介した水・イオンの移動を考慮しなければならない。しかし，周術期の体液変化は主として細胞外液の変化であることから，今回は，彼らのモデルを簡略化し，血漿・細胞間質液の変化のみを考慮する（図2）。さらにリンパ流，尿排泄，不感蒸発を考慮し，各体液分画間の水および蛋白質の移動に関する数式を作成する。数式の詳細については，文献4）5）をご覧いただきたい。正常状態でのモデルパラメータの値を表1に示す。なお，今回のシミュレーションはすべて体重70kgの男性を対象として行った。

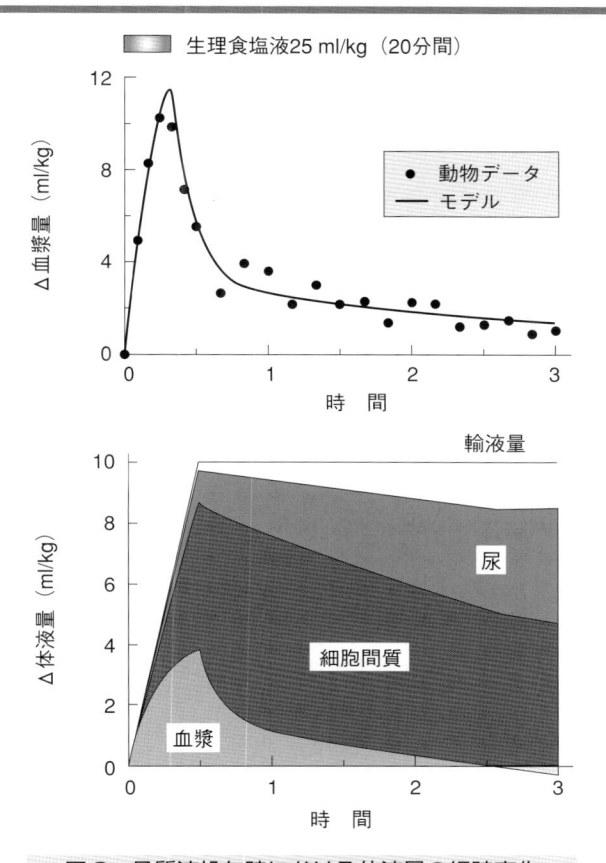

図3 晶質液投与時における体液量の経時変化

（上図）生理食塩液投与時の血漿量変化を動物データ[6]と体液動態モデルで比較した。

（Tatara T, Tashiro C. Quantitative analysis of fluid balance during abdominal surgery. Anesth Analg 2007；104：347-54 より改変引用）

（下図）晶質液投与時における各体液量の経時変化

晶質液10 ml/kgを30分間で投与したときの血漿量，細胞間質液量，尿量の変化を体液動態モデルにより予測した。晶質液投与終了後，血漿量は急激に減少し，逆に細胞間質液量，尿量が増加する。

2 輸液時の血漿量の経時変化─正常時─

a. 晶質液

動物における晶質液投与時の血漿量の経時変化[6]を体液動態モデルと比較することにより，モデルに用いるパラメータの最適値を求めた[4]。この結果，体液動態モデルが，生体における輸液時の血漿量の経時変化を良好に予測できることが分かった（図3上）。晶質液10 ml/kgを30分間で投与したときの血漿量，細胞間質液量，尿量の変化をこの体液動態モデルを用いて予測した（図3下）。晶質液投与終了時，血漿量は投与輸液量の約

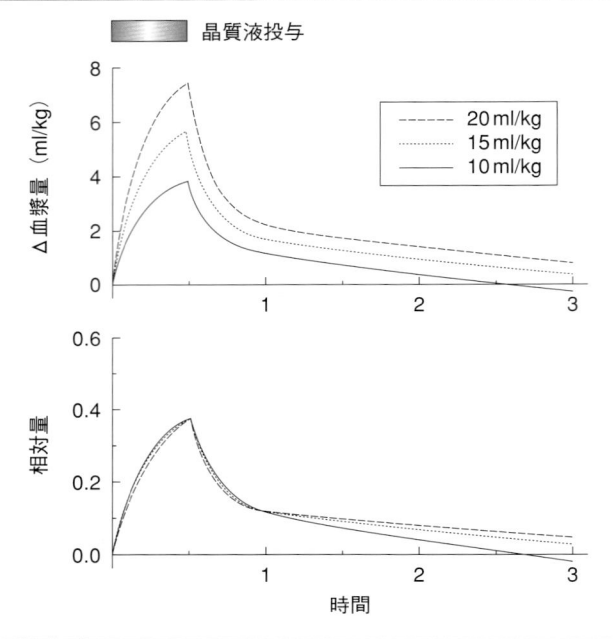

図4 晶質液投与時の血漿量変化―投与量の影響―
30分間に晶質液を10, 15, 20 ml/kg投与したときの血漿量の経時変化を示す（上図）。血漿量増加をそれぞれの総輸液量（10, 15, 20 ml/kg）との比（相対量）で比較すると同様の経時変化をとる（下図）。

40％だけ増加したのち，急激に減少する。細胞間質液量は，晶質液投与により徐々に増加し，投与開始3時間後，投与輸液量の約50％が細胞間質に分布する。最終的に投与輸液量の約40％が尿として失われる。つまり，投与された晶質液は，投与終了後約30分間で血管内から細胞間質へと速やかに移動し，投与終了2時間後には，血管内にはほとんどとどまらない。

1）輸液投与量の影響

次に，輸液量を変化させたときの血漿量の経時変化を分析する。30分間に晶質液を10, 15, 20 ml/kg投与したときの血漿量の経時変化を計算した（図4上）。予想されるように輸液量が多いほど血漿量の増加は大きくなるが，この血漿量増加をそれぞれの総輸液量（10, 15, 20 ml/kg）との比で比較すると，ほとんど同じ経時変化をとる（図4下）。つまり，総輸液量に関係なく，投与終了時に総輸液量の約40％の水が血管内にとどまり，以降血漿量は減少する。

2）輸液投与速度の影響

今度は，総輸液量を同じにして投与速度を変化させたときの血漿量の経時変化をシミュレーションしてみる。10 ml/kgの晶質液を15, 30, 60分間かけて投与した結果，急速に輸液を行うほど血漿量の増加は大きく，逆に緩徐に輸液を行うと血漿量の増加は小さくなる（図5上）。つまり，15分間で投与した場合は，投与終了時，投与輸液量の約60％

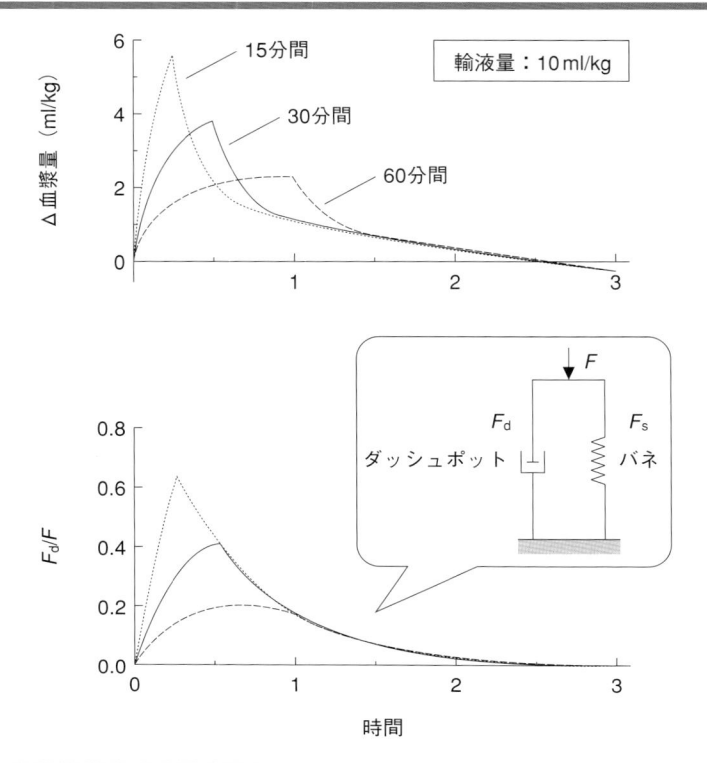

図5 晶質液投与時の血漿量変化 —投与速度の影響—

10 ml/kgの晶質液を15，30，60分間で投与したときの血漿量の経時変化を示す。急速に輸液を行うと血漿量の増加は大きいのに対し，ゆっくりと輸液を行うと血漿量の増加は小さくなる（上図）。この現象は，粘弾性モデルにより説明できる（下図）。急激に力（F）をかけると，力のほとんどはダッシュポットにかかる（$F≒F_d$）。ゆっくりと力（F）をかけると，ダッシュポットのピストンは動き，力のほとんどはバネにかかる（$F≒F_s$）。力（F）を総輸液量と見なせば，ダッシュポットにかかる力（F_d）は血管内にとどまる輸液量に相当するため，F_d/F比は，輸液時の血漿量変化と同様の経時変化をたどる。

が血管内にとどまるのに対し，60分間で投与したときは投与輸液量の約20％しか血管内にとどまらない。しかし，この差は一時的であり，投与開始1.5時間以降の血漿量変化に輸液投与速度による差は認められない。

この輸液投与速度による血漿量増加作用の違いは，粘弾性モデル（フォークトモデル）により概念的に説明できる（図5下）[7]。フォークトモデルは，ダッシュポットとバネからなり，力（F）は，常にダッシュポットにかかる力（F_d）とバネにかかる力（F_s）の和である。バネにかかる力（F_s）は，バネの変位に比例するのに対し，ダッシュポットにかかる力（F_d）は，ダッシュポットの変位速度（単位時間あたりの変位）に比例する。つまり，一気に力（F）をかけると，変位速度が大きくなるため，ダッシュポットのピストンはほとんど動かず（変位が小さい），力のほとんどはダッシュポットにかかる（$F≒F_d$）。逆に，ゆっくりと力（F）をかけると，ダッシュポットのピストンは動き（変位が大きい），力のほとんどはバネにかかる（$F≒F_s$）。ここでいう力（F）を総輸液量と見なせば，ダ

ッシュポットにかかる力（F_d）は血管内にとどまる輸液量に相当するため，F_d/F比は，輸液時の血漿量変化と同様の経時変化をたどる。この結果は，血圧低下に対し晶質液を急速投与することにより一時的に血圧回復を図る臨床的手法が理論的にも正しいことを裏付けている。

b. 代用血漿製剤

　代用血漿製剤は，分子量が数万から数十万の膠質分子を含んでいる。これらの膠質分子は，イオンや低分子に比べて毛細血管の血管内皮細胞間隙を透過しにくいため，血漿と細胞間質間に膠質浸透圧が生じる。この結果，代用血漿製剤は晶質液に比べて血管内により多く水をとどめることにより血漿増量効果を発揮する。この代用血漿製剤の血漿増量作用を考えるうえで3つのポイントが挙げられる。

1）分子量の違い

　代用血漿製剤を同濃度（％）で比較した場合，低分子量の膠質を含む代用血漿製剤のほうが，高分子量の膠質を含む代用血漿製剤に比べて膠質浸透圧が高い。例えば，重量平均分子量が40,000であるデキストラン製剤（低分子デキストランL注®，Dex40）の6％溶液の膠質浸透圧を分画分子量（この値以上の分子量の分子を透過させない）1,000の半透膜を使用して測定すると87 mmHgとなる。これに対し，重量平均分子量が70,000である6％デキストラン溶液（Dex70）の膠質浸透圧は54 mmHgとなる（自験データ）。

2）分子量の分布

　代用血漿製剤に含まれる膠質分子の分子量は均一ではなく，ある程度の分布幅を持っている（polydispersity）。この分子量分布は，重量平均分子量/数平均分子量の比で表され，この数値が高いほど分子量分布が広いことを示す。代用血漿製剤に含まれるすべての膠質分子をその分子量に従って分類し，分子量がM_iである分子の重量分率（分子量がM_iであるすべての分子の総重量/代用血漿製剤に含まれるすべての膠質分子の総重量の比）をw_iとすると，重量平均分子量（M_w），数平均分子量（M_n）は，それぞれ，

$$M_w = \sum_i (w_i \cdot M_i)$$

$$M_n = \frac{1}{\sum_i (w_i/M_i)}$$

で表される。

　重量平均分子量は，重量分率による平均であるため高分子量膠質の影響を受けるのに対し，数平均分子量は，溶液中の膠質の総重量を分子の個数で割ったものであるため，低分子量膠質の影響を敏感に受ける。

　例えば，重量平均分子量がともに70,000であるDex70とヒドロキシエチルデンプン（サリンヘス®，Hes70）の数平均分子量は，それぞれ41,000と19,000であり，重量平均分

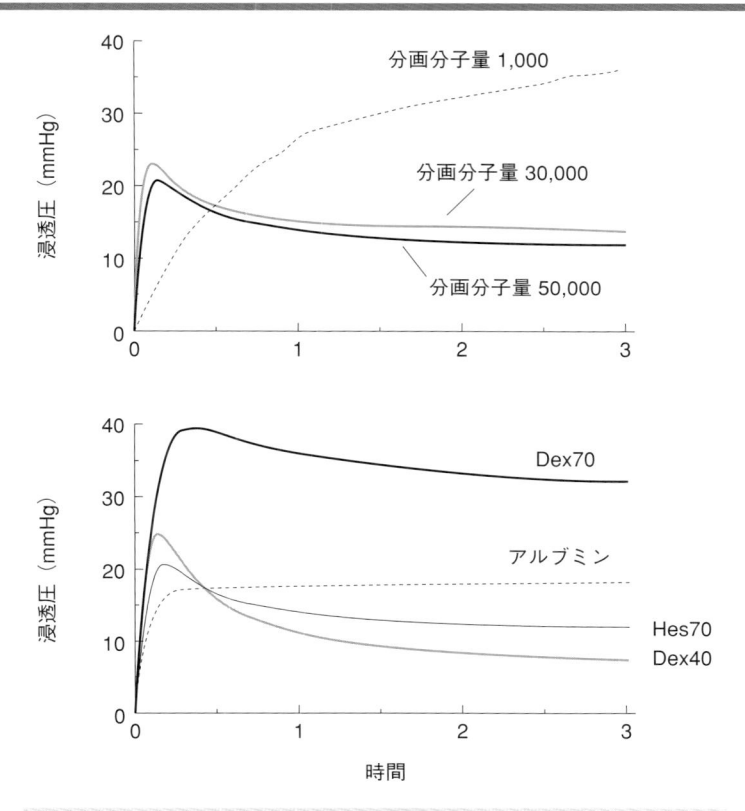

図6 代用血漿製剤の膠質浸透圧の経時変化

（上図）6％ヒドロキシエチルデンプン製剤（サリンヘス®）の膠質浸透圧を半透膜の分画分子量を変えて測定した[7]。分画分子量が30,000、50,000では、膠質浸透圧はいったん上昇した後に徐々に低下する。分画分子量1,000の半透膜では、浸透圧は徐々に約60mmHgまで上昇する（自験データ）。

（下図）各種代用血漿製剤およびアルブミン溶液（すべて6％溶液）の膠質浸透圧の経時変化を分画分子量50,000の半透膜を使用して測定した[7]。Dex70はもっとも高い浸透圧を示し、時間がたってもこの高い圧を維持している。Dex40、Hes70は、いったん浸透圧は上昇するが、その後浸透圧は徐々に低下する。アルブミン溶液ではこのような経時的な浸透圧の低下は認められない。

Hes70：サリンヘス®、Dex40：低分子デキストランL注®、Dex70：デキストラン溶液（重量平均分子量70,000、研究用試薬）

子量/数平均分子量の比はそれぞれ1.7、3.7となる。つまり、Hes70はDex70に比べて低分子量の膠質を多く含んでいることになる。この分子量分布のため、代用血漿製剤に含まれる膠質分子のうち、血管内皮細胞間隙よりも大きい分子は毛細血管壁を透過せず浸透圧を発揮するのに対し、血管内皮細胞間隙よりも小さい分子は毛細血管壁を透過するため浸透圧を有さない。実際、*in vitro* で代用血漿製剤の膠質浸透圧を半透膜の分画分子量を変えて経時的に測定すると、膠質浸透圧の経時変化パターンは異なる[7]。分画分子量が30,000、50,000の半透膜では、Hes70の膠質浸透圧はいったん20mmHg程度まで上昇した後に徐々に低下し、12～14mmHgで一定となる（図6上）。この一過性の浸透圧上昇

は，分画分子量より小さい膠質分子によるものである。つまり，この小さい膠質分子もいったん浸透圧を発揮するが，膠質分子が半透膜を透過するに従い半透膜を介した膠質分子の濃度差が消失するため，浸透圧がなくなる。分画分子量30,000の半透膜では，分画分子量50,000に比べてより多くの膠質分子が半透膜を透過しないため，分画分子量50,000に比べて2mmHg程度高い浸透圧を発揮する。これに対し，分画分子量1,000の半透膜では，ほとんどすべての膠質分子が浸透圧を発揮するため，浸透圧は徐々に約60mmHgまで上昇する（自験データ）。このように膠質浸透圧の経時変化が半透膜の分画分子量に依存することは，生体内での代用血漿製剤の血漿増量作用を考えるうえで重要である。つまり，炎症により毛細血管の血管内皮細胞の間隙が拡大すると，より多くの膠質分子が浸透圧を発揮しなくなることになり，正常時の代用血漿製剤の浸透圧特性をそのまま適用することはできない。

3) 膠質分子の種類

異なる種類の膠質分子は形状が異なるため，膠質分子の大きさを単純に分子量により比較できない。このため，通常，膠質分子の大きさの比較には，水中の膠質の拡散速度から計算した流体力学的分子半径が用いられる。この値は，ヒトアルブミン（分子量69,000）では3.6nm（nm＝10^{-9}m），Dex40では4.5nm，Dex70では5.8nmとなる。つまり，Dex40のほうがアルブミンよりも分子半径は大きい。しかし，生体内ではアルブミンが有する負電荷が毛細血管内皮細胞表面の負電荷と反発するため，アルブミンは毛細血管壁を透過しにくい。

各種代用血漿製剤およびアルブミン溶液の膠質浸透圧の経時変化を比較するため，これら溶液（すべて6％溶液）の膠質浸透圧を分画分子量50,000の半透膜を使用して in vitro で測定した（図6下）[7]。この結果，Dex70は約40mmHgともっとも高い浸透圧を示し，時間が経過してもこの高い圧を維持している。これに対し，Dex40，Hes70では，浸透圧はいったん20～25mmHgまで上昇するが，その後浸透圧は徐々に低下する。これは，先述したように，Dex70が半透膜を透過しにくいのに対し，Dex40，Hes70に多く含まれる低分子量の膠質分子は半透膜を容易に透過するため，これらの膠質分子に依存する浸透圧が経時的に消失するためである。アルブミンの分子量は均一であるため，アルブミン溶液ではこのような経時的な浸透圧の低下は認められない。

では，代用血漿製剤投与時の血漿量の経時変化を体液動態シミュレーションにより求めてみる。晶質液および各種膠質液（5％アルブミン，10％Dex40，6％Dex70，6％Hes70）を90分間かけて1,000ml投与したときの血漿量変化を示す（図7上）。明らかに，晶質液に比べてすべての膠質液は大きな血漿増量作用を示すが，その効果は，10％Dex40＞6％Hes70＞6％Dex70＞5％アルブミンであった。特に，10％Dex40は，その高い膠質浸透圧のために投与量を上回る血漿量の増加，つまり大量の水を細胞間質から血管内に引き込むことが分かる（図7下）。晶質液，5％アルブミン，6％Dex70については，手術患者において手術終了後に90分間かけて1,000mlの輸液を行い，投与終了60分後に測定した血漿増加量を図に付記した[8]。これらの値は，いずれの輸液剤でもシミュレーションでの血漿増加量をやや上回っているが，この違いについては，手術患者では手

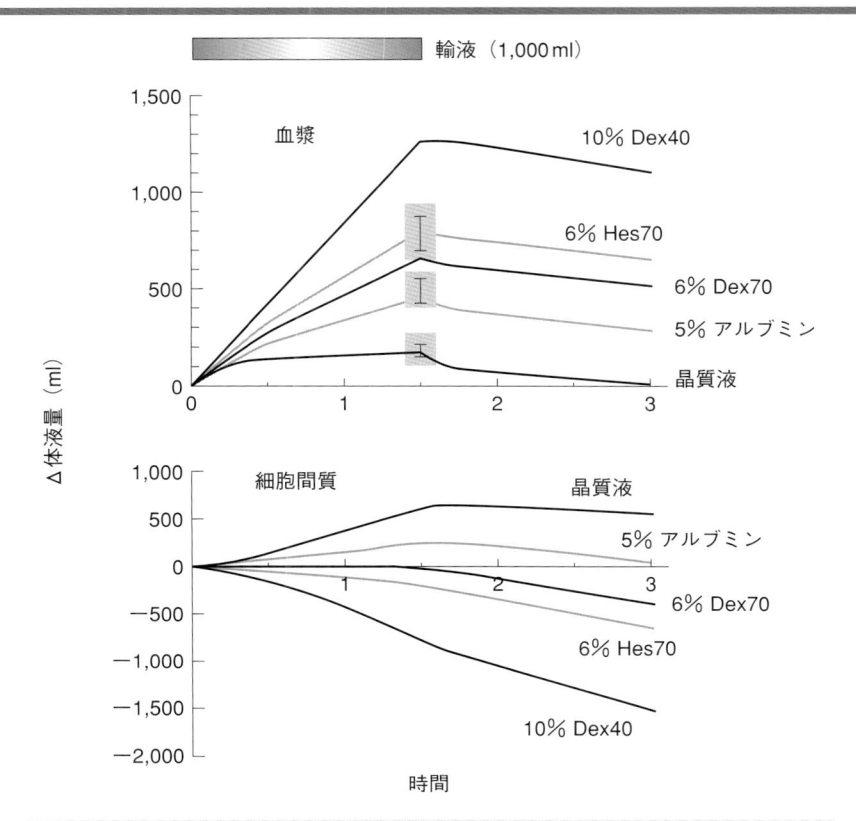

図7 晶質液および膠質液投与時の血漿および細胞間質液量変化

1,000 ml の晶質液および各種膠質液を 90 分間かけて投与したときの血漿量（上図）および細胞間質液量（下図）変化を示す。図中のバー（上から Dex70，アルブミン，晶質液）は，手術患者において手術終了後に 90 分間かけて 1,000 ml の輸液を行い，投与終了 60 分後に測定した血漿増加量[8]を示す。Dex40 は，その高い膠質浸透圧のため大量の水を細胞間質から血管内に引き込むことにより投与量を上回る血漿量の増加を示す。

Hes70：サリンヘス®，Dex40：低分子デキストランL注®，Dex70：デキストラン溶液（重量平均分子量 70,000，研究用試薬）

術前に比べ手術終了時 300〜400 ml の血漿量不足であったことから，より多くの輸液剤が血管内にとどまることが一因である。

3 出血時の輸液

血液量の約 20％以内の出血（〜15 ml/kg）に対しては，晶質液の投与により対応できることが多い。教科書によると血液量の回復には"出血量の約 3〜4 倍の晶質液が必要"であり，これは"投与した晶質液の約 20％が血管内にとどまるため"と説明されている。しかし，先述したように晶質液投与時の血漿量増加は時間経過により大きく変化し，同じ輸液量でも投与速度により血管内にとどまる水の量は異なる。そこで，シミュレーションモデルを用いて出血時の晶質液による蘇生の分析を行った[5]。

まず，正常時における晶質液投与時（25 ml/kg を 30 分間で投与）の血漿希釈（血漿増

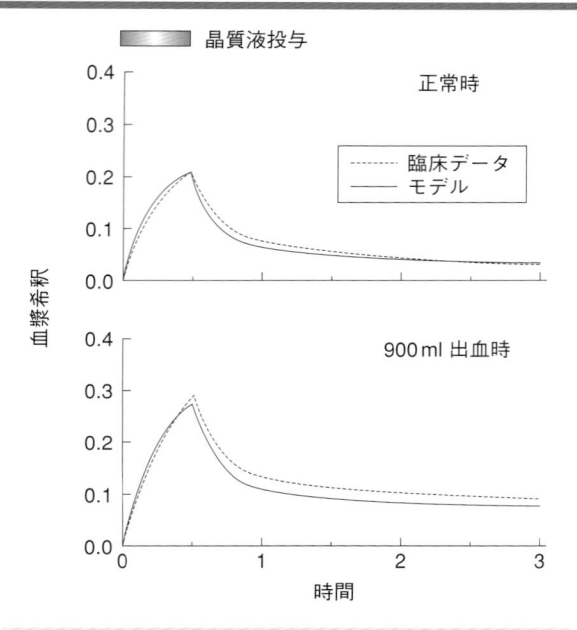

2．周術期の水動態―シミュレーションによる分析―

図8 出血時における晶質液投与による血液希釈
―臨床データとモデルの比較―

正常時に晶質液投与時（25ml/kgを30分間で投与）の血漿希釈（血漿増加量/晶質液投与直前の血漿量の比）の臨床データ[9]をもとにモデルのパラメータ値を求めた（上図）。このパラメータ値を用いて出血（体重76kgの男性において15分間に900mlを失血）終了直後に25ml/kgの晶質液を30分間で投与し蘇生を行ったときの血漿希釈をモデルにより求めた（下図）。

（Tatara T, Tsunetoh T, Tashiro C. Crystalloid infusion rate during fluid resuscitation from acute haemorrhage. Br J Anaesth 2007；99：212-7より改変引用）

加量/晶質液投与前の血漿量の比）の経時変化の臨床データ[9]をもとにモデルのパラメータ値を求めた（図8上）。このパラメータ値を用いて，出血（体重76kgの男性において15分間に900mlを失血）終了直後に25ml/kgの晶質液を30分間で投与し蘇生を行ったときの血漿希釈をモデルにより求めた結果，臨床データ[9]とおおよそ一致した（図8下）。図から，出血時には，正常時に比べてより多くの晶質液が血管内にとどまることが分かる。

a．何倍の輸液が必要か？　―ボーラス投与―

急性出血（30分間に15ml/kg）後に晶質液を60分間にわたって出血量の2，3，4倍投与したときの血液量と細胞間質液量の経時変化を示す（図9）。血液量の減少が12.4ml/kgと出血量よりやや少なくなっているのは，出血による血漿量の減少を補うために水が細胞間質から血管内に動員されたためである。図9上から分かるように，血液量を回復するには，出血量の2-3倍の輸液では不十分で，出血量の4倍の輸液が必要である。しかし，出血量の4倍の輸液でもボーラス投与のみでは血液量は40分間程度しか回復しない。つまり，投与された輸液は徐々に血管内から細胞間質に移動するため，出血量の4倍の輸液

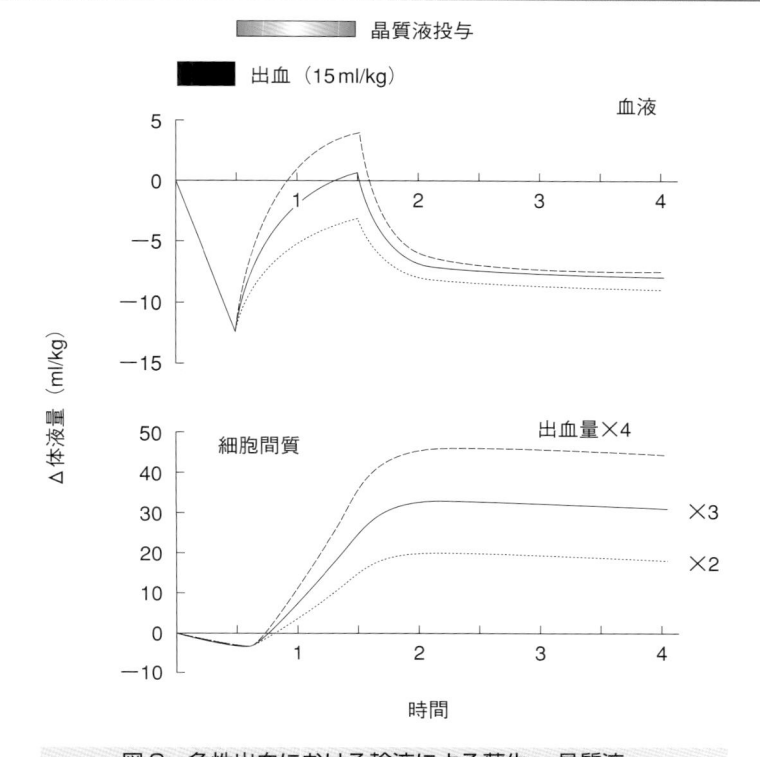

図9 急性出血における輸液による蘇生 ―晶質液―

急性出血（30分間に15ml/kg）後に晶質液を60分間にわたって，出血量の2，3，4倍投与したときの血液量と細胞間質液量の経時変化を示す。血液量を回復するには，出血量の4倍の輸液が必要であり，輸液により細胞間質液量は大きく増加する。

では細胞間質液量は約45ml/kg増加する。

　これに対し，5％アルブミン溶液では，出血量の2倍の投与により血液量を回復することができる（図10）。細胞間質液量の増加は，8ml/kgと晶質液投与の場合に比べてはるかに小さい。

b. 何倍の輸液が必要か？ ―ボーラス＋持続投与―

　臨床では，急性出血に対し晶質液を急速投与し，それに続いて持続投与を行うのが一般的である。そこで，最初の急速（ボーラス）投与速度を変化させたときにその後に行う輸液の量がどのように異なるかを分析した[5]。つまり，30分間に15ml/kgの出血後，ボーラス投与（40，60，80，100，120ml/kg/hr）により血液量を正常値まで回復させ，正常血液量をその後60分間維持するのに必要な輸液速度および輸液量を算出した。80ml/kg/hrのボーラス投与では，投与開始12分後に血液量は正常値に回復し，以降，正常血液量を維持するのに必要な輸液速度は徐々に33ml/kg/hrまで減少した（図11）。細胞間質液量は出血によりいったん減少したのち，輸液により直線的に増加し，正常時に比べて2.6l増加した。

　ボーラス投与速度が高いほど早期に血液量は回復するが，最終的には，血液量を維持

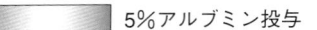

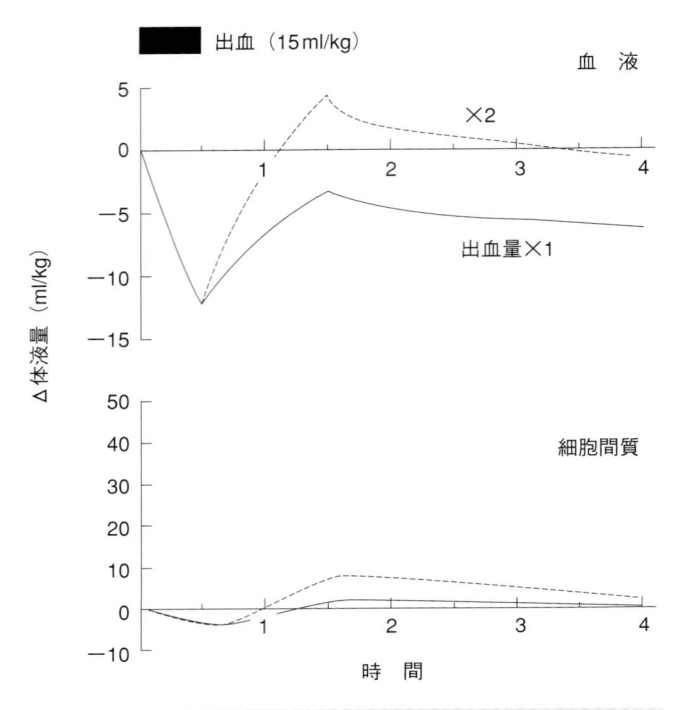

図10 急性出血における輸液による蘇生
—アルブミン溶液—

急性出血（30分間に15ml/kg）後に5％アルブミン溶液を60分間にわたって，出血量の等量，2倍投与したときの血液量と細胞間質液量の経時変化を示す．5％アルブミン溶液では，出血量の2倍の投与により血液量を回復することができ，細胞間質液量の増加は，晶質液に比べてはるかに小さい．

するのに必要な輸液速度はほぼ同じ33ml/kg/hrとなった（図12-A）．また，血液量を回復するのに必要な輸液量はボーラス投与速度が高いほど少ないが，逆に血液量を維持するのに必要な輸液量はボーラス投与速度が低いほど少ない（図12-B）．確かに，急速なボーラス投与により多くの輸液が血管内にとどまるため，血液量は速やかに回復する．しかし，この際，血管内の静水圧は上昇するが細胞間質の静水圧はあまり上昇しないため，血管内と細胞間質の静水圧の差が増大する．このため，血液量が回復した後は，急速なボーラス投与は，緩徐なボーラス投与に比べて血管内から細胞間質への水移動を増加させてしまう．つまり，急速なボーラス投与では，緩徐なボーラス投与に比べて，血液量の回復に必要な輸液量は減少するが（図12-B，黒色のバー），その後正常血液量を維持するのに必要な輸液量はむしろ増加する（図12-B，灰色のバー）．結果として，血液量の回復および維持に必要な輸液量の合計は，40ml/kg/hrのボーラス投与では出血量の約5倍，60ml/kg/hr以上のボーラス投与では出血量の約4倍となる．血液量の回復および維持に必要な輸液量の合計は，80ml/kg/hr以上のボーラス投与ではほぼ同じになることから，これらの急速なボーラス投与を行っても蘇生の効率は改善しない．

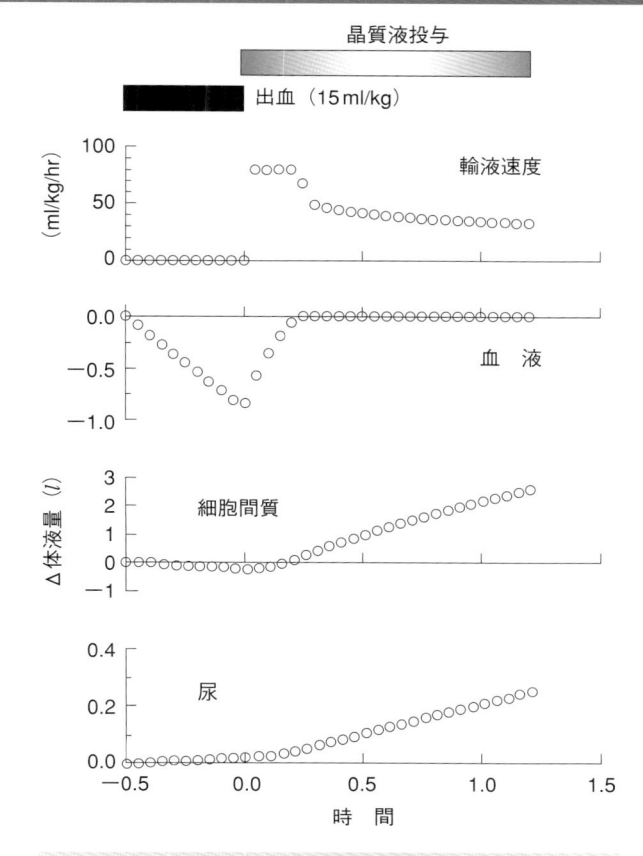

図11 急性出血における晶質液による蘇生
―ボーラス＋持続投与―

30分間に15ml/kgの出血後，晶質液を80ml/kg/hrで血液量が回復するまで急速投与した。投与開始12分後に血液量は正常値に回復し，以降，血液量を維持するのに必要な輸液速度は徐々に減少した。

（Tatara T, Tsunetoh T, Tashiro C. Crystalloid infusion rate during fluid resuscitation from acute haemorrhage. Br J Anaesth 2007；99：212-7より改変引用）

4 手術時の体液動態

　手術時には手術侵襲により手術部位の組織に炎症が生じる。この結果，毛細血管壁の水・蛋白質に対する透過性が亢進するため，水が血管内から細胞間質へ移動し，細胞間質に水が貯留する。この手術時の組織浮腫，つまりサードスペースの量は，大規模な開腹手術では10ml/kg/hrにも達するとされているが，その経時的変化を測定することは困難である。ここでは，シミュレーションによりサードスペースの動態を分析する[4]。

a. モデル

　上または下腹部の開腹手術を仮想し，手術操作が及ぶ上または下腹部を手術部位，四

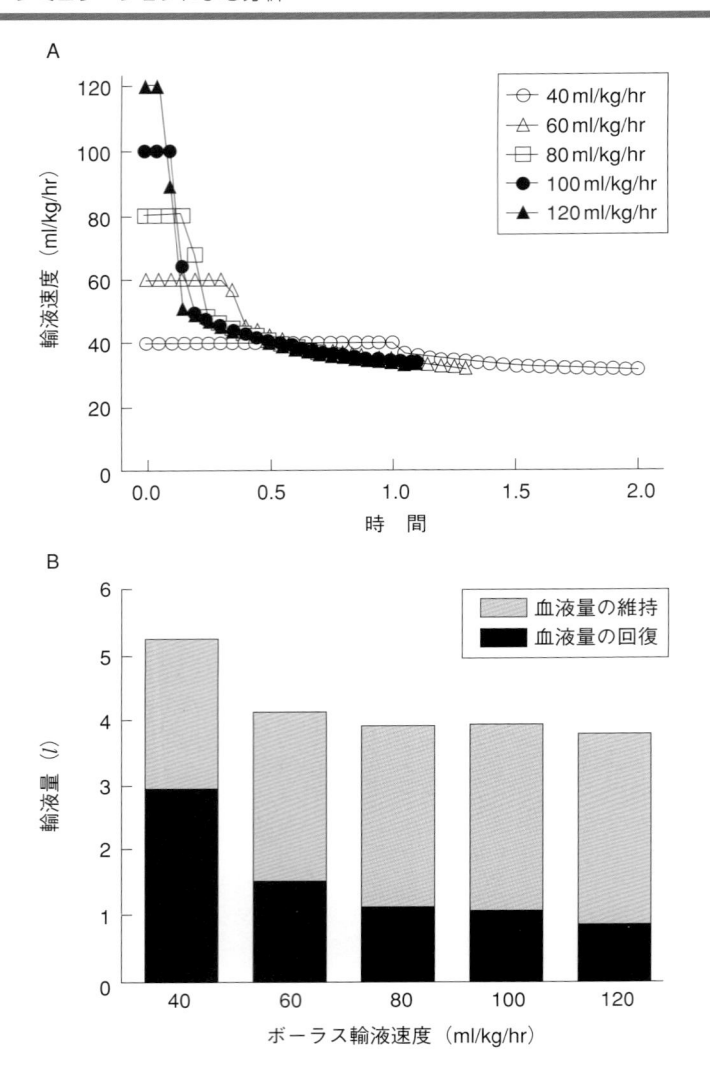

2. 周術期の水動態—シミュレーションによる分析—

図12

（A）ボーラス投与速度による血液量の回復および維持に必要な輸液速度の違い

30分間に15 ml/kgの出血後，晶質液を40〜120 ml/kg/hrで血液量が回復するまで急速投与し，血液量をその後60分間維持するのに必要な輸液速度を示す。血液量を維持するのに必要な輸液速度は最終的にほぼ同じになる。時間0は輸液開始時間を示す。

（B）ボーラス投与速度と血液量の回復および維持に必要な輸液量の関係

30分間に15 ml/kgの出血後，晶質液を40〜120 ml/kg/hrで投与した際の血液量を回復するのに必要な輸液量および血液量をその後60分間維持するのに必要な輸液量を算出した。80 ml/kg/hr以上では，血液量の回復および維持に必要な輸液量の合計はほぼ同じになる。

（Tatara T, Tsunetoh T, Tashiro C. Crystalloid infusion rate during fluid resuscitation from acute haemorrhage. Br J Anaesth 2007；99：212-7より改変引用）

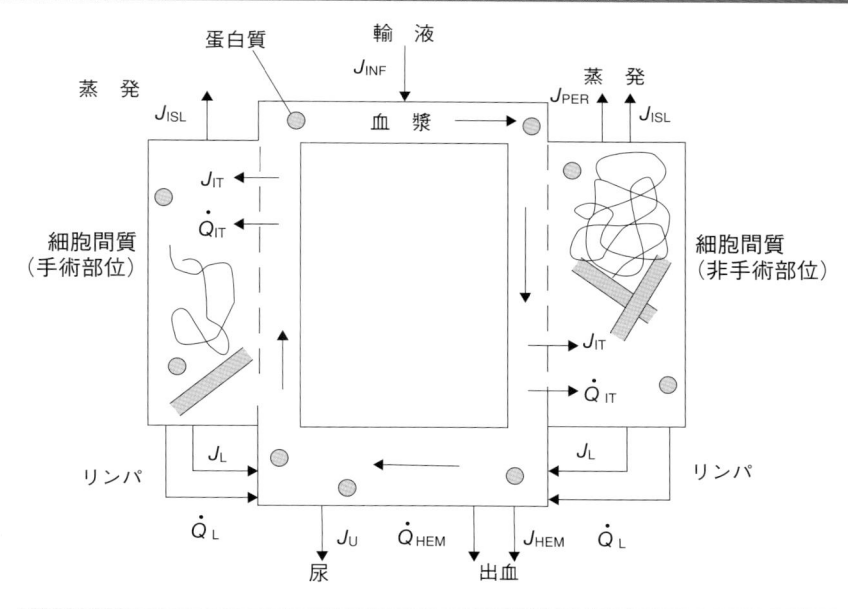

図13 開腹手術時の体液動態モデル

全身を手術部位(上または下腹部)と非手術部位(四肢・胸部など手術操作が及ばない身体部位)に分け,全身の体液の約20%が手術部位に分布するとした。手術部位では,手術の進行に伴い毛細血管壁の水・蛋白質に対する透過性が徐々に亢進する。Jは水の移動速度,$\dot{Q}$は蛋白質の移動速度を示す。

添え字INFは輸液,ITは細胞間質,Lはリンパ,Uは尿,HEMは出血を示す。
J_{ISL}:不感蒸発速度;J_{PER}:汗による蒸発速度

(Tatara T, Tashiro C. Quantitative analysis of fluid balance during abdominal surgery. Anesth Analg 2007;104:347-54より改変引用)

肢・胸部など手術操作が及ばない身体部位を非手術部位とした。体液動態シミュレーションモデル(図2)において全身を手術部位と非手術部位に分け,全身の体液の約20%が手術部位に分布するとした(図13)。これにより,手術部位・非手術部位の細胞間質の体積をそれぞれ算出することができる。さらに,ネコ骨格筋での炎症時のデータをもとに,手術部位では,手術侵襲に伴う炎症の進行に伴い毛細血管壁の水濾過係数が正常時の31%だけ増加し,毛細血管壁の蛋白質反発係数が正常時の30%だけ減少するとした[4]。

b. 手術中の輸液による体液量変化

開腹手術では一般的に10〜15ml/kg/hrの輸液が必要とされている。手術時間4時間の開腹手術時に10ml/kg/hrの晶質液を投与したときの体液量の経時変化を示す(図14)。図中の点線は,偽手術(毛細血管壁の水・蛋白質に対する透過性は正常)での値である。血漿量は,最初の2時間までは正常値を維持するが,これ以降は,輸液をしているにもかかわらず血漿量は徐々に減少し,手術終了時には約160mlの血漿量不足の状態となる。偽手術では,血漿量は常に正常値を上回る。細胞間質液については,非手術部位では,手術時・偽手術時ともほぼ同様に増加するが,手術部位では,手術時は偽手術時に比べて細胞間質液量が大きく増加し,手術終了時には,約990mlの増加となる(サードスペ

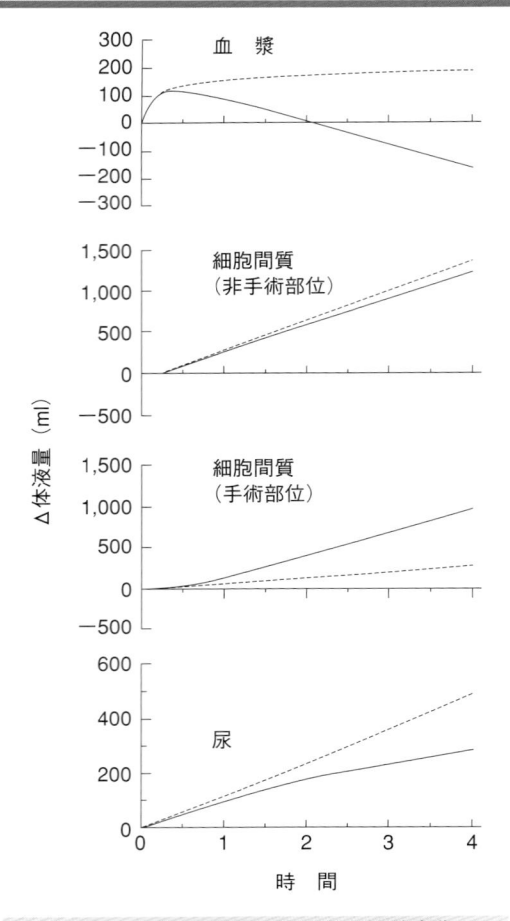

図14 開腹手術時の体液量の経時変化

手術時間4時間の開腹手術中に10 ml/kg/hrの晶質液を投与したときの体液量の経時変化を示す。点線は，偽手術（毛細血管壁の水・蛋白質に対する透過性は正常）での値。手術時，手術開始2時間以降血漿量は不足し，手術部位の細胞間質液量は，偽手術時に比べて大きく増加する（サードスペース）。

（Tatara T, Tashiro C. Quantitative analysis of fluid balance during abdominal surgery. Anesth Analg 2007；104：347-54より改変引用）

ース，3.5 ml/kg/hr）。つまり，手術進行に伴う炎症により血管内の水が手術部位の細胞間質に大量に漏出する。尿量は血漿量に依存するため，手術時の尿量は偽手術時に比べて減少する。

c. 輸液速度とサードスペース量の関係

次に手術中の輸液速度を変化させたときの体液分画体積の相対変化（手術終了時の体液分画体積の変化量/正常時の体液分画体積のパーセント）を分析する（図15）。手術時は，輸液なしでも手術部位の細胞間質の体積は増加する。これは，手術部位の細胞間質

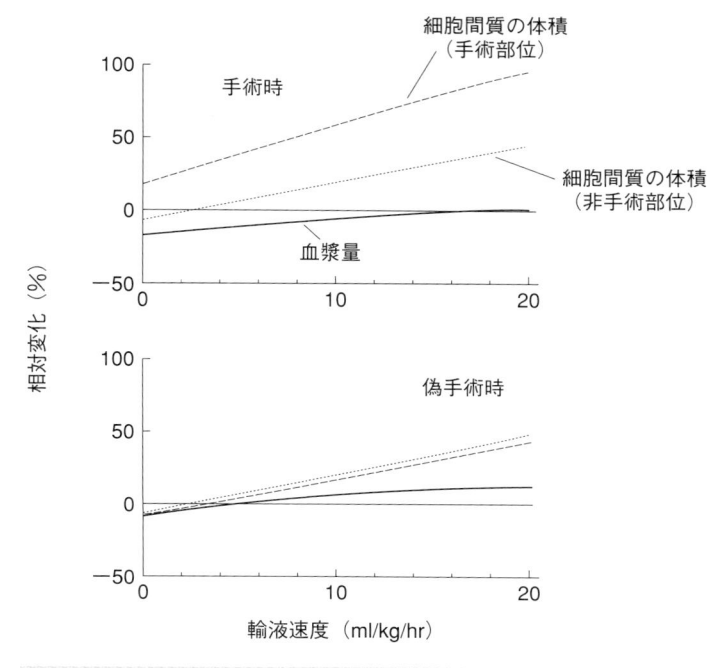

図15 輸液投与速度と体液量変化の関係

手術時間4時間の開腹手術において手術中の輸液速度を変化させたときの体液分画体積の相対変化（手術終了時の体液分画体積の変化量／正常時の体液分画体積のパーセント）を示す。手術時，血漿量は，20 ml/kg/hrの投与速度でかろうじて正常値まで回復する。手術部位の細胞間質の体積変化は，非手術部位の細胞間質の体積変化を大きく上回り，20 ml/kg/hrの投与速度では，手術部位の細胞間質の体積は正常時のほぼ倍となる。

（Tatara T, Tashiro C. Quantitative analysis of fluid balance during abdominal surgery. Anesth Analg 2007；104：347-54より改変引用）

では，炎症により水を血管内から細胞間質に引き込もうとする力が作用するためである。偽手術時では，輸液速度の上昇により血漿量は正常値以上に増加するが，手術時は，輸液速度を上昇させても血漿量不足が続き，20 ml/kg/hrの投与速度でようやく血漿量は正常値まで回復している。手術時，手術部位における細胞間質の体積変化は，非手術部位における細胞間質の体積変化を大きく上回り，輸液速度の上昇に対しほぼ直線的に増加する。20 ml/kg/hrの投与速度では，手術部位における細胞間質の体積は正常時のほぼ倍となる。この結果は，輸液速度の上昇は血漿量の回復にあまり寄与せず，むしろサードスペースを増強させる（手術部位における細胞間質液量の増加），換言すれば輸液をすればするほどサードスペースが増強することを示している。この特徴は，"サードスペースへの体液喪失分を補うために，その分だけ輸液量を増加させる"という従来の輸液療法の発想を逆転し，"輸液量を制限することがサードスペースを軽減する"可能性を示している。

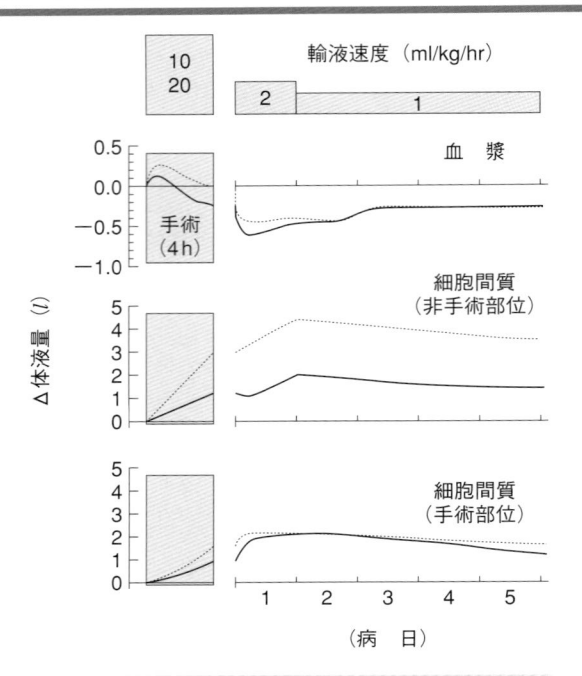

図16 手術後の血漿量および細胞間質液量の経時変化

手術時間4時間の開腹手術において手術中，晶質液を10（実線）または20（点線）ml/kg/hrで投与した。手術終了時から24時間を第1病日とした。手術後，血漿量はいずれの日も血漿量不足となる。20ml/kg/hrでは，第5病日でもまだ3lの水が非手術部位の細胞間質に貯留している。

5 手術後の体液動態

　サードスペースは，手術2，3日後に炎症の軽減に伴い消失する。サードスペースの消失により細胞間質に貯留していた水が血管内に戻り利尿期に入るが，この際，十分な利尿が図られないと肺水腫などの合併症を来す。今度は，手術後の体液量の経時変化をシミュレーションにより分析する。手術時間4時間の開腹手術中に，晶質液を10または20ml/kg/hrで投与したときの血漿量および細胞間質液量（非手術部位および手術部位）の経時変化を手術後5日間にわたり比較した（図16）。なお，手術終了時から24時間を第1病日とした。炎症により亢進した毛細血管壁の水・蛋白質に対する透過性は，手術開始48時間後に正常に回復するとした。手術後は，晶質液を第1病日は2ml/kg/hr，第2病日以降1ml/kg/hrで投与した。

　手術中，20ml/kg/hrの輸液により血漿量は正常の血漿量を維持したが，両投与速度とも第1・2病日に血漿量は最低となり（500〜600mlの血漿量不足），第3病日にやや増加，以降ほぼ一定となる。非手術部位の細胞間質液量は，20ml/kg/hrでは，10ml/kg/hrに比べて著明に増加し，第5病日でも約2lの差が残存している。一方，手術部位の細胞間

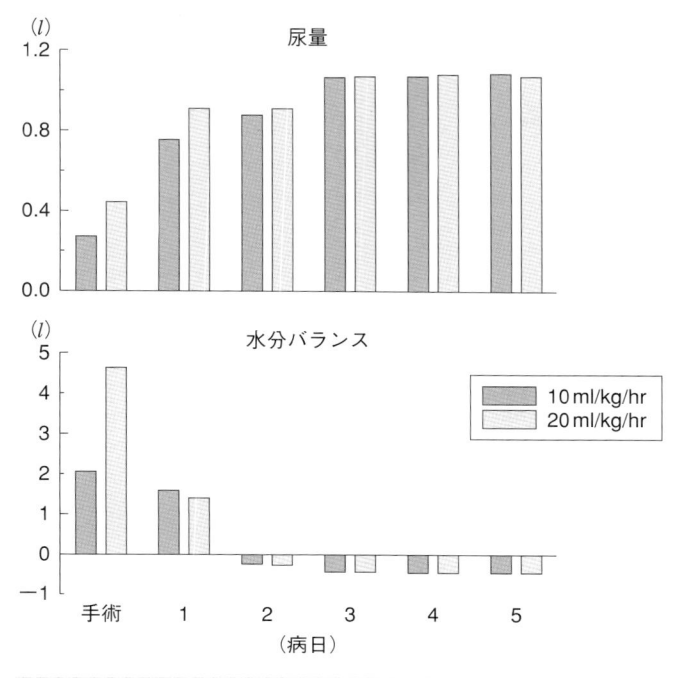

図17 手術後の尿量と水分バランスの推移
第3病日からはいずれの輸液速度でも尿量が増加するが,その量に輸液速度間で違いは見られない。20 ml/kg/hrでは,手術当日に約5 lのプラスバランスとなるが,尿量の増加により,両輸液速度において水分バランスは第2病日からわずかにマイナスバランスに転じる。

質液量(サードスペース)は,20 ml/kg/hrのほうが10 ml/kg/hrに比べて急速に増加するが,プラトーに達した後は両投与速度間で違いは見られない。

尿量は,手術中および第1・2病日は,20 ml/kg/hrでは10 ml/kg/hrに比べて増加している。しかし,第3病日からはいずれの投与速度でも尿量が増加し(利尿期),その量に両投与速度間で違いは見られない(図17上)。20 ml/kg/hrでは,手術当日に約5 lのプラスバランスとなるが,尿量の増加により両投与速度において水分バランスは第2病日からわずかにマイナスバランスに転じる(図17下)。

これらの結果から,両投与速度間でもっとも違いが顕著なのは,非手術部位の細胞間質の浮腫である(図16中段)。つまり,20 ml/kg/hrでは,第5病日でもまだ3 lの水が非手術部位の細胞間質に貯留している。したがって,手術中の輸液速度を低下させることにより非手術部位の細胞間質の浮腫を軽減させることが,肺水腫などの術後合併症の減少につながる可能性がある。

おわりに

輸液時の水動態は,出血や手術侵襲などの病態時では正常時と大きく異なる。この周術期特有の水動態を理解しイメージすることが,日常の輸液療法の一助となる。近年,

プロポフォールの標的部位濃度を予測するシミュレーションの開発によりプロポフォールの投与速度を制御し，その効果をBISモニターにより確認することが可能となった。同様に，体液動態シミュレーションは輸液時の体液動態を予測するのに有用であるが，その信頼性を高めるには今後，臨床データへのフィードバックが必要である。

■参考文献
1) Bellamy MC. Wet, dry or something else? Br J Anaesth 2006；97：755-7.
2) Bert JL, Bowen BD, Reed RK. Microvascular exchange and interstitial volume regulation in the rat：model validation. Am J Physiol 1988；254：H384-99.
3) Gyenge CC, Bowen BD, Reed RK, et al. Transport of fluid and solutes in the body I. Formulation of a mathematical model. Am J Physiol 1999；277：H1215-27.
4) Tatara T, Tashiro C. Quantitative analysis of fluid balance during abdominal surgery. Anesth Analg 2007；104：347-54.
5) Tatara T, Tsunetoh T, Tashiro C. Crystalloid infusion rate during fluid resuscitation from acute haemorrhage. Br J Anaesth 2007；99：212-7.
6) Connolly CM, Kramer GC, Hahn RG, et al. Isoflurane but not mechanical ventilation promotes extravascular fluid accumulation during crystalloid volume loading. Anesthesiology 2003；98：670-81.
7) Tatara T, Tashiro C. Analysis using a linear viscoelastic model of the *in vitro* osmotic kinetics of polydisperse synthetic colloids. Biomacromolecules 2005；6：1732-8.
8) Lamke L-O, Liljedahl S-O. Plasma volume changes after infusion of various plasma expanders. Resuscitation 1976；5：93-102.
9) Drobin D, Hahn RG. Volume kinetics of Ringer's solution in hypovolemic volunteers. Anesthesiology 1999；90：81-91.

（多田羅　恒雄）

基礎編

3 ブドウ糖初期分布容量

ブドウ糖初期分布容量（IDVG）とは

　ブドウ糖初期分布容量（initial distribution volume of glucose：IDVG）とは一定量のブドウ糖静注後，短時間で算出可能な中心部細胞外液量である。中心部細胞外液量は血漿量を含み，心，肝，腎，脳，肺など毛細血管血流に富む組織の血液と移動が活発に行われている部分の組織間液量から成り立つ。著者は1980年代にブドウ糖負荷による麻酔中の糖代謝の検討を行っていたが，その際に，少量のブドウ糖（5g）静注後早期の血糖ブドウ糖濃度の推移にはブドウ糖負荷に対するインスリン反応の影響がほとんど見られないことを見い出した。詳細は最近上梓した拙著[1]を参考にされたいが，このことから少量のブドウ糖投与による体液量評価が短時間にできるのではないかとかと考え1986年に初めて報告[2]した。当初，IDVGをglucose spaceとして報告したが，glucose spaceはブドウ糖が分布する全容量を示すため，その後発表する際には投与後短時間の分布容量を示すIDVGと改めた。しかし現在でも，われわれのICUではglucose spaceあるいはGS，グルスペなどと呼ばれている。

　IDVGはブドウ糖のブドウ糖静注後短時間におけるブドウ糖の分布容量であることから，心臓前負荷の概念とは全く異なる。IDVGは狭義の心臓前負荷とは必ずしも一致しないが，生体では血管内のみでなく血管内と緊密な関係がある血管外の中心部細胞外液量が心拍出量決定に大きな役割を演じていることが，これまでの5,000件以上に及ぶ集中治療室でのIDVG算出から明らかとなった。本章では，これまでの発表論文を基にIDVGの概要を記載した。さらに最近，経験した症例も呈示した。

IDVGの基本的事項

1 分布容量の概念とIDVG

　初期分布容量とは，静注された指示薬の中心部分布容量である。理論上は体内の他の部分に分布する以前に投与後瞬時にミキシングが完了している分布容量である。実際に

3. ブドウ糖初期分布容量

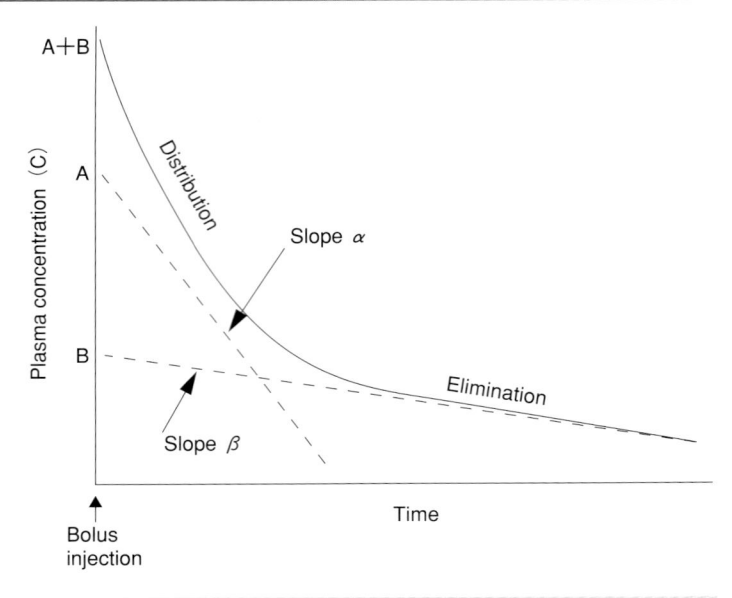

図1　2分画モデルによる血漿濃度の推移
実線は実際の血漿濃度を示し、波線のαは急速分布相、βは緩徐分布相、おのおのの分布相単独による血漿濃度の推移を示す。
(Ishihara H, Giesecke AH. Fluid volume monitoring with glucose dilution. Tokyo : Springer ; 2007. p.3 より引用)

は初期分布容量内で均等なミキシングが完了するのには数分を要するので、ミキシング完了後の血中濃度の推移から分画モデルを用いて、投与後0分の血中濃度を推定している。一般には初期分布容量は循環血液量、さらには血管外で血流に富む組織における指示薬の分布容量を示す。静注後の血漿濃度の推移と初期分布容量（V_{dI}）との関係は次式で示される[3]。

V_{dI} ＝ dose/（A＋B）　〔図1[1]〕

dose：指示薬投与量、A：急速分布相（slope α）による投与0分の血漿濃度、B：消失相あるいは緩徐分布相（slope β）による投与0分の血漿濃度

静注されたブドウ糖は血管内（血漿、赤血球）、血管外（血流に富む組織の組織間液、脳、腎髄質細胞）にインスリンの作用は受けずに、急速に拡散により分布する（急速分布相）。一方、筋肉、脂肪組織の組織間液には緩徐に分布し、これらの細胞内にインスリンの作用により取り込まれる（緩徐分布相あるいは消失相）。緩徐分布相では急速分布相に比し1/10程度の速度で分布過程が進行する。Cobelliら[4]によると急速分布相は156ml/kg程度であり、総分布容量は260ml/kgとしている。急速分布相ではインスリンにより分布容量や分布に要する速度の変化は生じない。緩徐分布相ではインスリンの作用により分布容量は変化する可能性がある。ブドウ糖静注後、脂肪組織内の組織間液におけるブドウ糖濃度は22分で最高値に達し、初期の7.5分間におけるブドウ糖濃度は最高値の50％以下にとどまるとされる[5]。Ferranniniら[6]はブドウ糖静注後短時間ではブドウ

糖の体内動態は糖代謝の影響は無視できるとし，Viciniら[7]もブドウ糖投与後最初の8分間はブドウ糖取り込みやブドウ糖産生抑制の指標として，血漿ブドウ糖濃度を使用してはならないとしている。

　以上のように，われわれが用いているIDVG算出には糖代謝の影響は無視できるものの，2分画以上のモデルによる薬物動態の解析が必要である。しかしわれわれは単純な1分画モデルを算出に用いている。すなわち，BがAに対して比較的小さいと仮定すれば分布容量（volume of distribution：Vd）＝dose/Aとなる。IDVG算出に2分画モデルを用いない理由は，2分画モデル算出には投与後通常15分以上のサンプリング時間が必要となること，ブドウ糖投与量が通常のブドウ糖負荷試験より少量であり，9分以後では必ずしも血漿濃度低下が続かない場合があること，さらに1分画モデルは算出が容易であり，今までの5,000以上のサンプリングの経験から臨床上大きな問題はなかったこと，などである。2分画モデルの初期分布容量を1分画モデルで算出すると通常1分画モデルとは一致しない。臨床例では1分画モデルと2分画モデル間にはr＝0.95の正の相関関係が見られたものの，平均0.57±0.66（SD）lの差が見られた[8]。

2 IDVGと糖代謝，細胞外液量との関係

　初期分布容量算出結果に大きく影響する因子として，心拍出量，組織血流量，さらには指示薬の特異性が挙げられる[3]。ブドウ糖は糖代謝の影響を受けるため，ブドウ糖が体液量評価の指標として使用されるためには，IDVGがブドウ糖投与前の血糖値やインスリン投与により影響を受けず，心拍出量との間に相関関係があればその可能性がある。心拍出量は体液量以外の要因でも変化するが，著者らは1986年に褐色細胞腫の1症例で腫瘍摘出術の周術期にIDVGと心拍出量を測定し，測定点は10点と少ないものの正の相関関係（r＝0.65）が認められた[2]（図2）。さらに，うっ血性心不全（congestive heart failure：CHF）を伴わないICU患者でもブドウ糖投与前の血糖値やインスリン，カテコラミンの持続投与の有無によらず正の相関関係をみた[9]。一方，われわれ[10]は雑種犬を用いてブドウ糖負荷に対するインスリン反応（insulinogenic index）[11]を脱血前後で検討した。IDVGとインスリン反応間には全く相関関係は見られなかった（r＝0.13）。さらに細胞外液測定のマーカーとして用いられている蔗糖をブドウ糖と同時に投与し初期分布容量を検討した[12]。蔗糖は糖代謝の影響を受けないが，両者の初期分布容量は出血時，その後の輸液負荷時ともほぼ1：1で対応した（図3）。これらのことは，ブドウ糖投与後7分程度の短時間であれば糖代謝の血漿ブドウ糖濃度への影響は大きくなく，むしろブドウ糖の分布容量，すなわち，一部赤血球など細胞内への分布容量を含むものの，中心部細胞外液量の影響を強く受けることを支持しており，IDVGは糖代謝の影響は無視でき，臨床と動物実験とも体液量評価に使用できることが裏付けられた。

3 IDVG算出時の心拍出量の影響

　IDVGと心拍出量の間には正の相関関係が認められることが判明したが，前述したよう

3. ブドウ糖初期分布容量

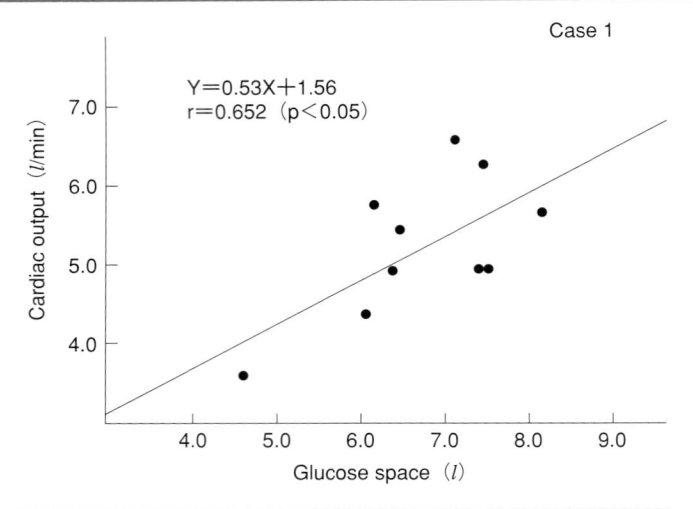

図2 褐色細胞腫1症例における glucose space（IDVG）と心拍出量の関係

（石原弘規,谷岡富美男,松木明知ほか.ICUにおける術後患者のGlucose Spaceの変動.臨床水電解質 1986；6：75-9より引用）

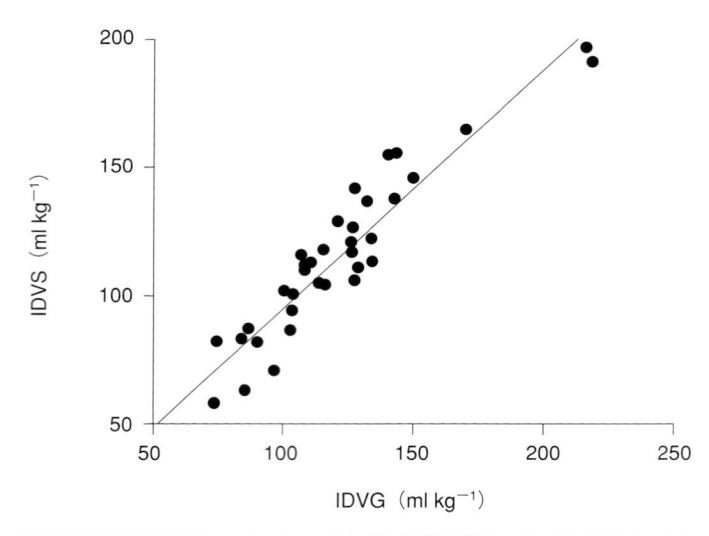

図3 脱血とその後の輸液負荷によるブドウ糖と蔗糖の初期分布容量の関係

IDVG：ブドウ糖初期分布容量，IDVS：蔗糖初期分布容量
回帰直線はY＝0.94X＋1.43, r＝0.93, P＜0.001, n＝36
(Iwakawa T, Ishihara H, Takamura K, et al. Measurements of extracellular fluid volume in highly perfused organs and lung water in hypo- and hypervolaemic dogs. Eur J Anaesth 1998；15：414-21より引用)

に初期分布容量算出結果は心拍出量の影響を受けるため，IDVGは逆に中心部細胞外液量よりも心拍出量により決定される可能性がある．ICU患者でCHFの有無でIDVGと心拍出量の関係を検討した[13]（図4）．CHFを有する場合には非CHF時に比し，心拍出量に対

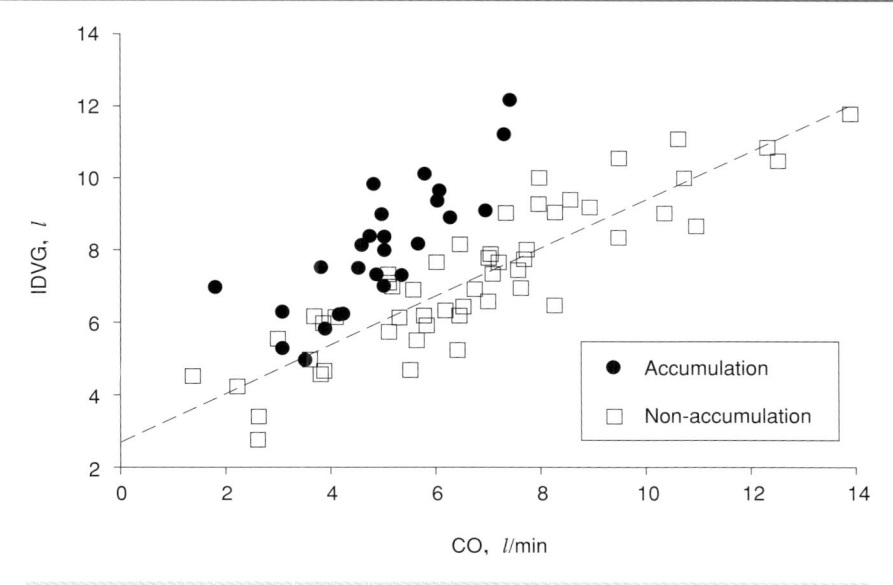

図4 うっ血性心不全の有無による心拍出量とIDVGの関係
CO：心拍出量，IDVG：ブドウ糖初期分布容量
非うっ血性心不全患者における回帰直線はY＝0.6X＋2.8，r＝0.89，n＝54，P＜0.001
非うっ血性心不全（Non-accumulation）：□，うっ血性心不全（Accumulation）：●

注）Accumulation群ではばらつきが大きいものの，Non-accumulation群に比し，心拍出量に比してIDVGが大きい傾向が認められる。
（Ishihara H, Takamura K, Koh H, et al. Does the initial distribution volume of glucose reflect the central extracellular fluid volume status in critically ill patients? Infusionsther Transfusionsmed 1996；23：196-201より引用）

するIDVGは大きいことが判明した。また複数の測定点を有する患者で変化値を検討したが，29％においてIDVGと心拍出量は同一方向へ移動しなかった。このことは心拍出量のIDVGへの影響は必ずしも大きくないことを傍証している。さらに水分子の毛細血管透過性はきわめて高いことが知られており，毛細血管における水分子の透過性を1とすると，ブドウ糖は0.6，アルブミンは0.001とされる。よって，アルブミンでは通常，血管外への漏れは問題にならないが，ブドウ糖は血管外に漏れやすく，ブドウ糖の分子は毛細血管血流量の約50倍の速度で血管内から組織間液に拡散していく[14]。このことは心拍出量低下時でもブドウ糖分布は比較的影響を受けにくく，このような病態でも体液量評価を行えることを示唆している。われわれは，右室梗塞に肺梗塞を合併した患者で輸液負荷を施行したが，施行後も低心拍出量は全く改善が見られないのにIDVGのみ著増した症例を経験している[15]。

4 IDVGの正常値

医学生を中心としたボランティア16人によるIDVGは112±12（SD）ml/kg，または4.05±0.51l/m^2であった[1]。集中治療を要する患者では健康時，あるいは手術前の体重を

3. ブドウ糖初期分布容量

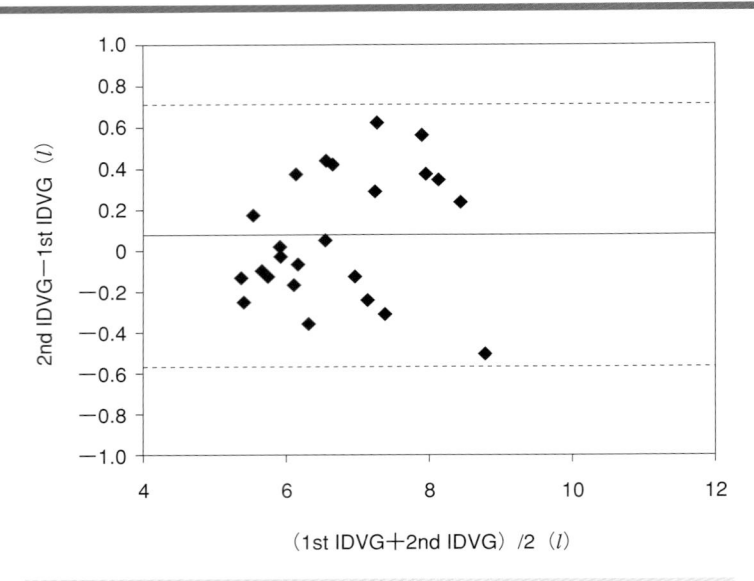

図5 循環動態安定時における30分後，再度IDVG測定によるIDVGの再現性
実線：誤差の平均，波線：誤差の標準偏差の2倍（95％信頼区間：−0.56〜0.72l）
（Rose BO, Ishihara H, Okawa B, et al. Repeatability of measurements of the initial distribution volume of glucose in haemodynamically stable patients. J Clin Pharm Ther 2004；29：317-23 より引用）

基準とし110〜130 ml/kg程度では正常，IDVGが100 ml/kg以下では低下，150 ml/kg以上では著明な増加と考えている。まだデータをまとめていないが，これまでの経験から血液透析を必要とする腎不全や肝不全などの患者では，病態が安定しているときでも130〜150 ml/kg程度とIDVGは増加傾向にある。また肥満患者では肥満した部分は脂肪分であり，ブドウ糖が急速に分布する部分ではないために，身長から判断した標準体重を基準としている。すなわち，仮に150 cm，80 kgでは標準体重は40〜50 kgであり，IDVGは5.5〜6.0l程度が正常値と考えている。

5 IDVGの再現性

ICU入室後12時間以上経過し，カテコラミン持続投与やインスリン持続投与中の患者も対象として，循環動態が比較的安定している時点で繰り返しのIDVGを算出しその再現性を検討した[16]。30分間隔では0.08±0.32（SD）lであり（図5），30分間隔でもIDVGは糖代謝の影響を受けず算出が可能であることが明らかとなった。また最初のブドウ糖負荷による30分後の血漿ブドウ糖濃度増加は平均で23 mg/100 ml程度であり，高血糖の持続は観察されなかった。

基礎編

IDVG 測定法

1 1分画モデルを用いた IDVG 測定

　　IDVGは，インスリンやカテコラミン持続投与中でも，また末梢組織の浮腫や血管透過性亢進の有無による影響を受けずに中心部の細胞外液量を評価できるので，これらの病態でも問題なく施行している。しかし著明な高血糖がある場合には原則として血糖値が200mg/dl以下となるよう是正した後に施行している。一過性の高血糖は脳虚血状態を悪化させないとの報告[17]もあるが，脳虚血が疑われる場合には原則として施行していない。IDVGは原則として成人患者を対象とし体重に関係なく，ブドウ糖5g（50％ブドウ糖溶液10ml）を中心静脈から急速投与しその直後生理食塩液でフラッシュする。投与完了直後の時点を基準点（0分）とし，投与後3分から7分まで1分ごとにサンプリングする。IDVGの算出は投与前に比し増加したブドウ糖濃度の減衰を1分画モデルに当てはめて行う。6分までのサンプリングでも算出結果に問題ない。50％ブドウ糖溶液10mlの代わりに末梢静脈から20％ブドウ糖溶液25mlを30秒かけて静注し，その直後，同様に生理食塩液でフラッシュしてもよい。この際はボーラス投与よりも2％過大評価となる[18]が，臨床評価では問題ない。

2 IDVG の簡易算出法

　　IDVG算出には当初，1分画モデルで算出してきた。しかし実際の臨床ではサンプリングや測定に時間を要し，多忙な臨床の現場では単純な1分画モデルですら適さない。そこでブドウ糖投与直前のほかに投与後1点のサンプリングのみでIDVGを推定できないかどうかを検討した[9)19]。ブドウ糖投与後3分の血漿ブドウ糖濃度増加とIDVG間には一定の関係があることが判明した。これによりIDVG推定が短時間のサンプリングでも可能となった。これはブドウ糖の血漿消失率（disappearance rate of glucose from plasma：Ke-gl）は平均0.07/min（範囲：0.05〜0.12/min）程度であり，循環血液量，血漿量の指示薬として用いられるインドシアニングリーン（indocyanine green：ICG）の消失率は平均0.20/min（範囲：0.02〜0.32/min）程度で大きく異なる。Ke-glは患者間のばらつきが比較的少なく，この結果ブドウ糖投与後3分の血漿ブドウ糖濃度増加分が分かれば，以後のサンプリングを行わなくてもIDVGが推定できる（図6）[20]。この簡易法を用いればサンプリング準備を含め5分程度でIDVGが推測可能であり，日々のICU業務の中でも十分算出が可能となった。われわれは血漿ブドウ糖濃度増加によるIDVG換算表を用いて，IDVG簡易算出に役立てている（表1）[21]。正確なブドウ糖測定装置（GA-1150，Arklay）を用いて血漿ブドウ糖濃度を測定し1分画モデルで算出したIDVGと簡易IDVGの較差は，−0.17±0.47（SD）lであり[21]，十分臨床使用に耐えうる。

　　しかし敗血症におけるhyperdynamic stateではKe-gl増加が見られる[22]。このKe-gl増

3. ブドウ糖初期分布容量

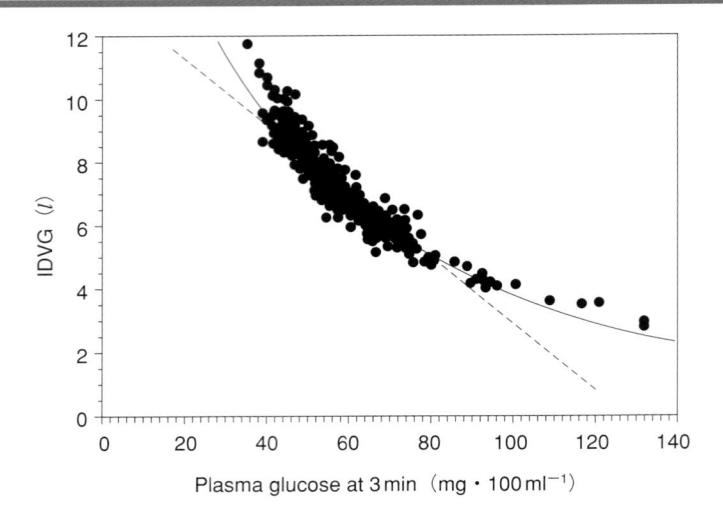

図6　ブドウ糖投与3分後の血漿ブドウ糖濃度増加とIDVGの関係

実線：$Y = 24.4e^{-0.03X} + 2.7$

(Hirota K, Ishihara H, Tsubo T, et al. Estimation of the initial distribution volume of glucose by an incremental plasma glucose level at 3 min after i.v. glucose in humans. Br J Clin Pharmacol 1999；47：361-4より)

破線；$Y = -0.1X + 13$

(Ishihara H, Shimodate Y, Koh H, et al. The initial distribution of glucose and cardiac output in the critically ill. Can J Anaesth 1993；40：28-31より)

注）個々の点のフィッティングは実線がよいが，極端な増減以外の多くの症例では破線による単純計算で問題がない。

(石原弘規．循環管理とモニタリング．松木明知，石原弘規編．手術直後の患者管理．第2版．東京：克誠堂出版；2000. p.275-9より引用)

加（＞0.1/min）には，インスリン様物質の関与はなく，末梢組織間液へのブドウ糖拡散速度増加であることが判明している[23]。このため3分の血漿ブドウ糖濃度増加分からのみでIDVGを推定すると1l程度過大評価する可能性があることを念頭に置く必要がある。

3 血糖値によるIDVGの簡易算出法

　IDVG算出には通常，血漿ブドウ糖濃度を用いている。ブドウ糖は赤血球内にインスリンの作用なしで急速に拡散する。血漿における水分の濃度は0.93 kgH$_2$O/lであり，赤血球では0.71 kgH$_2$O/lであるため，全血では約0.84 kgH$_2$O/lとなる[24]。水1 kgあたりに含まれるブドウ糖の分子は赤血球と血漿で差はないため，血漿ブドウ糖濃度は全血による血糖値より多少高くなり，またヘマトクリット値の影響を血糖値は受けることとなる。さらに血糖値は採血直後の1時間には室温で5〜10%程度低下してしまう[25]。このような血糖測定の弱点を考慮すれば，血漿ブドウ糖濃度測定が勧められるが，IDVG算出にはブドウ糖投与前後のブドウ糖濃度較差を用いているので，正確な血糖測定装置があれば血糖値でも十分IDVG算出が可能と考えている。実際，ICUでのガス分析装置に付随している

表1 3分後のブドウ糖濃度増加によるIDVG換算表

ΔGl-3min (mg/100ml)	IDVG (l)	ΔGl-3min (mg/100ml)	IDVG (l)	ΔGl-3min (mg/100ml)	IDVG (l)
31	12.3	61	6.6	91	4.3
32	12.0	62	6.5	92	4.2
33	11.8	63	6.4	93	4.2
34	11.5	64	6.3	94	4.2
35	11.2	65	6.2	95	4.1
36	11.0	66	6.1	96	4.1
37	10.7	67	6.0	97	4.0
38	10.5	68	5.9	98	4.0
39	10.3	69	5.8	99	4.0
40	10.0	70	5.7	100	3.9
41	9.8	71	5.6	101	3.9
42	9.6	72	5.5	102	3.8
43	9.4	73	5.4	103	3.8
44	9.2	74	5.4	104	3.8
45	9.0	75	5.3	105	3.7
46	8.8	76	5.2	106	3.7
47	8.7	77	5.1	107	3.7
48	8.5	78	5.1	108	3.7
49	8.3	79	5.0	109	3.6
50	8.1	80	4.9	110	3.6
51	8.0	81	4.8	111	3.6
52	7.8	82	4.8	112	3.5
53	7.7	83	4.7	113	3.5
54	7.5	84	4.7	114	3.5
55	7.4	85	4.6	115	3.5
56	7.2	86	4.5	116	3.5
57	7.1	87	4.5	117	3.4
58	7.0	88	4.4	118	3.4
59	6.9	89	4.4	119	3.4
60	6.7	90	4.3	120	3.4

IDVGはHirotaらの式により算出

(Hirota K, Ishihara H, Tsubo T, et al. Estimation of the initial distribution volume of glucose by an incremental plasma glucose level at 3min after i.v. glucose in humans. Br J Clin Pharmacol 1999;47:361-4より引用)

ΔGl-3min:ブドウ糖投与後3分後のブドウ糖濃度増加

(Ishihara H, Nakamura H, Okawa H, et al. Initial distribution volume of glucose can be approximated using a conventional glucose analyzer in the intensive care unit. Crit Care 2005;9:R144-9より改変引用)

血糖測定装置(EML100, Radiometer)を用いて,全血によりIDVGの簡易測定を行った[21]。上述した正確なブドウ糖測定装置で血漿ブドウ糖濃度を測定し1分画モデルで算出したIDVGと全血による簡易IDVGの較差は−0.04±0.62(SD)lであり,ICUで通常用いられている血糖測定装置でも簡易IDVG測定に役立つ。

4 IDVG算出時の注意点

　IDVG算出のための操作はきわめて単純である。しかし本法は希釈法であるので、このことをよく理解して適切にサンプリング、ブドウ糖投与、測定操作を行わないと、かえって危険な方向へ輸液管理を導いてしまう。すなわち、動脈ラインサンプリング時のライン死腔の生理食塩液による希釈の影響、シリンジ内のヘパリンによる希釈の影響、正しいサンプリングタイミング、正しい量のブドウ糖投与とその後の生理食塩液によるフラッシュ、高濃度ブドウ糖が投与されているライン以外で中心静脈からの投与、また他の点滴ラインからのブドウ糖投与量が一定、などを常に念頭に置き施行することが肝要である。このためには困難な症例に遭遇した際にのみIDVG算出を行うのではなく、日常IDVGの測定算出を行い、IDVGに慣れ親しんでおくことが大切である。

　測定装置に関しては、糖尿病患者の血糖コントロールに用いられている簡易型の血糖測定装置では精度に問題があり使用できない。われわれは正確な血糖測定装置（変動係数2%以下）を以前より使用している。さらに同一サンプルを2回測定し平均値を算出に使用しているが、2回測定値で3mg/dl以上の差では精度に問題があると考えている。

　著者の5,000例以上の経験によれば、投与量とサンプリングタイミングが正確であれば、IDVGが予想よりも小さい場合は正確なIDVGであることが多く、IDVGが予想よりも大きい場合には、いずれかの過程で正確さが欠けていた可能性が高い。いずれにしてもIDVGの値が信用できないと思った場合には、30分後に再検することを勧めたい。

　一方、低心拍出量時では、指示薬が中心部容量内で均一にミキシングされるまで時間を要する可能性がある。このときには分布容量算出のためのサンプリング開始を遅くしなければ、分布容量を過小評価してしまう。ICUでの3,000以上のサンプリングでICGによるパルス式色素希釈法（ICG-pulse dye densitometry：ICG-PDD）をIDVG算出と同時に用いてきた。鼻翼に置いたICGプローブで中心静脈から急速に静注したICGを検出するまでの平均到達時間（mean transit time：MTT）は通常は12秒程度であるが、低心拍出量時ではMTTが20秒以上と延長することも決してまれでない。ICG-PDDではMTTを基準点（0分）とし、このミキシングの遅れを補正し、ミキシングが完了していると考えられる2.5分後から循環血液量算出を開始している[26]。IDVG測定も本来であればMTTを基準点にすることが望ましいが、前述したブドウ糖の特性を考慮すれば20秒程度のMTTでは影響を受けにくいと思われる。しかしPCPS施行時などではMTTが60秒程度となることを観察しているので、今後IDVGに関しても検討しなければならない。

IDVGを用いた体液管理

1 体液管理におけるIDVGの意義

　循環血液量は体液管理の指標として古くから提唱されてきたが，現実にはICG-PDD測定装置が市販され比較的短時間で簡単に測定できるのにもかかわらず，まだ一般化していない。これは，ひとつにはICG-PDDの術後管理を含めた集中治療領域での正確性にいまだに問題がある点にも起因するが，最大の問題は循環血液量と心臓前負荷としての体液量は必ずしも正の相関関係にない点にある。すなわち，麻酔導入直後に見られるように循環血液量が正常であっても末梢静脈が拡張すれば，心臓前負荷は低下する。逆に循環血液量が低下しても末梢血管が収縮していれば心臓前負荷は正常である場合もある。このことからも循環血液量把握は重要であるにもかかわらず，心臓前負荷の指標とならないため臨床では心臓前負荷に比し軽んじられてきた。IDVGは前述したごとく，ブドウ糖を静注した際の分布容量であり，概念的には循環血液量と同様，狭義の心臓前負荷とは全く異なる。したがって，IDVGは中心部細胞外液量を主体とした体液量とされるが，循環血液量，血漿量などと同様に体液量再配分などの影響を受けない可能性がある。

　これまでのわれわれの研究で，3領域リンパ節郭清を行った食道癌術後患者を対象とした術後3日までのIDVG，血漿量，循環血液量と心拍出量との関係の検討ではIDVGが心拍出量ともっとも正の相関関係が高く（r＝0.71），循環血液量と心拍出量との関係はもっとも低かった（r＝0.23）（図7）[27]。また雑種犬を用いた末梢血管を拡張させるα拮抗薬であるフェントラミンの持続投与実験では血漿量はフェントラミン投与の影響は受けなかったが，IDVGはフェントラミン投与で低下した[28]。さらに生体インピーダンス法を用いて胸郭内水分量（thoracic fluid content：TFC）を測定した。明らかな胸水貯留がある患者を除外したTFC増加患者では，IDVGとTFCの変化方向は一致していたが，血漿量とTFCとは必ずしも変化方向は一致しなかった[29]（図8）。このことからIDVGが胸郭内の血液量や胸郭内の血流に富む組織の水分量を反映することが示唆された。この結果を基にIDVGとtranspulmonary thermodilution法による胸郭内血液量（intrathoracic blood volume：ITBV）の関係を検討した。雑種犬を用いた脱血，輸液負荷実験ではIDVGとITBV間にはr＝0.72の正の相関関係があった[30]。また各測定時点の変化値間でもIDVGとITBVにr＝0.85の正の相関関係があり，IDVGとITBVと同様に変化することが判明した。さらにGabannelliら[31]も毛細血管透過性亢進の病態を伴わない重症患者のIDVGとITBV間に良好な正の相関関係を報告している。

　以上よりIDVGとITBVには通常正の相関関係が見られることが判明した。3領域リンパ節郭清を行った食道癌術後早期には低血圧発生が見られることが多いが，この低血圧発生時，輸液負荷後にIDVG，ITBVを検討した[32]。しかし両者間には，r＝0.48の低い相関関係しか認められなかった。一方，ITBVに比しIDVGと心拍出量間には中等度の正の相関関係r＝0.78が認められた。したがって，食道癌手術早期の循環動態不安定時におい

3. ブドウ糖初期分布容量

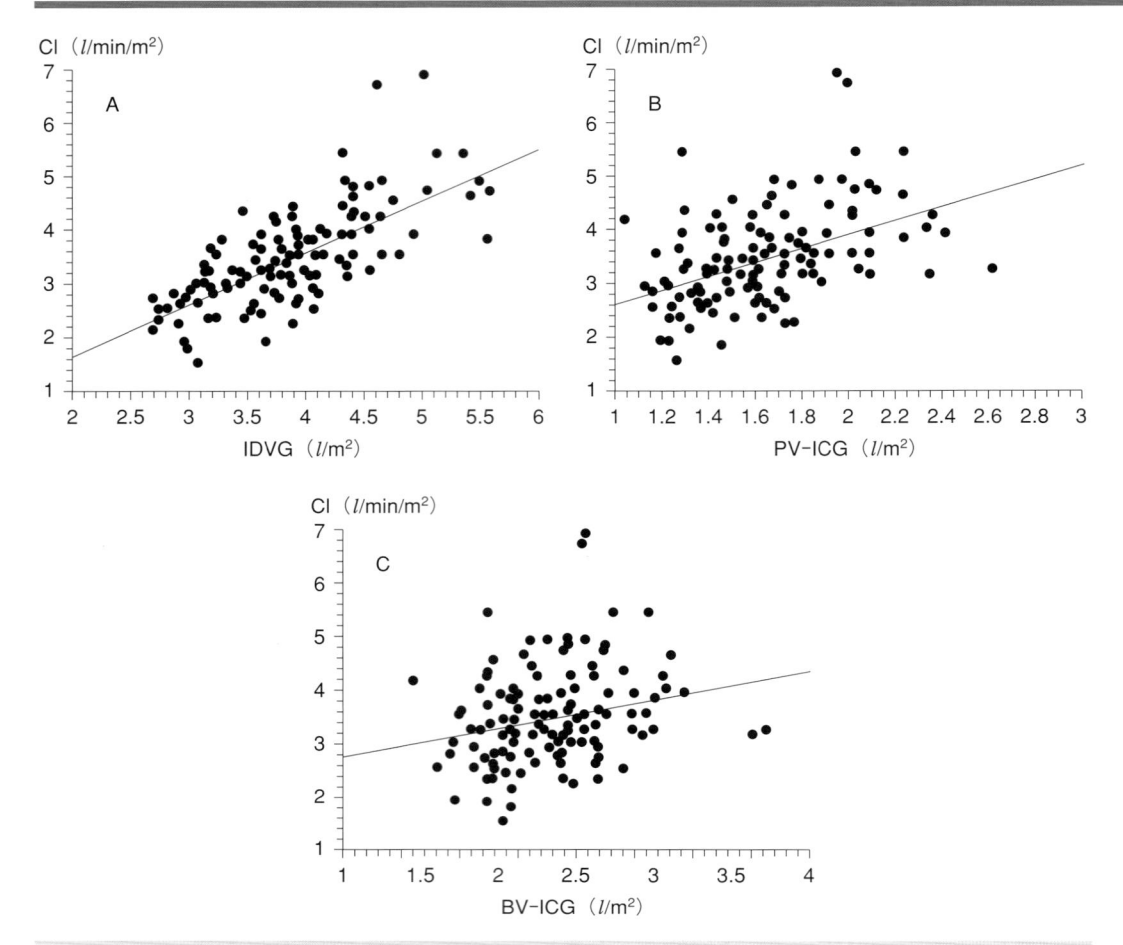

図7 食道癌術直後から術後3日目までの日々の体液量と心拍出量の関係
A：IDVG：ブドウ糖初期分布容量，r＝0.71，n＝124，P＜0.0001
B：PV-ICG：血漿量，r＝0.45，n＝124，P＜0.0001
C：BV-ICG：循環血液量，r＝0.23，n＝124，P＜0.01
CI：心係数
注）これら体液量ではIDVGがもっともCIと良好な正の相関関係がある。

(Ishihara H, Suzuki A, Okawa H, et al. The initial distribution volume of glucose rather than indocyanine green derived plasma volume is correlated with cardiac output following major surgery. Intensive Care Med 2000；26：1441-8より引用)

ては，IDVGはITBVよりも心拍出量と関係が深いことが判明した。ITBVは原理上，上大静脈に投与された指示薬（冷却生理食塩液）を大腿動脈に留置した温度センサーで感知するまでのMTTと心拍出量の積で示される。食道癌手術術当日MTTは平均17秒以上と術後1日目以降に比し，4秒程度有意の延長が認められる。したがって，術後早期には心拍出量が低値であってもITBVは極度に低下しない。しかしMTTが延長している場合には有効な容量として心臓前負荷にならない可能性があると思われる。従来，心臓前負荷の指標として臨床的には肺動脈楔入圧やCVPが用いられ，最近では動脈圧波形の呼吸性変動や心エコーによる左室拡張期終末期断面積，下大静脈径さらにはITBVなどの血管内

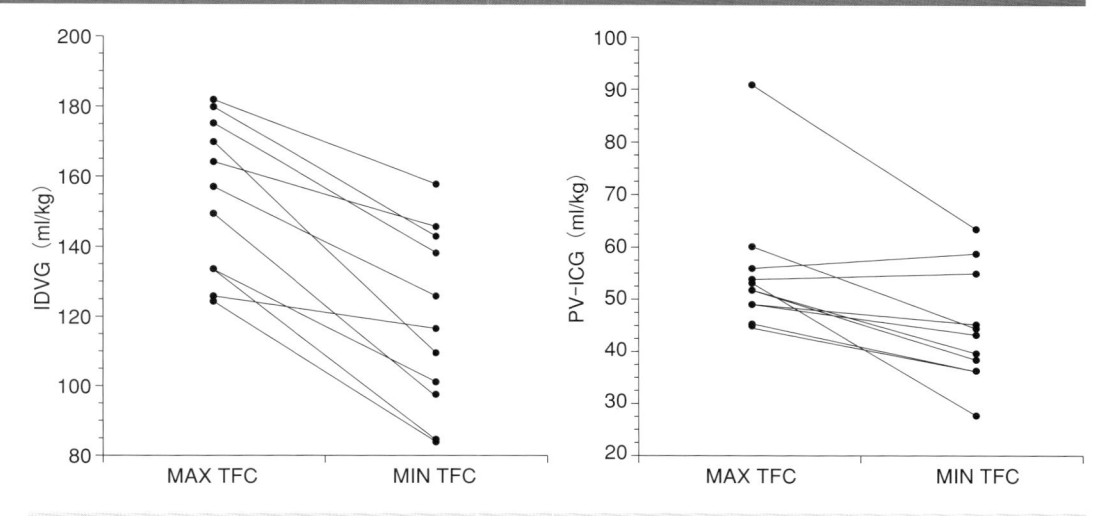

図8 胸郭内水分量最大時と最小時のIDVGと血漿量の変化
MAX TFC：最大胸郭内水分量，MIN TFC：最小胸郭内水分量，右：PV-ICG血漿量，左：IDVG
注）IDVG変化とTFC変化は一致したが，PV-ICG変化とTFC変化は一致しなかった。
(Ishihara H, Suzuki A, Okawa H, et al. Comparison of the initial distribution volume of glucose and plasma volume in thoracic fluid-accumulated patients. Crit Care Med 2001；29：1532-8より引用)

の指標が用いられているが，従来，循環管理では無視されてきた中心部細胞外液量は，生体では心拍出量決定に重要な役割を示している可能性がある。IDVG測定により，この容量を種々の病態で把握することが可能となる。単に狭義の心臓前負荷だけでなく，中心部の細胞外液量にも注意を払う必要があると信じている。

2 IDVG測定結果に基づいた治療方針

前述した体重を基にした正常値で中心部細胞外液量の過不足を判断している。CVPの増減では判断していない。IDVGが多い場合には，輸液投与の制限，利尿薬投与，持続的血液透析濾過（continuous hemodiafiltration：CHDF）の除水量増加を行い，血圧低下を伴った場合には病態により，主としてノルアドレナリン，ドブタミン，オルプリノンなどを使用しているが，ドパミンは使用していない。逆にIDVGが低値で低血圧を伴った場合には輸液負荷を第一選択とし，昇圧薬投与は第二選択となる。このとき腎機能に大きな問題がなければ，手術直後では尿流出が仮に少なくても利尿薬はIDVGが増加してから投与するようにしている。食道癌根治術などの手術侵襲が大きい術後早期にはICU入室時の血圧が正常であってもIDVGが低値であれば，その後低下することが予想できる[33]（図9）。

3 循環血液量過大評価の把握

静注されたICGは血漿蛋白質，リポプロテインと結合する[34]。放射性同位元素でラベルされたアルブミンは熱傷，外傷，敗血症などでその分布容量の過大評価がすでに1973

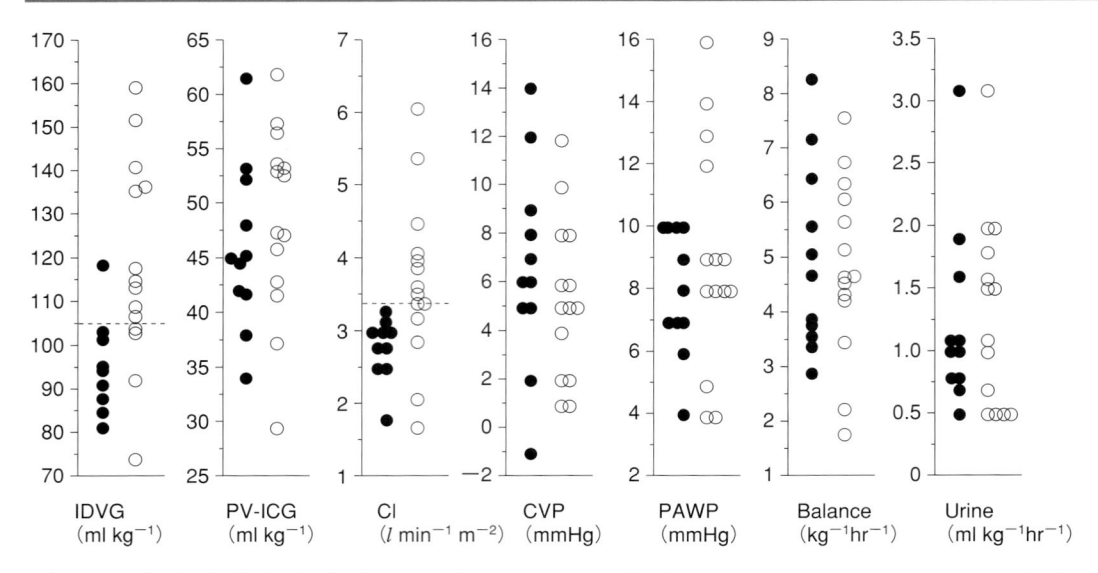

図9 術直後ICU入室時の測定値と術後15時間以内の低血圧発生の関係

●：低血圧発生，○：低血圧発生なし，IDVG：ブドウ糖初期分布容量，PV-ICG：血漿量，CI：心係数，CVP：中心静脈圧，PAWP：肺動脈楔入圧，Balance：術中の水分および輸血出納，Urine：麻酔中の尿量

注）波線：発生有無の境界点でIDVG 105 ml/kg，CI 3.4 l/min/m^2，その他のパラメータでは境界点は得られなかった。

(Suzuki A, Ishihara H, Okawa H, et al. Can initial distribution volume of glucose predict hypovolemic hypotension after radical surgery for esophageal cancer? Anesth Analg 2001；92：1146-51 より引用)

年に報告[35]されている。前述したように健康時でも血管内に存在するアルブミンの総量のうち，1時間に5％程度は血管外へ漏出するが，敗血症患者ではこれが15％程度まで増加する[36]。したがって，ICGもこれらの病態では影響を受ける可能性がある。このとき，ICGの薬物動態への影響としては，血管外へのICG消失速度を示す消失係数（ICG disappearance rate from plasma：Ke-ICG）増加とICG分布容量，すなわち血漿量（ICG derived plasma volume：PV-ICG）の増大を示す可能性が考えられるが，われわれの検討では熱傷，敗血症患者ではKe-ICG増大は明らかでなく，むしろPV-ICGの過大評価が問題となった[22)37]。全身蛋白質漏出著明となる病態はこのほか，食道癌手術術後にも見られる[27]が，開心術直後には著明でない[38]。過大評価の生じるメカニズムは明らかでないが，上述した血管内から血管外へのICGの漏出速度増加のみでは説明不能であり，ICG投与直後から血管内から血管外の一部まで均一に拡散する血管透過性亢進の別なメカニズムが働く可能性がある。いずれにしても集中治療における血管内容量評価にとり過大評価は重大な問題である。しかしHahn[39]はICG投与後10分以内では，仮に透過性亢進があっても，その効果は無視できるとしている。またImaiら[40]もICG-PDDでは短時間の測定のため透過性亢進による循環血液量過大評価は認めなかったと報告している。一方，著者はICG-PDDで全く問題なく測定できた場合でも，循環血液量は4.79 l（107 ml/kg）にも達している急性心筋梗塞症例を経験している[1]。これまでの著者の経験では通常24時間以内にカテーテルインターベンションが行われた急性心筋梗塞では血漿量過大評価は見ていないが[22)37]，この症例ではカテーテルインターベンションができず

に心筋梗塞発生からすでに30時間を経過しており，緊急冠動脈再建術の術直前であった。この症例ではサンプリング法による循環血液量も4.97l（110ml/kg）であり，循環血液量が増加しているものの，過大評価しているか否かはICGを用いた測定のみでは明らかでなかった。

一方，静注されたブドウ糖は通常でも血管内にとどまることなく，組織間液中に速やかに拡散するので，IDVGは毛細血管透過性亢進の影響を受けにくいと考えられる。IDVGは血漿量も含んだ血管に富む組織の細胞外液量を反映していると考えられるので，PV-ICG/IDVG比を用いればPV-ICGの過大評価が判明する可能性がある。実際，明らかな蛋白質漏出が報告されていない急性心筋梗塞患者のPV-ICG/IDVGは0.29～0.44の範囲にあった[22)37)]。このばらつきは血管内容量と中心部細胞外液量の関係は一定でないことを示している。他方，全身毛細血管における蛋白質漏出の生ずる病態では，熱傷早期（受傷24時間以内），敗血症とも0.45以上をとる症例が各40％，67％で認められた。同一患者でも，これらの病態から回復すると，この比は0.45未満と低下した。前述した急性心筋梗塞の症例ではIDVGは6.0l（133ml/kg）であり，この比は0.59であり，明らかに過大評価があったと判断された。

この比の問題点もある。すなわち，末梢血管が拡張し，体中心部の細胞外液量が減少した状態でも，この比は上昇する可能性がある。この比が0.45～0.50間では，蛋白質漏出と末梢血管拡張の両者の可能性があり，漏出があった場合でも漏出程度は少なく，臨床上大きな問題にならない。したがって，著者はこれまで経験では，蛋白質漏出と末梢血管拡張を区別するクリティカルポイントは0.5程度と考えており，特に0.55以上では臨床上，無視できない過大評価が生じると考えている。いずれにしてもICGを用いた循環血液量測定のみでICU患者の血管内容量を単純に評価すべきでない。

実際のIDVG測定例

われわれのICUでは，著者を含めて日々ルチーン検査としてIDVG簡易測定を行っており，体重測定などとともに体液管理の指標としている。最近1年以内に経験した症例のうち，IDVG簡易測定が有用と考えられた症例を呈示する。

1 症例1

患者：85歳，女性（ICU入室時の身長132cm，体重40.9kg）。

陳旧性心筋梗塞を有する患者でCHFのため人工呼吸，ドブタミン持続投与と大動脈バルーンポンプによる循環補助下でICUに入室した。胸部X線写真では肺うっ血が強くPaO_2/FI_{O_2}（P/F）ratio129mmHg，であった。また動脈圧132/44mmHg，平均動脈圧（mean arterial pressure：MAP）73mmHg，肺動脈楔入圧（pulmonary artery wedge pressure：PAWP）とCVPは各13mmHg，心係数（cardiac index：CI）1.75l/min/m^{2}であった。このとき簡易IDVGは4.2l（102ml/kg）と低値であったが，循環器内科医より，持

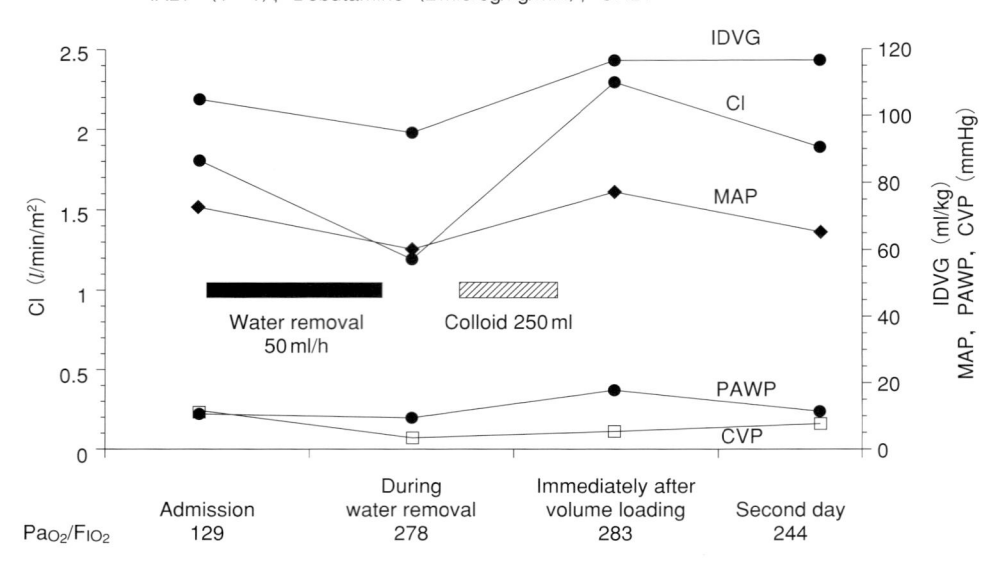

3. ブドウ糖初期分布容量

図10 うっ血性心不全を来した症例のIDVGと循環動態の推移

注）CHDFによる除水で，PAWPの変化は著明でなかったが，IDVG，CI，MAPは極度の低値となった．その後膠質液投与でPAWPは増加したが，IDVG，CI，MAPも増加し，P/F ratioの悪化はなかった．

続血液透析CHDFによる除水の要望があり50ml/hrの速度で除水を開始したところ，1時間後には血圧，PAWP，CVP，CI，IDVGとも低下してしまい，生命維持が危ぶまれた．そこでCHDFは続行しながら除水0とし，膠質液（10％デキストラン）を急速負荷したところ，急激にCI，IDVGは増加し状態は改善した．またP/F ratioの悪化はなかった．この間ドブタミンの投与量やPEEPの設定変更はなかった（図10）．

コメント：この症例ではIDVGが低値にかかわらず，単にCHFで肺うっ血が強いという理由のみで除水が開始されたが，この患者はいわゆる寝た切り老人であり，病院へ搬送される数日間はあまり食事もとっておらず，ICU入室時にすでに脱水状態にあったと思われる．したがって，除水と同時に中心部細胞外液量も低下してしまい，危険な脱水状態に陥ってしまった．IDVGはたとえ簡易法を用いても，CI 2.0l/min/m^{2}以下で肺うっ血状態でも適正に中心部細胞外液量低下を示しており，今回の症例からはたとえCHFであっても，IDVGが正常以下のときには安易に除水せず，逆に輸液負荷が適応となることを示している．Vincentら[41]も肺うっ血があるからといって単純に除水を施行すべきでないとしている．

2 症例2

患者：13歳，男児（ICU入室時の身長152cm，体重40.2kg）．

デュシェンヌ型筋ジストロフィーで拡張型心筋症が最近顕在化してきた．突然の心肺停止状態となり，蘇生後ICUに搬送された．入室時から人工呼吸とアドレナリン

0.3 μg/kg/minの速度で投与された。尿流出が不良でCHDF開始となった。心エコーでは広範な壁運動低下（左心室駆出率20％），中等度の僧帽弁逆流，胸水，腹水の貯留を認めた。このときの動脈圧は84/38mmHg，心拍数125/min，CVP12mmHgであった。また下大静脈径は24mmと拡大していた。簡易IDVGは8.0l（199ml/kg）と著増していたが，心機能を考慮し緩徐に除水を開始した（30〜50ml/hr）。その結果アドレナリンの投与量も0.05μg/kg/minまで低下が可能であり，肺での酸素化能も改善してきた。しかし27時間後には血圧70/40mmHg，心拍数125/min，CVP10mmHgと血圧が下降し始めたので，IDVG簡易測定を施行したところ6.4l（159ml/kg）まで低下していた。この日の朝の体重測定では入室時に比しすでに0.7kgと低下し，IDVGは7.2l（179ml/kg）であった。さらに除水を続行したためIDVGは低下したと考えられた。しかし，このときの心エコーでは左室駆出率，下大静脈径を含めて大きな変化を指摘できなかった。

　コメント：最近は心エコーがあれば重症患者の心臓前負荷評価が適正になされると一般に考えられている。しかし今回の症例では，心エコーを用いても必ずしも心機能に影響を及ぼすような体液量変化を指摘できなかった。この意味でも中心部細胞外液量は心機能維持に重要な役割を演じていることを支持している。拡張型心筋症のため，血圧が低下した時点のIDVGでもIDVGの正常値よりははるかに多く，今後このような病態での正常値把握はさらに検討されねばならない。さらに，このような正常値よりかけ離れた重症病態で，どの程度安全にIDVGを低下させることが可能かどうかも検討を要する。

3 症例3

　患者：33歳，女性（ICU入室時の身長153cm，体重64.7kg）。

　妊娠中定期的な妊婦検診がなされておらず，さらに未治療の糖尿病があった。妊娠38週に開業医で吸引分娩後，大量弛緩出血が起こり，本院へ緊急搬送された。その時点までもすでに3,000g以上の出血であり，大量出血は続き，搬送後間もなく心停止となり，大量輸液，輸血，アドレナリン投与などで心拍再開したため，緊急の子宮全摘術が施行されICUに入室した。このときまで少なくても10,000gの出血があったと考えられた。分娩時の体重は56kgであり，ICU入室時にはさらに8.7kgの体重増加を認めており，輸液，輸血がノルアドレナリン，アドレナリンの持続投与とともに継続していた。ICU入室時には体温34.1℃，血圧125/40mmHg，心拍数122/min，CVP8mmHgであり，心エコー検査では下側肺障害を認めたが，壁運動は良好であった。しかし入室1時間後には血圧66/34mmHg，心拍数125/min，CVP5mmHgと状態が悪化した。Pa_{O_2}は50mmHg（F_{IO_2} 1.0）と低値であり，pH7.143，base excess －14.5mEq/lと高度の代謝性アシドーシス，高乳酸血漿（19mmol/l）を呈していた。このとき，ICU担当医は輸液・輸血が過剰か不足か確たる診断ができなかったため，未治療の糖尿病がありインスリン3u/hr投与中で高血糖状態（300mg/dl）が見られたがIDVG簡易測定を行った。IDVGは3.7lと著しく低下しており，急速に大量輸液・輸血を行ったところ，IDVGは7.1lと増加し循環動態は急激に改善した。

　コメント：ICU入室時に低酸素状態であり，大量のカテコラミン投与，過剰な大量輸

液・輸血によるCHFや呼吸不全などの可能性が考えられ，その直後に低血圧となったので，心臓前負荷としての体液量評価は重要であったが困難であった．後で考えると入室時の心エコー検査では壁運動も良好であり，心機能が障害されていたとは考えがたかった．またCVPは低血圧時に低下していたが，CVPはたとえ変化値でも心臓前負荷の変化を必ずしも反映しないので，IDVG簡易測定がその後の呼吸・循環管理の方針決定のひとつの重要ポイントとなった．通常のIDVG算出ではこのような高血糖状態では行わず，血糖値を是正したのち施行しているが，緊急時でありやむをえず行った．

おわりに

IDVGは集中治療を要する患者の体液量評価において有用であることがこれまでの研究結果で明らかとなった．われわれのICUではすでに5,000件以上のIDVG測定を行っているが，これまでこれに伴う合併症や，IDVG測定結果を基にした輸液管理で患者の状態を悪化させた経験はない．現在，われわれのICUでは若い医師も独自の判断で本法を施行し日々多いに活用している．しかし正確な血糖測定装置がないことやIDVG測定への理解がないことで一般に普及するにはいまだ至っていない．本章の読者が今後IDVG測定に興味を持ち，臨床の場で実践して，IDVGの未解決の問題を明らかにしてもらえれば幸甚である．

■参考文献

1) Ishihara H, Giesecke AH. Fluid volume monitoring with glucose dilution. Tokyo：Springer；2007.
2) 石原弘規, 谷岡冨美男, 松木明知ほか. ICUにおける術後患者のGlucose Spaceの変動. 臨床水電解質 1986；6：75-9.
3) Ghoneim M, Pearson K. Pharmacokinetics of drugs administered intravenously. In：Scurr C, Feldman S, Soni N, editors. Scientific foundations of anaesthesia. 4th ed. Chicago：Year Book Medical Publishers；1990. p.559-71.
4) Cobelli C, Bier DM, Ferrannini E. Modeling glucose metabolism in man：Theory and practice. Horm Metab Res 1990；24 Suppl：1-10.
5) Regittnig W, Trajanoski Z, Leis HJ, et al. Plasma and interstitial glucose dynamics after intravenous glucose injection. Diabetes 1999；48：1070-81.
6) Ferrannini E, Smith JD, Cobelli C, et al. Effect of insulin on the distribution and disposition of glucose in man. J Clin Invest 1985；76：357-64.
7) Vicini P, Caumo A, Cobelli C. The hot IVGTT two-compartment minimal model：indexes of glucose effectiveness and insulin sensitivity. Am J Physiol 1997；273：E1024-32.
8) 石原弘規, 鈴木朗子, 高村かおりほか. ブドウ糖初期分布容量は術後の細胞外液移動を反映するか？ 日本集中治療医学会雑誌 1998；5：203-10.
9) Ishihara H, Shimodate Y, Koh H, et al. The initial distribution of glucose and cardiac output in the critically ill. Can J Anaesth 1993；40：28-31.
10) Shimodate Y, Koh H, Ishihara H, et al. Comparison of glucose and sucrose as an indicator for dilution volumetry in haemorrhagic shock. Eur J Anaesth 1995；12：397-401.
11) Seltzer HS, Allen EW, Herron Al Jr, et al. Insulin secretion in response to glycemic stimulus：relation of delayed initial release to carbohydrate intolerance in mild diabetes mellitus. J Clin

Invest 1967 ; 46 : 323-35.
12) Iwakawa T, Ishihara H, Takamura K, et al. Measurements of extracellular fluid volume in highly perfused organs and lung water in hypo- and hypervolaemic dogs. Eur J Anaesth 1998 ; 15 : 414-21.
13) Ishihara H, Takamura K, Koh H, et al. Does the initial distribution volume of glucose reflect the central extracellular fluid volume status in critically ill patients? Infusionsther Transfusionsmed 1996 ; 23 : 196-201.
14) Guyton AC, Hall JE. Textbook of medical physiology. 10th ed. Philadelphia : WB Saunders ; 2000. p.162-83.
15) Hashiba E, Ishihara H, Tsubo T, et al. Use of initial distribution volume of glucose to determine fluid volume loading in pulmonary thromboembolism and right ventricular myocardial infarction—a case report—. J Anesth : (in press).
16) Rose BO, Ishihara H, Okawa B, et al. Repeatability of measurements of the initial distribution volume of glucose in haemodynamically stable patients. J Clin Pharm Ther 2004 ; 29 : 317-23.
17) Diaz-Parejo P, Stahl N, Xu W, et al. Cerebral energy metabolism during transient hyperglycaemia in patients with severe brain trauma. Intensive Care Med 2003 ; 29 : 544-50.
18) 石原弘規. 指示薬希釈法を用いた重症患者の体液量評価. 日本集中治療医学会雑誌 1999 ; 6 : 347-55.
19) Hirota K, Ishihara H, Tsubo T, et al. Estimation of the initial distribution volume of glucose by an incremental plasma glucose level at 3 min after i.v. glucose in humans. Br J Clin Pharmacol 1999 ; 47 : 361-4.
20) 石原弘規. 循環管理とモニタリング. 松木明知, 石原弘規編. 手術直後の患者管理. 第2版. 東京 : 克誠堂出版 ; 2000. p.275-9.
21) Ishihara H, Nakamura H, Okawa H, et al. Initial distribution volume of glucose can be approximated using a conventional glucose analyzer in the intensive care unit. Crit Care 2005 ; 9 : R144-9.
22) Ishihara H, Matsui A, Muraoka M, et al. Detection of capillary leakage by the indocyanine green and glucose dilutions in septic patients. Crit Care Med 2000 ; 28 : 620-6.
23) Chinkes D, deMelo E, Zhang X-J. Increased plasma glucose clearance in sepsis is due to increased exchange between plasma and interstitial fluid. Shock 1995 ; 4 : 356-60.
24) Fogh-Andersen N, Wimberley PD, Thode J, et al. Direct reading glucose electrodes detect the molality of glucose in plasma and whole blood. Clinica Chemica Acta 1990 ; 189 : 33-8.
25) Savolainen K, Vitala A, Puhakainen E, et al. Problems with the use of whole blood as a sample material in novel direct glucose analysers. Scand J Clin Lab Invest 1990 ; 50 : 221-3.
26) Iijima T, Iwao Y, Sankawa H. Circulating blood volume measured by pulse dye-densitometry : comparison with ^{131}I-RISA analysis. Anesthesiology 1998 ; 89 : 1329-35.
27) Ishihara H, Suzuki A, Okawa H, et al. The initial distribution volume of glucose rather than indocyanine green derived plasma volume is correlated with cardiac output following major surgery. Intensive Care Med 2000 ; 26 : 1441-8.
28) Matsui A, Ishihara H, Suzuki A, et al. Glucose dilution can detect fluid redistribution following phentolamine infusion in dogs. Intensive Care Med 2000 ; 26 : 1131-8.
29) Ishihara H, Suzuki A, Okawa H, et al. Comparison of the initial distribution volume of glucose and plasma volume in thoracic fluid-accumulated patients. Crit Care Med 2001 ; 29 : 1532-8.
30) Nakamura H, Ishihara H, Okawa H, et al. Initial distribution volume of glucose is correlated with intrathoracic blood volume in hypovolemia and following volume loading in dogs. Eur J Anaesth 2005 ; 22 : 202-8.

3. ブドウ糖初期分布容量

31) Gabbanelli V, Pntanetti S, Donati A, et al. Initial distribution volume of glucose as noninvasive indicator of cardiac preload : comparison with intrathoracic blood volume. Intensive Care Med 2004 ; 30 : 2067-73.
32) Ishihara H, Nakamura H, Okawa H, et al. Comparison of initial distribution volume of glucose and intrathoracic blood volume during hemodynamically unstable states early after esophagectomy. Chest 2005 ; 128 : 1713-9.
33) Suzuki A, Ishihara H, Okawa H, et al. Can initial distribution volume of glucose predict hypovolemic hypotension after radical surgery for esophageal cancer? Anesth Analg 2001 ; 92 : 1146-51.
34) Henschen S, Busse MW, Zisowsky S, et al. Determination of plasma volume and total blood volume using indocyanine green—a short review. J Med 1993 ; 24 : 10-27.
35) Valeri CR, Cooper AG, Pivacek LE. Limitations of measuring blood volume with iodinated I^{125} serum albumin. Arch Intern Med 1973 ; 132 : 534-8.
36) Fleck A, Raines G, Hawker F, et al. Increased vascular permeability : a major cause of hypoalbuminaemia in disease and injury. Lancet 1985 ; 1 : 781-4.
37) Ishihara H, Okawa H, Iwakawa T, et al. Does indocyanine green accurately measure plasma volume early after cardiac surgery? Anesth Analg 2002 ; 94 : 781-6.
38) Ishihara H, Otomo N, Suzuki A, et al. Detection of capillary protein leakage by glucose and indocyanine green dilutions during the early post-burn period. Burns 1998 ; 24 : 525-31.
39) Hahn RG. Blood glucose increments as a measure of body physiology. Crit Care 2005 ; 9 : 155-7.
40) Imai T, Mitaka C, Koike A, et al. Accuracy and repeatability of blood volume measurement by pulse dye densitometry compared to the conventional method using 51Cr-labeled red blood cells. Intensive Care Med 2000 ; 26 : 1343-9.
41) Vincent J-L, Weil MH. Fluid challenge revisited. Crit Care Med 2006 ; 34 : 1333-7.

（石原　弘規）

基礎編 4 酸塩基平衡の考え方

はじめに

　周術期の輸液管理は電解質に大きな影響を与える。また，周術期には著明な酸塩基平衡異常を来すこともまれではない。これまでの重炭酸イオンの異常を中心とした考え方では，酸塩基平衡異常により電解質異常が起こるととらえられがちであるが，Peter A. Stewartが提唱した新しい考え方（Stewart approach）では，電解質やアルブミンの異常が酸塩基平衡異常を引き起こす。本章では，Stewart approachについて概説し，それを用いた輸液管理の酸塩基平衡に与える影響を考えてみたい。

Stewart approach

　Stewart approachとは1970〜1980年代にPeter A. Stewartが提唱した酸塩基平衡に関する新しい考え方である[1]。彼のコンセプトの背景は3つの基本的物理化学的理論によっている（表1）。これまでには酸塩基平衡の解釈にはヘンダーソン・ハッセルバルヒの式が多く用いられ，現在でもほとんどの血液ガス分析器に利用されている。ヘンダーソン・ハッセルバルヒの式では代謝性因子を重炭酸イオンに代表させ，呼吸性因子である動脈血二酸化炭素分圧（Pa_{CO_2}）との関係により酸塩基平衡を理解しようとしている。しかしながら，実際にわれわれは血液ガス分析器でpHとPa_{CO_2}を測定し，計算により重炭酸イオンを求めているにすぎない。さまざまな電解質，代謝異常を来す周術期管理においては重炭酸イオン濃度のみでは代謝性酸塩基平衡異常を正確には把握できない。また，重炭酸イオンは直接的な治療のターゲットとはなりえず，あくまで代謝性因子の指標としかなりえない。

　これに対して，Stewart approachでは重炭酸イオンは酸塩基平衡の決定因子ではなく，その他の因子によって決定されるdependent variableでしかない。Stewart approachでは水素イオン濃度を決定する因子は，Pa_{CO_2}，strong ion difference（SID），total weak acid（A_{TOT}）の3つである（表2）。

4. 酸塩基平衡の考え方

表1 Stewart approachの物理化学的背景
1. 水素イオン濃度は水の電離状態によって決定する
2. 水溶液中の陽イオンと陰イオンの電荷は同じである
3. 水溶液中に含まれる物質の量は変化しない

表2 Stewart approachにおける3つのindependent variables
1. Pa_{CO_2}　　　　　　　　　　動脈血中二酸化炭素分圧
2. Strong ion difference（SID）　強陽イオンと強陰イオンの差
3. Total weak acid（A_{TOT}）　　弱酸の総和

3つのindependent variables

Pa_{CO_2}が呼吸性の因子であることは異論がないと思われるので，SIDとA_{TOT}について解説する．

1 strong ion difference（SID）

SIDは強陽イオンと強陰イオンの差である．物理化学的には水溶液中の陽イオンと陰イオンは同量でなければならない．しかし生体内には通常測定できていない陰イオンが存在するため，通常SIDは40mEq/l程度となる．

すなわち，血液中のナトリウムイオンと塩素イオンのバランスが酸塩基平衡に重要となる．ナトリウムイオンと塩素イオンの差が40mEq/l程度に保たれていることが重要であり，その異常により酸塩基平衡は崩れる．ナトリウムイオンのみの低下や塩素イオンのみの上昇はSIDを増加させ，代謝性アシドーシスとなる．逆にナトリウムイオンのみの上昇や塩素イオンのみの低下はSIDを減少させ代謝性アルカローシスとなる．

従来の考え方では，ナトリウムイオンや塩素イオンの酸塩基平衡に対する影響はあまり重要視されていなかった．Stewart approachではSIDは水素イオン濃度を決定するindependent variablesのひとつであり，重要な決定因子のひとつである．ナトリウムイオンや塩素イオンは細胞外液に豊富に含まれ，また変動もしやすい．酸塩基平衡における代謝性因子の影響を評価する場合ナトリウムイオンと塩素イオンに注目すれば飛躍的にその理解が容易となる．また，われわれは各種電解質異常を補正しSIDを正常化させることにより酸塩基平衡異常を補正できる可能性がある．つまりStewart approachを用いることで，より実用的に酸塩基平衡を理解することができる．この強陽イオンと強陰イオンの差から計算されるSIDをstrong ion difference apparent（SIDa）と呼ぶ（表3）．

2 total weak acid（A_{TOT}）

Stewart approachにおけるもうひとつのindependent variableは弱酸の総和（A_{TOT}）とさ

表3 2つのstrong ion differenceとstrong ion gap

[SIDa] = [Na$^+$] − [Cl$^-$]
[SIDe] = 1000 × 2.46 × 10^{-11} × P$_{CO_2}$/(10^{-pH}) + 10 × [Alb] × (0.123 × pH − 0.631) + [Phosphate] × (0.309 × pH − 0.469)
[SIG] = [SIDa] − [SIDe]

[Alb] = g/dl, [Phosphate] = mmol/l

れている。従来の方法では弱酸といえば重炭酸であったが，本来，人の血清にはその他にも多くの弱酸が含まれている。Stewart approachではこの弱酸の総和が水素イオン濃度を決定するindependent variableとなり，酸塩基平衡に重要な意味を持つ。

FenclとFiggeら[2)3)]はアルブミンの陰性荷電について研究を行い，アルブミンの異常が酸塩基平衡に影響することを報告している。彼らの式を用いれば，健常人の血清ではアルブミンは約12mEq/lの陰性荷電を持ち，アルブミンが4g/dlから2g/dlに低下すると約6mEq/lの陰性荷電が減少し，アルカローシスとなりやすくなる。同様に彼らは，リン酸の陰性荷電も定量化し，炭酸ガスとpHから計算される重炭酸イオン濃度と併せて，strong ion difference effective（SIDe，表3）とした。このように主な弱酸として重炭酸，アルブミン，リン酸が定量化できるが，生体内には定量化できない弱酸が多く存在する。これらの定量できない弱酸をunmeasured anionsと呼ぶ。Kellumら[4)]はSIDaとSIDeの差をstrong ion gap（SIG）とし，SIGによってunmeasured anionsの量が推測できるとしている。

重炭酸イオンの限界

このように考えていくと，Stewart approachと従来の考え方のもっとも大きな違いは重炭酸イオンの扱いであることが分かる。つまり従来の考え方では重炭酸イオンが代謝性因子の代表であったのに対して，Stewart approachでは重炭酸イオンはあくまで従属変数であり，independent variables（SID, total weak acid）の変動の結果としてとらえられる。酸塩基平衡異常を考える場合，代謝性か呼吸性かの鑑別には重炭酸イオン濃度はきわめて有用である。しかしながら，Stewart approachの中では重炭酸イオン濃度の変化は代謝性酸塩基平衡異常の原因ではなく，あくまで結果である。図1に代表的な代謝性アシドーシスの電解質バランスを示す。生理食塩液の大量投与などで起こる高塩素性代謝性アシドーシスも組織の虚血などで起こる高乳酸性代謝性アシドーシスも従来の考え方では重炭酸イオンの低下としてとらえられる。Stewart approachでは高塩素性代謝性アシドーシスはSIDの低下による代謝性アシドーシスである。高乳酸性代謝性アシドーシスも乳酸を強陰イオンと考えればSID低下による代謝性アシドーシスである。重炭酸イオンの低下はこのように塩素イオンや乳酸イオンの上昇によるものであり，代謝性アシドーシスの原因ではない。Stewart approachを用いることにより，代謝性アシドーシスの鑑別はきわめて簡単となる。

4. 酸塩基平衡の考え方

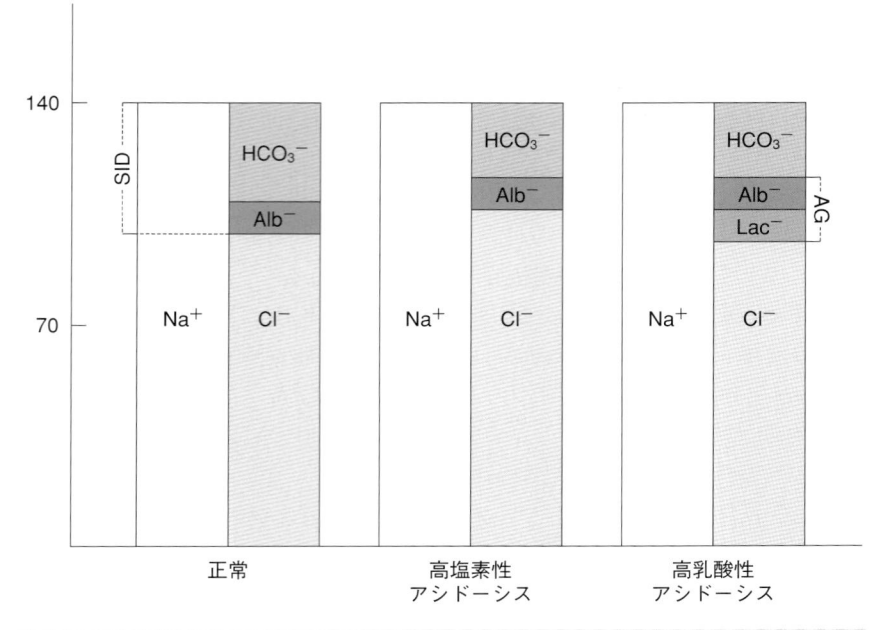

図1 各種病態における代表的な電解質バランス
Na：ナトリウム，Cl：塩素，Alb：アルブミン，Lac：乳酸，HCO_3^-：重炭酸イオン，SID：strong ion difference，AG：アニオンギャップ

アニオンギャップの限界

　従来の方法では乳酸などの不揮発性酸の検出にアニオンギャップが用いられてきた。しかしながら図1に示すとおり，正常状態ではアニオンギャップのほとんどはアルブミンで構成されている。麻酔・集中治療における患者ではアルブミンは低値をとることが多く，不揮発性の酸が増加していてもアルブミンが低値であるために見かけ上アニオンギャップは正常となることがある。Stewart approachではSIDとアルブミンに代表されるtotal weak acidの両方を考慮することにより，より正確に酸塩基平衡における代謝性因子の影響を理解できる。

治療に与える影響

　これらの従来の方法とStewart approachの違いは治療法に影響を与える。従来の考え方では重炭酸水素ナトリウムによる代謝性アシドーシスの補正は重炭酸イオンの補充と考えられてきた。しかしながらStewart approachでは，重炭酸イオンはあくまで従属変数であり，重炭酸水素ナトリウムによるアシドーシスの補正は陰イオンの増加を伴わないナトリウムイオンの上昇によるものであり，SIDの低下がその効果の本体であるといえる。つまり，低ナトリウム血症によるSIDの上昇に対しては重炭酸水素ナトリウムは原因治

表4 simplified Stewart approach

Strong ionによる影響（mEq/l）	[BEsi] = [Na$^+$] − [Cl$^-$] − 38
アルブミンの影響（mEq/l）	[BEalb] = 0.25 × (42 − 10 × [Alb])
Unmeasured anionsの影響（mEq/l）	[BEua] = [BE] − [BEsi] − [BEalb]

simplified Stewart approachによりナトリウム，塩素，アルブミンのbase excess (BE) に与える影響を計算できる。

表5 各種輸液製剤の組成

	生理食塩液	リンゲル液	維持液
ナトリウム	154	130	35
カリウム		4	20
塩素	154	109	35
カルシウム		3	
マグネシウム			
バッファー		28	20
Strong ion difference	0	28	20

単位はmEq/l

療となるが，その他の代謝性アシドーシスに対しては原因治療とはならない。このようにStewart approachを用いて酸塩基平衡異常の診断を適切に行うことは，適切な治療の選択につながる。

simplified Stewart approach

Stewart approachにおける最大の難点は計算式の複雑さである。これを解決しベッドサイドでも利用しやすいようにStoryら[5]はsimplified Stewart approachを提唱している（表4）。彼らの式を用いれば比較的簡単にSIDやアルブミンの影響を推測でき，患者の酸塩基平衡の理解に役立つものと考える。

Stewart approachによる輸液の分類

周術期の輸液を考える場合にStewart approachをどのように用いればよいのであろうか？ 輸液製剤に関する分類をSIDを用いて行ってみた（表5）。各種輸液製剤のSIDを計算してみると，リンゲル液はSID＝30mEq/l，維持液はSID＝20mEq/l，生理食塩液はSID＝0mEq/lとなる。上述のとおり正常血清のSIDは約40mEq/lであるので，輸液製剤はSIDが正常血清より低いといえる。

輸液の酸塩基平衡に与える影響をStewart approachを用いて考えるうえで簡単なモデルを考えてみよう。

図2に示すようにナトリウムイオン，塩素イオン，Aイオン（陰イオンの総和）のみの

4. 酸塩基平衡の考え方

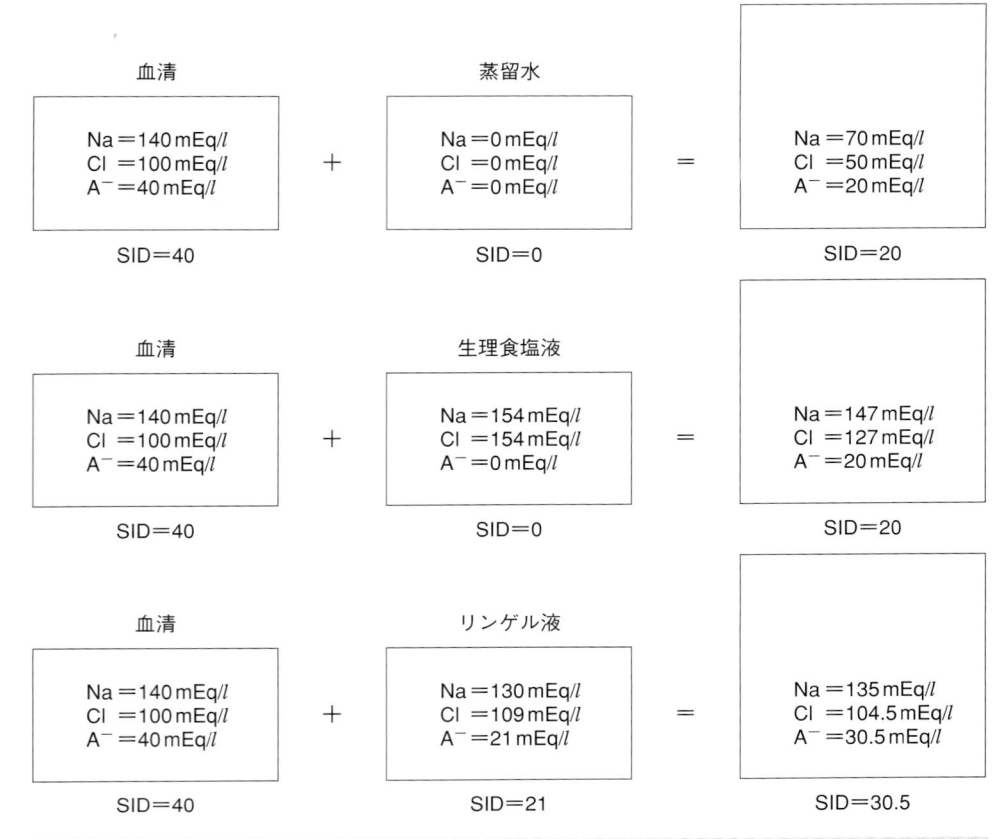

```
        血清                            蒸留水
   Na = 140 mEq/l                   Na = 0 mEq/l                    Na = 70 mEq/l
   Cl  = 100 mEq/l        +         Cl  = 0 mEq/l         =         Cl  = 50 mEq/l
   A⁻  =  40 mEq/l                  A⁻  = 0 mEq/l                   A⁻  = 20 mEq/l

       SID = 40                        SID = 0                         SID = 20


        血清                           生理食塩液
   Na = 140 mEq/l                  Na = 154 mEq/l                   Na = 147 mEq/l
   Cl  = 100 mEq/l        +        Cl  = 154 mEq/l         =        Cl  = 127 mEq/l
   A⁻  =  40 mEq/l                 A⁻  =   0 mEq/l                  A⁻  =  20 mEq/l

       SID = 40                        SID = 0                         SID = 20


        血清                           リンゲル液
   Na = 140 mEq/l                  Na = 130 mEq/l                   Na = 135 mEq/l
   Cl  = 100 mEq/l        +        Cl  = 109 mEq/l         =        Cl  = 104.5 mEq/l
   A⁻  =  40 mEq/l                 A⁻  =  21 mEq/l                  A⁻  =  30.5 mEq/l

       SID = 40                        SID = 21                        SID = 30.5
```

図2　輸液製剤の strong ion difference に与える影響

Na：ナトリウム，Cl：塩素
便宜上 SID ＝ Na − Cl で計算
ナトリウム，塩素以外のイオン総和を A⁻ で表している

溶液があるとする．正常ではナトリウムイオン 140 mEq/l，塩素イオン 100 mEq/l であるので，SID は 40 mEq/l となる．これを同量の蒸留水で希釈するとナトリウムイオン 70 mEq/l，塩素イオン 50 mEq/l，A イオン 20 mEq/l となり，SID は 20 mEq/l となる．このように電解質を含まない溶液（SID ＝ 0）を大量に投与すると SID の低下を招き，代謝性アシドーシスとなる．それでは電解質を含む SID ＝ 0 の溶液（生理食塩液）ではどうであろうか？　正常電解質の溶液に同量の生理食塩液を加えると，ナトリウムイオンは 147 mEq/l，塩素イオンは 127 mEq/l となり，やはり SID ＝ 20 mEq/l と低下する．一方 SID ＝ 21 mEq/l のリンゲル液では同様の希釈により SID ＝ 30 mEq/l となり，その低下は少なくなる．このように考えていくと，輸液製剤の SID が輸液後の SID に影響を及ぼすことがよく分かる．乱暴な言い方をすれば，どのような輸液製剤でも SID が 40 mEq/l 以上でなければ急速大量輸液を行った場合 SID の低下を招き，代謝性アシドーシスとなる．これらのモデルは，生体内における各種の代償機構（電解質の吸収・排泄，細胞内外のイオンシフトなど）を考慮に入れてはいない．よって血管内に輸液製剤を投与した場合は，このとおりの希釈が起こるわけではない．しかしながら，急速に大量に輸液を行う

場合には，輸液製剤による電解質への影響が酸塩基平衡にも影響を及ぼしうる．

ま と め

　酸塩基平衡に対する新しい考え方であるStewart approachを用いて，輸液製剤と酸塩基平衡について解説した．Stewart approachを用いることにより，輸液製剤の酸塩基平衡に対する影響がより簡単に理解できる．輸液製剤のSID，輸液投与前の血清SIDを考慮することにより，急速大量輸液の場合の酸塩基平衡異常を適切に把握できると考える．

■参考文献
　1) Stewart PA. Modern quantitative acid-base chemistry. Can J Physiol Pharmacol 1983；61：1444-61.
　2) Figge J, Mydosh T, Fencl V. Serum proteins and acid-base equilibria：a follow-up. J Lab Clin Med 1992；120：713-9.
　3) Figge J, Rossing TH, Fencl V. The role of serum proteins in acid-base equilibria. J Lab Clin Med 1991；117：453-67.
　4) Kellum JA, Kramer DJ, Pinsky MR. Strong ion gap：a methodology for exploring unexplained anions. J Crit Care 1995；10：51-5.
　5) Story DA, Morimatsu H, Bellomo R. Strong ions, weak acids and base excess：a simplified Fencl-Stewart approach to clinical acid-base disorders. Br J Anaesth 2004；92：54-60.

〈森松　博史〉

基礎編

5 アミノ酸輸液

アミノ酸の基礎知識

世界中の医薬品売上げ上位500品目のうち、アミノ酸が原料に使われている製剤は90品目（18％）あり、抗生物質、血圧降下薬、抗ウイルス薬、糖尿病薬などに加え、アミノ酸輸液製剤もこの中に含まれている。

1 アミノ酸輸液の歴史

1667年、Major医師がコレラ患者さんに食塩液を静脈内に投与した点滴装置（鵞鳥の羽、ブタの膀胱、バンド）が世界で最初の輸液療法であるとして、米国BethesdaのNational Library of Medicineに展示されている[1]。また、1896年にBiedelとKrausによりヒトの静脈内に糖質としてグルコースが投与されたのが栄養輸液の最初といわれている。

さて、経静脈高カロリー輸液は米国ペンシルバニア大学外科のDudrickらが、1968年にsmall bowel atresiaの新生児に対して、大静脈にカテーテルを入れて、高濃度ブドウ糖を主として210日間静脈栄養を行い、体重を1,820gから6,130gにまで増加させたことを嚆矢とする。当時はアミノ酸精製ができなかったため、彼らは窒素源としてカゼイン水解物を使用した。また、同じころスウェーデンのカロリンスカ研究所のWretlindらは、静注可能な脂肪乳剤を開発し、1965年から臨床使用を開始した（彼らも経静脈高カロリー輸液を試みたが、脂肪投与量が多く普及しなかった）。

アミノ酸に関しては、1939年にElmanとWeinerが初めてヒトにカゼイン水解物であるアミノ酸の静脈内投与を行った報告[2]がある。しかし、カゼインを酸で加水分解すると必須アミノ酸であるトリプトファンが破壊され、またアルカリで加水分解するとアミノ酸がラセミ化を起こしてしまうこと、さらにどちらの方法でもペプチドや不純物が混入し発熱や悪心・嘔吐の副作用が多いこと、そしてアミノ酸配合が決定できないことなどの問題を抱えていた。したがって、1950年代になって個々のアミノ酸の精製が可能になると副作用の多いカゼイン水解物製剤はアミノ酸合成製剤に取って代わられた。1957～1966年にかけて、いくつかのアミノ酸組成基準に基づいた製品が次々と発売され、アミノ酸輸液が普及した。

```
    COOH              COO⁻
    |                 |
H₂N—C—H          H₃N⁺—C—H
    |                 |
    R                 R

  非イオン形          双性イオン形
```

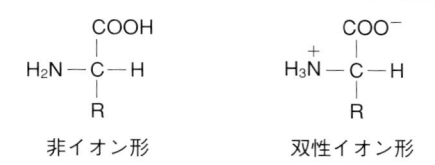

図1　アミノ酸の化学構造式

アミノ酸は，アミノ基（-NH₂），カルボキシル基（-COOH），そして側鎖（R）を持つ有機化合物である。生理的にはほとんどが双性イオン形として存在する。

表1　体蛋白を構成する20種のアミノ酸

必須アミノ酸	準必須アミノ酸	非必須アミノ酸
Methionine	Histidine	Tyrosine
Threonine	Arginine	Cysteine
Valine	Glycine	Aspartic acid
Isoleucine	Alanine	Serine
Leucine	Proline	Asparagine
Lysine	Glutamic acid	Glutamine
Phenylalanine		
Tryptophan		

体蛋白を構成する20種のアミノ酸は，必須アミノ酸，準必須アミノ酸，非必須アミノ酸に分けられる。

2 アミノ酸の種類

　最初のアミノ酸は，1806年にアスパラガスから発見されアスパラギンと名付けられた。その後，尿結石からシステイン，チーズからチロシン，ゼラチンからグリシン，小麦グルテンからグルタミン酸，羊毛からロイシンが見つかり，1935年までに蛋白質を構成する20種類のアミノ酸がすべて発見された。

　アミノ酸は，アミノ基（-NH₂），カルボキシル基（-COOH），そして側鎖（R）を持つ有機化合物で，側鎖の違いによって各種のアミノ酸が存在する（図1）。体蛋白を構成するアミノ酸は20種類あるが，そのうち生体内で合成されず，体外から摂取する必要のあるアミノ酸を必須アミノ酸といい，イソロイシン（isoleucine：Ile），ロイシン（leucine：Leu），バリン（valine：Val），リジン（lysine：Lys），メチオニン（methionine：Met），フェニルアラニン（phenylalanine：Phe），スレオニン（threonine：Thr），トリプトファン（tryptophan：Trp）の8種類がある〔以下のヒスチジン（histidine：His）を加えて9種類とすることもある：1985年のWHO提案〕。またアルギニン（arginine：Arg），Hisなどは幼児の成長に必須であることから，準必須アミノ酸とされることもある（表1）。

　グリシン以外のアミノ酸では不斉炭素を持つことからL型，D型の立体異性体（ラセミ

5. アミノ酸輸液

表2 必須アミノ酸

名称	略称	構造式
L-Methionine	Met	CH₃—S—CH₂—CH₂—CH(NH₂)—COOH
L-Tryptophan	Trp	(インドール)—CH₂—CH(NH₂)—COOH
L-Valine	Val	(CH₃)₂CH—CH(NH₂)—COOH
L-Isoleucine	Ile	CH₃—CH₂—CH(CH₃)—CH(NH₂)—COOH
L-Leucine	Leu	(CH₃)₂CH—CH₂—CH(NH₂)—COOH
L-Lysine	Lys	CH₂(NH₂)—CH₂—CH₂—CH₂—CH(NH₂)—COOH
L-Phenylalanine	Phe	C₆H₅—CH₂—CH(NH₂)—COOH
L-Threonine	Thr	CH₃—CH(OH)—CH(NH₂)—COOH
L-Histidine	His	(イミダゾール)—CH₂—CH(NH₂)—COOH

　1985年のWHO提案では，ヒスチジンを加えた9種のアミノ酸を必須アミノ酸としている。

体）を有する。しかし生体のすべての蛋白質はL型アミノ酸からのみ構成されており，したがって，現在のアミノ酸輸液に含まれるアミノ酸もすべてL型である（表2）。化学構造からは，中性アミノ酸（アミノ基1つ，カルボキシル基1つ），酸性アミノ酸（アミノ基1つ，カルボキシル基2つ），塩基性アミノ酸（アミノ基2つ，カルボキシル基1つ）に分けられる。さらにメチオニンは側鎖にSを持っているので含硫アミノ酸と呼ばれ，Metから合成される非必須アミノ酸のシステイン（cysteine：Cys）も含硫アミノ酸である。Thrは水酸基を有しているのでオキシアミノ酸といわれる。Leu，Ile，ValはCH鎖のみからなる側鎖を有するので脂肪族アミノ酸に属するが，一般に分枝鎖アミノ酸（branched-chain amino acid：BCAA）と呼ばれ，Lysも脂肪族アミノ酸に属するが，アミノ基を2つ有するので塩基性アミノ酸の1種である。Phe，Trpはベンゼン環を有するので芳香族ア

ミノ酸（aromatic amino acid：AAA）と呼ばれている。非必須アミノ酸であるチロシン（tyrosine：Tyr）もベンゼン環を持つAAAである[3]。

3 アミノ酸の代謝

　蛋白質が糖質や脂質と著しく異なる点は，それがアミノ酸からなる高分子化合物であるため非常に多くの窒素（N）を含んでいること（蛋白質の16％が窒素量），そして糖質や脂質は体内で完全燃焼されるが蛋白質は老廃物として窒素化合物を出すことである[4]。

　経口摂取された蛋白質は，胃・膵臓・腸の酵素によりアミノ酸にまで加水分解されて腸で吸収され血液中に入り門脈を経て肝臓に至る。したがって，体内には，①食餌蛋白から得られたアミノ酸，②体蛋白の分解により得られたアミノ酸，③糖質から合成されたアミノ酸の3種からなるアミノ酸プールが組織・体液中に存在する。

　アミノ酸は必要に応じて各アミノ酸相互に変換し利用されるとともに，細胞内のリボソームにおいて蛋白合成（分子量1～10万）やペプチド合成（分子量1万以下）に使われる。

　アミノ酸の分解は，①アミノ酸から外したアミノ基の代謝と，②その結果できたαケト酸の炭素鎖の代謝の2つの経路よって行われる（図2）。アミノ基の代謝には，アミノ酸からアミノ基を外してαケト酸ができるときにアンモニアを遊離する脱アミノ反応と，他のケト酸にアミノ基を渡し新しいアミノ酸を作るアミノ基転移反応がある。αケト酸の炭素鎖の代謝には，アミン類の合成に使われる脱炭酸反応，ケトン体合成に使われる脂肪酸分解反応，また解糖系・TCAサイクルに入り，糖・脂質合成に使われたり，さらに酸化されて二酸化炭素と水にまで代謝される。

　アミノ基の代謝の脱アミノ反応で生じたアンモニアの処理には，①肝臓での尿素サイクルにより尿素へ合成され尿中に排泄，②腎臓でH^+と結合してNH_4として水溶性となり尿中へ排泄，③グルタミン，アスパラギンやケト酸へのアミノ基転移反応に再使用される，の3つの方法がある。

　3つの中でもっとも重要なのは尿素サイクルで，この反応は肝臓でのみ行われ，腸管で発生したアンモニアもこの反応で処理される。この反応はインスリンで抑制されグルカゴンで促進される。アンモニアはカルバモイルリン酸経由で尿素サイクルに入り，結果として尿素に固定され水溶性となり尿中への排泄が可能となる（図3）。律速酵素は，アルギナーゼで，アルギニン投与により尿素サイクルの反応が促進することが知られている（アルギニンの解毒作用）[5]。アルギニン不足により尿素サイクルが機能不全に陥ると高アンモニア血症から意識障害が起きる。しかし尿素サイクルにおいてオルニチン，シトルリンは不安定なため，体外から投与できるのはアルギニンだけである。アルギニンは尿素サイクルの主要アミノ酸である点以外にも，一酸化窒素（nitric oxide：NO）の前駆体であること，また免疫賦活能があることなどから注目されている。

　血漿蛋白質は，6.5～8.0g/dlであるが，血中総アミノ酸は，5～8mg/dlと非常に少ない。不要となった蛋白質・アミノ酸は，消化器，肝臓，腎臓において代謝される。

　アミノ酸の投与量としては，非侵襲時で，1.0g/kg/dayで，開腹手術後などの中等度侵襲時で，1.2g/kg/day，高度侵襲時で，1.5～2.0g/kg/dayの投与が勧められる。高度侵襲

5. アミノ酸輸液

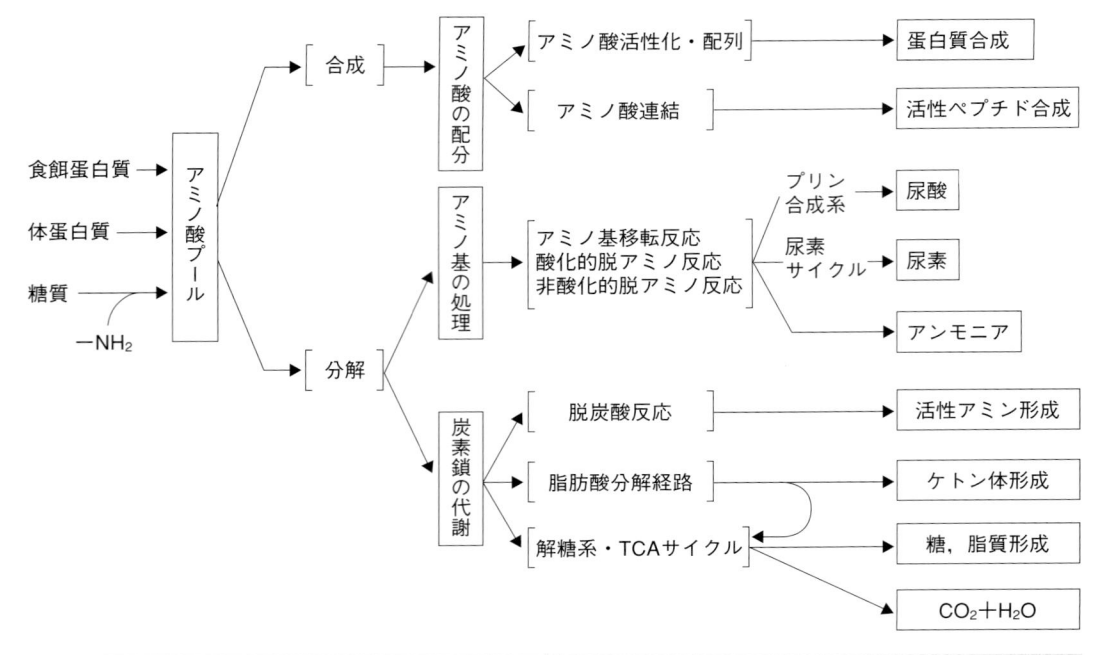

図2 アミノ酸の代謝経路

経静脈的に投与されたアミノ酸は，消化管から吸収分解されたアミノ酸と同様にいったんアミノ酸プールを形成し，必要なアミノ酸に変換されて蛋白合成などに利用される。アミノ酸の代謝とはアミノ基の窒素からできる窒素化合物の分解処理である（糖質や脂質は体内で完全に燃焼される）。炭素鎖はケト酸などの代謝中間体を経て糖質や脂質と同様に解糖系やTCAサイクルに入って代謝される。アミノ基の脱アミノ反応で生じたアンモニアは，尿素サイクルにより尿素となって尿中へ排泄，または腎臓を経てアンモニウムイオンとなって尿中へ排泄，あるいはアミノ基に再利用される。

（越川昭三, 藪田敬次郎, 丸茂文昭ほか. 輸液ハンドブック. 東京：中外医学社；1994. p.42-51 より改変引用）

時には，Cal/N比（本章末尾appendix参照）がやや低下してもかまわないが，アミノ酸をこれ以上投与しても蛋白合成は増加しない。経口摂取時の必要蛋白摂取量が0.6g/kg/dayであるのに比べ，アミノ酸輸液の場合は多量を必要とする。これは，アミノ酸の経静脈投与の効率が，蛋白質の経消化管投与に比べてはるかに劣るからである。

ビタミンB類はアミノ酸代謝の補酵素として必要である。特に完全静脈栄養（total parenteral nutrition：TPN）施行時のような大量の糖が投与されている際にビタミンB_1欠乏があると，ピルビン酸からアセチル補酵素A（acetyl-coenzyme A：AcCoA）への反応が進まず，乳酸が蓄積するため乳酸アシドーシスを引き起こす。

ステロイドや甲状腺ホルモンなどは蛋白異化的に作用し，男性ホルモン，成長ホルモン，インスリンなどは蛋白同化的に作用する。

4 分枝鎖アミノ酸（BCAA）

分枝鎖アミノ酸（branched-chain amino acid：BCAA）は，バリン（Valine：Val），ロイシン（leucine：Leu），イソロイシン（isoleucine：Ileu）の3種の必須アミノ酸で，いずれも構造上分枝鎖を有する（表2）。BCAAは，総アミノ酸の16％，必須アミノ酸の約

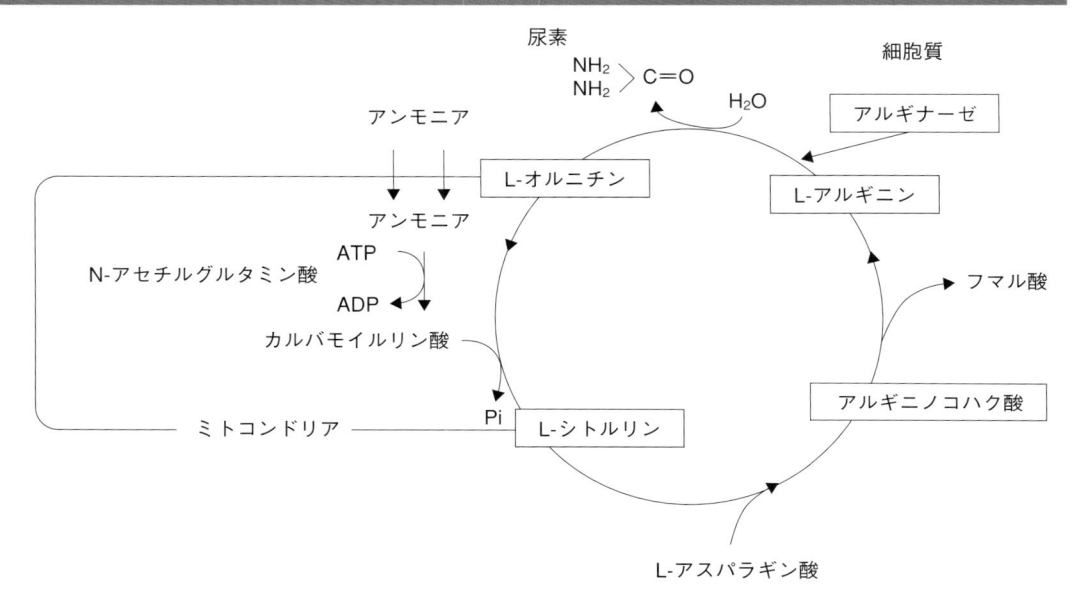

図3 尿素サイクル

この反応は肝臓でのみ行われ，腸管で発生し門脈を経たアンモニアもこの反応で処理される。アンモニアはカルバモイルリン酸経由で尿素サイクルに入り，結果として尿素に固定され水溶性となり尿中への排泄が可能となる。律速酵素は，アルギナーゼで，アルギニン投与により尿素サイクルの反応が促進することが知られている。肝臓の80％が切除されてもアンモニア処理能力には影響がない。

(倉本敬二．アミノ酸輸液製剤．薬局 2004；55：1315-30より改変引用)

40％を占め，3種のアミノ酸の相対的比率は基本的に変わらない（Val：Leu：Ileu＝54：29：17）[6)7)]。BCAAは肝臓ではほとんど代謝されず，主に筋肉や脂肪組織で代謝される。筋肉で代謝されたアミノ基からできるアンモニアはアラニンとなって血中を肝臓に運ばれ，アンモニアを放出後はピルビン酸となりグルコース生成に使われる（グルコース・アラニン回路）。したがってアラニンは糖源性アミノ酸と呼ばれる。この経路は，尿素生成機構を持たない筋肉からアンモニアを肝臓に運び解毒する作用として働く以外に，侵襲時の骨格筋と肝臓での物質交換による糖新生系としても重要である（muscle-liver fuel cycle，表3）。

a. 絶食とBCAA

絶食時には解糖が抑制され糖新生が必須となり，筋蛋白の分解が起きBCAAの代謝により（脂肪酸の代謝とともに）エネルギー供給が行われる。このとき血中BCAAは上昇している。しかし絶食が長期に及ぶとBCAAは減少してくる[7)]。

b. 手術・外傷・感染とBCAA

いわゆるsurgical diabetesの状態でインスリン抵抗性となり，糖利用と脂肪分解は抑制され，エネルギーは筋蛋白の崩壊によって得られる。筋蛋白崩壊（異化反応の亢進）によるアミノ酸の遊離が促進され，これにより糖新生が行われ高血糖が維持される。したがって，筋蛋白で代謝されるBCAAは減少する。同様に骨格筋に豊富に含まれるグルタ

表3 分枝鎖アミノ酸の特徴

必須アミノ酸である
筋肉で代謝され，エネルギー源となる
アラニンを介して糖新生に利用
蛋白合成を促進
蛋白分解を抑制
アンモニア代謝の改善
血液脳関門で芳香族アミノ酸と競合する
インスリン分泌の促進

ミンも血中に放出されるものの臓器において盛んに利用されるため血中濃度は減少する[7]。

アミノ酸輸液

1 アミノ酸の配合比率による分類 (表4)[5]

a. Vuj-N処方による製剤

　アミノ酸輸液製剤開発の当初に検討されたさまざまなアミノ酸配合（大分類はギリシャ文字でIからV，中小分類はアルファベットで名付けた数多くのアミノ酸配合をした試験的アミノ酸輸液製剤）のうち，Vujの記号の処方（Vは大分類の5番目，ujは中小分類の記号）が好成績だったことから製品化された。最初はラセミ体のアミノ酸を使用していたが嘔吐の副作用が多かったので，すべてをL型天然アミノ酸に変え，Vuj-N処方とした。8種類の必須アミノ酸と3種類の非必須アミノ酸（ヒスチジン，アルギニン，グリシン）の合計11種のアミノ酸からなり，モリアミン®などが相当するが，現在市販されているこの処方の製品はない（図4-A）。

b. FAO基準による製剤

　Food and Agriculture Organization of United Nations（FAO）が1957年に勧告した処方で，開発途上国での栄養改善を目的とし，E/NE比（必須アミノ酸/非必須アミノ酸比：本章末尾appendix参照）は約2である。ESポリタミン®やハイプレアミン®がこれに該当し，11種のアミノ酸からなり，非必須アミノ酸はVuj-Nと同じ3種類である（図4-B）。

c. FAO/WHO基準による製剤

　1965年にFAOがWHOと共同で出した基準で，必須アミノ酸パターンを全卵または人乳に準拠させ，トリプトファン，リジン，メチオニンの配合比を減らし，E/NE比がほぼ1となった。12％イスポール®やモリプロンF®などがこれに該当する。いずれも18種類のアミノ酸からなる（図4-C）。

表4 アミノ酸輸液組成の変遷

年	組成の基準	製品名
1946	Vuj-N処方	モリアミン，パンアミン，ヒカリアミン
1957	FAO基準	ESポリタミン，ハイブレアミン，ミキスタミンS
1965	FAO/WHO基準	モリプロンF，12％イスボール，ミルクアミン
1966	人乳組成基準	プロテアミン12，12％ヒカリアミンX
1980 (1988)	TEO基準	アミパレン，アミゼットB
1976 (1984)	肝性脳症用	アミノレバン，モリヘパミン
1963 (1981)	腎不全用	アミユー
1987 (1996)	腎不全用	キドミン，ネオアミユー

（　）：日本で初めて発売された年
下線：現在は市販されていない製品

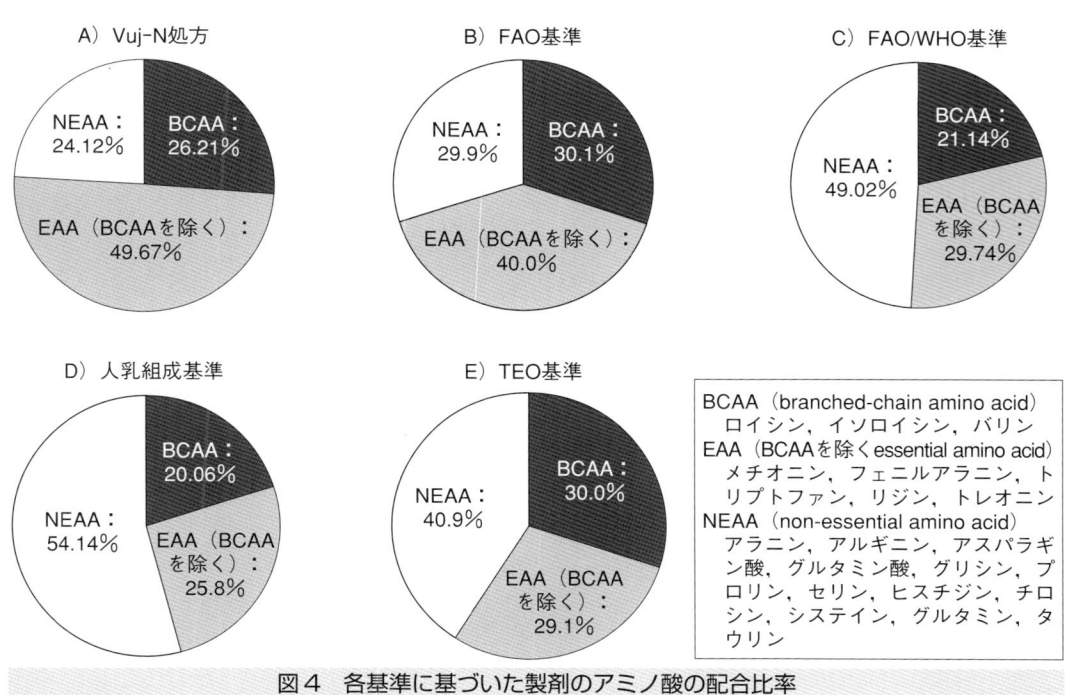

A）Vuj-N処方
- NEAA：24.12%
- BCAA：26.21%
- EAA（BCAAを除く）：49.67%

B）FAO基準
- NEAA：29.9%
- BCAA：30.1%
- EAA（BCAAを除く）：40.0%

C）FAO/WHO基準
- BCAA：21.14%
- NEAA：49.02%
- EAA（BCAAを除く）：29.74%

D）人乳組成基準
- BCAA：20.06%
- NEAA：54.14%
- EAA（BCAAを除く）：25.8%

E）TEO基準
- BCAA：30.0%
- NEAA：40.9%
- EAA（BCAAを除く）：29.1%

BCAA（branched-chain amino acid）
　ロイシン，イソロイシン，バリン
EAA（BCAAを除くessential amino acid）
　メチオニン，フェニルアラニン，トリプトファン，リジン，トレオニン
NEAA（non-essential amino acid）
　アラニン，アルギニン，アスパラギン酸，グルタミン酸，グリシン，プロリン，セリン，ヒスチジン，チロシン，システイン，グルタミン，タウリン

図4 各基準に基づいた製剤のアミノ酸の配合比率
（倉本敬二．アミノ酸輸液製剤．薬局 2004；55：1315-30より改変引用）

d. 人乳組成による製剤

厚生医療研究班により個々の必須アミノ酸の重量比率を検討し，必須アミノ酸が

FAO/WHO基準に，非必須アミノ酸が人乳蛋白に基づいて決められた製剤でプロテアミン12®，ヒカリアミンX®などがこれに該当する（図4-D）。

e. TEO基準による製剤

わが国のアミノ酸輸液検討会により1976年に発表された基準である。TEOとはこの検討会に協力した田辺，エーザイ，大塚の各製薬会社の頭文字である。この基準では，E/NE比：1.4，BCAA含有率30％，アラニンの増量，アミノ酸変換酵素の活性を考慮して，システイン，チロシンを増量，メチオニン，フェニルアラニンを減量，過剰投与で毒性を示すアミノ酸（グルタミン酸，アスパラギン酸，グリシン）の減量などの改良がなされた。また，電解質組成に関しても改良が加えられ，現在もっとも汎用されている製剤群であり，アミゼットB®，アミパレン®などがある（図4-E）。

2 濃度による分類[8]

a. 低濃度アミノ酸輸液製剤

peripheral parenteral nutrition（PPN）用製剤である。アミノ酸は3％で等張となるが，電解質や糖質とともに混合処方されているため低濃度製剤でも実際の浸透圧は高く（浸透圧比：2.5～3.0），血管痛や静脈炎を生じることもある（表5）。

b. 高濃度アミノ酸輸液

total parenteral nutrition（TPN）用製剤である。1日必要アミノ酸（0.8～1.2g/kg/day）をすべて輸液にて補給するために作られた製剤で，アミノ酸濃度は，10～12％である。保険上は末梢静脈からの投与も認められているが，浸透圧比が3.0～6.0あるため，中心静脈栄養剤として使われている（表6）。

3 添加糖による分類

アミノ酸がエネルギー基質として燃焼されることなく蛋白合成に効率よく用いられるためには，アミノ酸量に対して適切な比率の非蛋白熱量（non-protein calorie：NPC）が投与される必要がある。投与カロリーが不十分な場合，アミノ酸は蛋白合成には利用されずエネルギー代謝に消費されてしまうため少なくとも，35～40kcal/kgは必要といわれている。この比率をNPC/N比〔Cal/N比（N＝窒素量＝アミノ酸量/6.25：本章末尾appendix参照）〕といい，150～200が理想とされている。しかし実際の製剤ではCal/N比はもっと低く，アミノ酸がある程度はエネルギー基質として燃焼することを前提としている。低濃度アミノ酸輸液でCal/N比は約30～70，TPN用製剤として糖・電解質とパックになっている製剤でCal/N比は約130～160である。

また添加された糖質がグルコースのような還元糖である場合，還元糖のカルボニル基とアミノ酸のアミノ基によるメイラード反応による着色反応を防ぐためにさまざまな工夫がなされている。ちなみに糖アルコールであるソルビトール，キシリトールではメイ

表5 低濃度アミノ酸輸液製剤の組成（mg/dl）

	準拠処方 （TEO-10）	TEO アミカリック	FAO/WHO マックアミン	Vuj-N プラスアミノ	TEO アミノフリード
L-イソロイシン	800	234	210	180	240
L-ロイシン	1,400	371	270	410	420
L-リジン	1,050	―	―	―	―
塩酸リジン	―	275	―	620	393
酢酸リジン	―	―	310	―	―
L-メチオニン	390	135	160	240	117
L-フェニルアラニン	700	212	170	290	210
L-トレオニン	570	132	120	180	171
L-トリプトファン	200	44	46	―	60
N-アセチル-L-トリプトファン	―	―	―	70	―
L-バリン	800	247	200	200	240
L-チロシン	50	14	―	―	15
L-アルギニン	1,050	148	290	220	315
L-塩酸アルギニン	―	190	―	―	―
L-ヒスチジン	500	129	85	100	150
L-アスパラギン酸	100	14	―	―	30
L-アラニン	800	237	210	―	240
L-システイン	100	―	―	―	30
L-システイン塩酸塩	―	―	20	―	―
アミノ酢酸	590	151	420	340	177
L-プロリン	500	190	340	―	150
L-セリン	300	115	180	―	90
L-グルタミン酸	100	―	―	―	30
亜硫酸塩		50	50	50	9
L-システイン		15	―	―	―
分枝鎖アミノ酸含有量 W/W%		30.98	23.2	29.04	30
E/NE比		1.38	0.91	3.12	1.44
総窒素量 mg/100ml		428	460	420	471
非蛋白熱量 kcal/100ml		30	13	30	30
Cal/N比		70.1	28.3	71.4	63.7

（倉本敬二. アミノ酸輸液製剤. 薬局 2004；55：1315-30 より改変引用）

5. アミノ酸輸液

表6 高濃度アミノ酸輸液製剤の組成 (mg/dl)

基準組成	強力モリアミンS Vuj-N	イスポール FAO/WHO	プロテアミン12 人乳組成	テルアミノ12 人乳組成	モリプロンF FAO/WHO	アミパレン TEO	アミゼットB TEO	アミニック TEO
アミノ酸濃度	10%	12%	12%	12%	10%	10%	10%	10%
L-イソロイシン	550	845	597	597	560	800	850	910
L-ロイシン	1,230	1,175	1,138	1,138	1,250	1,400	1,350	1,290
L-リジン・塩酸塩	2,230	1,032	980	980				
L-リジン・酢酸塩					1,240	1,480		1,000
L-リジン・リンゴ酸塩							1,216	
L-メチオニン	710	540	433	433	350	390	390	440
L-フェニルアラニン	870	1,280	974	974	935	700	770	700
L-トレオニン	540	596	504	504	650	570	480	750
L-トリプトファン	180	218	187	187	130	200	160	130
L-バリン	610	865	690	690	450	800	900	1,400
(遊離)必須アミノ酸計(E)	6,475	6,345	5,307	5,307	5,205	5,910	5,700	6,330
L-アルギニン					790	1,050	1,110	900
L-アルギニン・塩酸塩	800	1,200	1,488	1,488				
L-ヒスチジン					600	500	470	500
L-ヒスチジン・塩酸塩	400	600	706	706				
アミノ酢酸	1,000	1,825	1,568	1,568	1,070	590	550	700
L-アラニン		480	821	821	620	800	860	710
L-アスパラギン酸		600	202	202	380	100	50	100
L-システイン					100	100	100	35
L-システイン・塩酸塩								
L-シスチン		24	23	23				
L-グルタミン酸		180	102	102	650	100	50	50
L-プロリン		240	1,063	1,063	330	500	640	500
L-セリン		240	467	467	220	300	420	170
L-チロシン		60	57	57	35	50	50	40
(遊離)非必須アミノ酸計(NE)	1,957	5,085	6,055	6,055	4,795	4,090	4,300	3,705
遊離アミノ酸総量	8,432	11,430	11,362	11,362	10,000	10,000	10,000	10,035
総窒素量	1,320	1,740	1,815	1,815	1,520	1,570	1,560	1,520
E/NE比	3.31	1.25	0.88	0.88	1.09	1.44	1.33	1.71
分枝鎖アミノ酸(W/W%)	28.3	25.2	21.3	21.3	22.6	30	31	35.9
亜硫酸塩 (mg)	50	35	40	10	50	10	0	30
Na^+ (mEq/100ml)	1.8	6.3	15	15	0.15以下	0.22以下	—	0.3
Cl^- (mEq/100ml)	18.2	14.8	15	15	—	—	—	—

(倉本敬二. アミノ酸輸液製剤. 薬局 2004;55:1315-30より改変引用)

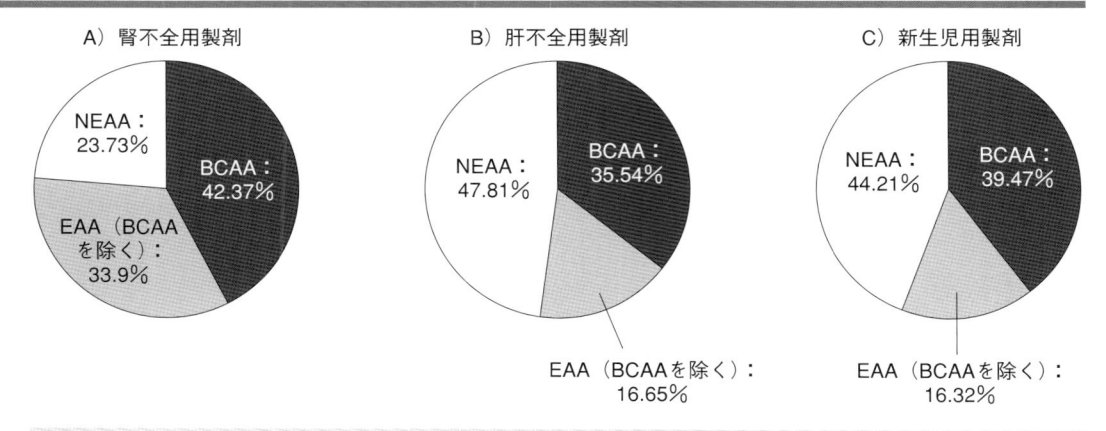

図5 病態別製剤のアミノ酸の配合比率

A）腎不全用製剤
NEAA：23.73%
BCAA：42.37%
EAA（BCAAを除く）：33.9%

B）肝不全用製剤
NEAA：47.81%
BCAA：35.54%
EAA（BCAAを除く）：16.65%

C）新生児用製剤
NEAA：44.21%
BCAA：39.47%
EAA（BCAAを除く）：16.32%

（倉本敬二．アミノ酸輸液製剤．薬局 2004；55：1315-30より改変引用）

ラード反応は起きない。

4 特殊病態用製剤

a. 腎不全用製剤

　腎不全においては低蛋白血症で，血中アミノ酸濃度ではBCAA，トリプトファン，メチオニンが低く，システイン，ヒスチジンが高く，Phe/Tyr比（正常は0.9）が高いのが特徴（腎不全では1.5程度になる）である。またE/NE比が正常人の0.9程度に対して腎不全では0.5程度にまで低下することから，アミノ酸輸液療法の治療指標となりうる[7]。

　腎不全患者では，蛋白質の最終代謝産物である尿素・アンモニアが排泄できず体内に蓄積するために尿毒症となる。したがって，腎不全において低蛋白食（蛋白質摂取制限）は尿毒症を改善するが筋肉は崩壊し体重は減少する。そこで十分なカロリーとともに必須アミノ酸にヒスチジンを加えたアミノ酸が広く使われている。蛋白摂取制限下では尿素の再利用が著しく亢進するので尿素窒素が腸管内の細菌によってアンモニアに水解され，肝臓で一部は尿素になるものの，残りは蛋白合成（非必須アミノ酸の合成）に使われることで血中尿素窒素の上昇が抑制されると考えられている。またヒスチジン欠乏では，窒素バランスが悪く，皮膚症状や貧血を認めることから，腎不全ではヒスチジンは必須アミノ酸と考えられている（図5-A）。本邦では腎不全用アミノ酸製剤としてアミュー®が広く使用されてきた。しかしアルギニンが尿毒素となる可能性から除去されていたこと，またアルギナーゼ活性を阻害するリジンの含有量が多かったこと，フェニルアラニンやメチオニンの含有量が高すぎることなどから，長期使用で尿素サイクルが傷害され，アンモニア血症を伴う意識障害が発現した。現在ではこれらを改良したネオアミュー®やキドミン®が腎不全用アミノ酸製剤として使用されている（表7）[5]。

　なお腎不全用アミノ酸輸液製剤は，糖による多量のエネルギー源と併用投与して高窒素血症を抑制しようとするもので，蛋白窒素源として総合アミノ酸製剤の代わりに使用するものではない。

5. アミノ酸輸液

表7 特殊病態用アミノ酸輸液製剤の組成 (mg/dl)

基準組成	アミノレバン 肝不全用	モリヘパミン 肝不全用	キドミン 腎不全用	ネオアミュー 腎不全用	プレアミンP 小児用
アミノ酸濃度					
L-イソロイシン	900	920	900	750	800
L-ロイシン	1,100	945	1,400	1,000	1,600
L-リジン・塩酸塩	760				
L-リジン・酢酸塩		395	710	700	677
L-リジン・リンゴ酸塩					
L-メチオニン	100	44	300	500	150
L-フェニルアラニン	100	30	500	500	250
L-トレオニン	450	214	350	250	240
L-トリプトファン	70	70	250	250	120
L-バリン	840	890	1,000	750	600
(遊離)必須アミノ酸計(E)	4,170	3,393	5,205	4,500	4,240
L-アルギニン		1,537	450	300	1,000
L-アルギニン・塩酸塩	730				
L-ヒスチジン		310	350	250	250
L-ヒスチジン・塩酸塩	320				
アミノ酢酸	900	540		150	200
L-アラニン	750	840	250	300	520
L-アスパラギン酸		20	100	25	80
L-システイン			100		150
L-システイン・塩酸塩	40				
L-シスチン					
L-グルタミン酸			100	25	80
L-プロリン	800	530	300	200	600
L-セリン	500	260	300	100	400
L-チロシン		40	50	50	60
(遊離)非必須アミノ酸計(NE)	3,820	4,077	2,000	1,400	3,360
遊離アミノ酸総量	7,990	7,470	7,205	5,900	7,600
総窒素量	1,220	1,318	1,000	810	1,175
E/NE 比	1.09	0.83	2.6	3.21	1.26
分枝鎖アミノ酸(W/W%)	35.5	36.9	45.8	42.4	39.0
亜硫酸塩 (mg)	30	25	20	25	30
Na^+ (mEq/100ml)	1.4	0.3	0.2	0.2	0.3
Cl^- (mEq/100ml)	9.4	—	—	—	8

(倉本敬二. アミノ酸輸液製剤. 薬局 2004；55：1315-30より改変引用)

b. 肝性脳症用製剤

　肝障害では肝臓でのアミノ酸利用が低下し，代償性に筋肉などでのアミノ酸代謝が亢進する。その結果，肝不全患者の特徴は，主に肝臓で代謝されるAAA（Phe，Tyr，Trp）の増加とメチオニンの著しい増加，そしてエネルギー源として筋肉で利用されるBCAAの著明な減少である[7)8)]。したがって，Fisher比（BCAA/AAA比＝Ile＋Leu＋Val/Phe＋Tyr：モル比）が低下する（正常は3.0～3.5）。肝不全患者のFisher比は肝障害に相関して低下する（一般に2.0以下）が，肝性脳症の指標とはならない。Fisherは，BCAA含量を増加させ，含硫アミノ酸およびAAAを減少させたFisher比の高いアミノ酸輸液の有効性を報告した。

　肝性脳症の原因は，Fisherのfalse neurotransmitter theoryで説明される（図6）[9)]。中性アミノ酸であるBCAAやAAAは同じcarrierを介して血液脳関門を通過して脳内に入るため，お互いは競合的に脳内に取り込まれる。例えばBCAAの相対濃度が低いとAAAの脳内取り込みが増加する。したがって，肝不全では脳内にAAAが多量に取り込まれることになる。AAAは神経伝達物質であるドパミンやノルアドレナリンの前駆物質であるが，肝障害時にはこの反応が阻害され神経伝達物質の減少が起きる（例えば，フェニルアラニンがチロシンの水酸化を阻害）だけでなく，過剰なAAAから生成された偽性神経伝達物質（オクトパミン，チラミン，フェニルエタノラミンなど）が本来の神経伝達物質の機能を阻害することが肝性昏睡の原因になると考えた。その他にトリプトファンの脳内流入が亢進して多量のセロトニンが産生されるためとのセロトニン説やアンモニア説，GABA説，低級脂肪酸説などもあるが定説は得られていない。

　Fisherの考えに基づいて作られたのが，アミノレバン®であり，アンモニア説に基づいて作られたのが，モリヘパミン®である（図5-B，表7）。ちなみにFisher比はアミノレバンで37.1，モリヘパミンで54.1である。なお肝不全用アミノ酸輸液製剤は肝性脳症改善のための治療薬であって，肝機能障害時の蛋白窒素源として総合アミノ酸製剤の代わりに使用するものではない。また，肝不全用アミノ酸製剤は，電解質に関して肝不全時のアルカローシスを増強しないようにClが多く含まれNaは減じてある（表7）。

c. 小児用製剤

　小児では通常の必須アミノ酸以外にヒスチジン，アルギニン，システイン，チロシンなどの投与が必要となる（図5-C）。小児では含硫アミノ酸であるメチオニンの過剰投与に気を付ける。新生児や乳児では，シスタチオナーゼの活性が低いためメチオニンからシステインへの代謝が低く，含硫アミノ酸であるメチオニンが過剰投与となりやすく，システイン合成が不十分なため，胎児や未熟児ではシステインを必須アミノ酸と見なすこともある[5)]。新生児はフェニルアラニンヒドラーゼ活性が低いためフェニルアラニンからチロシンへの代謝が遅く，フェニルアラニンが過剰となりやすい。さらに新生児や乳幼児ではグリシンやアスパラギン酸の脳毒性が報告されている。

　本邦ではBCAA含有量を39％と高く設定し，チロシンとシステインを多く，メチオニン，フェニルアラニン，グルタミン酸，アスパラギン酸，グリシンを少なくし，さらに

5. アミノ酸輸液

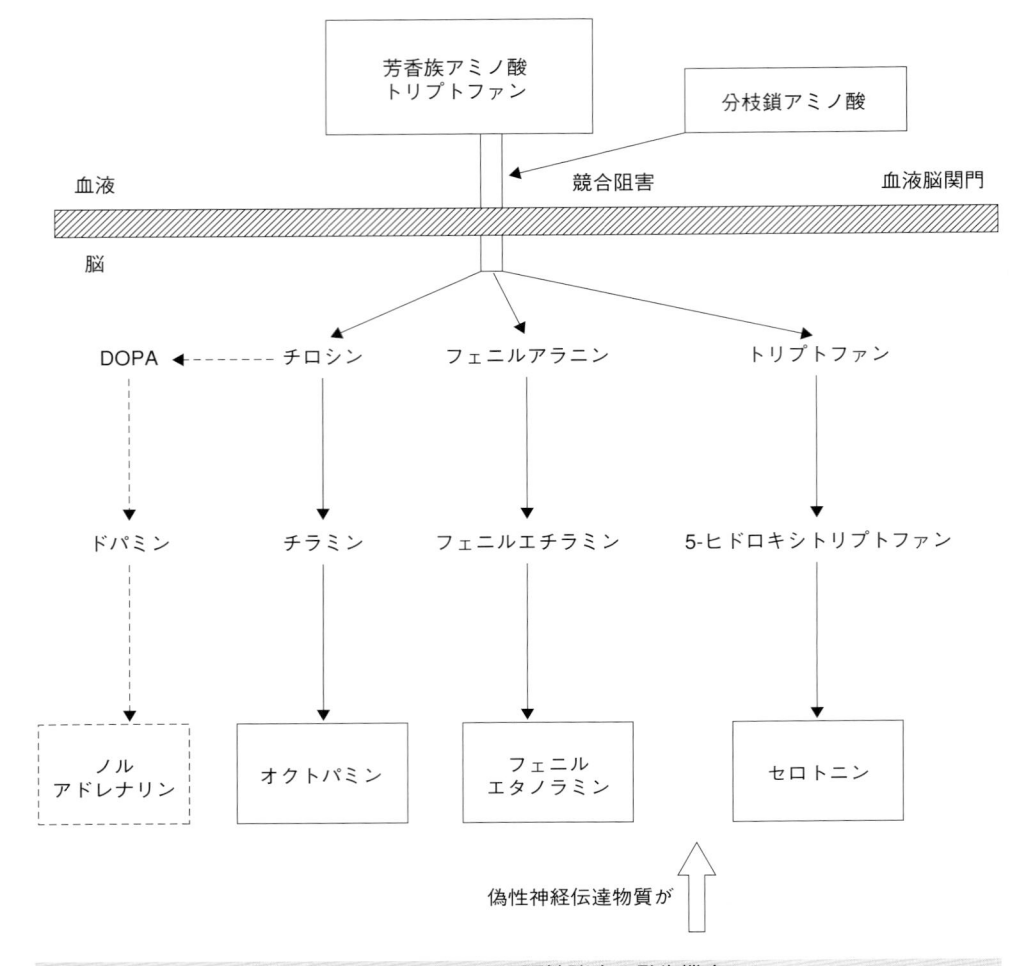

図6 Fisherによる肝性脳症の発生機序

中性アミノ酸であるBCAAやAAAは同じcarrierを介して血液脳関門を通過して脳内に入る。したがって，肝不全ではBCAAの相対濃度が低いため脳内にAAAが多量に取り込まれる。AAAはチロシンの水酸化を阻害し神経伝達物質の減少が起きる。さらに過剰なAAAから生成された多量の偽性神経伝達物質（オクトパミン，チラミン，フェニルエタノラミンなど）が本来の神経伝達物質の機能を阻害することが肝性昏睡の原因になると考えた。

（内野純一，遠藤昌夫，大柳治正ほか．中心静脈輸液．早城　晃，関口定美編．輸液と輸血の臨床．東京：薬業時報社；1990. p.73-80より改変引用）

母乳中に多く含まれるタウリンを含有した小児用アミノ酸輸液製剤，プレアミンP®が使われている（表7）。

＊腎不全用あるいは肝不全用などの特殊病態用アミノ酸輸液製剤について，厳密な意味でのEBMはない。すなわち，これら特殊病態用製剤を使用することでアウトカムが改善したとのEBMはいまだ出ていない。例えば総合アミノ酸製剤に比し，BCAA含量は5〜15％高いだけであり，特殊病態用アミノ酸製剤についてはその有効性の見直しの時期に来ている。

5 アミノ酸輸液製剤の臨床的注意点

a. 高アンモニア血症

アミノ酸輸液中に高アンモニア血症になることが，純度の高いL型アミノ酸が用いられるようになってからも，まれではあるが報告される。これはグリシンの過剰投与やアルギニンの不足などのアミノ酸インバランスによって惹起されると考えられている。したがってアミノ酸製剤投与中は，血中尿素窒素，クレアチンに加え血中アンモニアもモニターする必要がある[5)8)]。

b. 代謝性アシドーシス

最近開発されたアミノ酸輸液製剤ではアミノ酸は酢酸塩やリンゴ酸塩などの有機酸塩の形で配合されており電解質フリーである。しかしイスポール®などの初期の製剤ではリジン，ヒスチジン，アルギニンが塩酸塩の形で配合されているため，大きなアニオンギャップが存在し，高塩素性代謝性アシドーシスを起こす可能性があり定期的な血液ガス検査が必要である。これを利用して意図的に代謝性アルカローシスの治療に用いられることもある（アミノレバン®など）。肝不全用アミノ酸製剤の場合は，肝不全時のアルカローシスを増強しないようにClが多く含まれているからである[5)8)]。

代謝性アシドーシスは，含硫アミノ酸（メチオニン，シスチン，タウリンなど）が多い製剤やリンゴ酸（アミゼットB®など）を使用している製剤でも起きることがある。

c. 電解質

蛋白合成では，蛋白2gにつきKを1mEq必要とすることからK欠乏により蛋白合成能は低下する。PやMgの欠乏も同様である。

d. アミノ酸の毒性

酸性アミノ酸であるグルタミン酸やアスパラギン酸，そして芳香族アミノ酸（フェニルケトン脳症）は，新生児・乳児には脳障害の危険性がある。

e. 低血糖

肝障害患者に肝不全用アミノ酸製剤を急速に投与した場合に認められる。分枝鎖アミノ酸やアルギニン，リジン，フェニルアラニンにインスリン分泌作用があることと，肝不全患者ではインスリンの作用が増強しているためと考えられる。

f. 血管痛

末梢静脈投与の場合，輸液製剤の浸透圧が600mOsm/l以上では血管痛を感じるといわれている（血漿浸透圧は290mOsm/l）。市販されている低濃度アミノ酸糖加電解質製剤はすべて600mOsm/l以上の浸透圧を有しているため血管痛は必発と考えてよい。維持輸液製剤との同時投与によって浸透圧を下げる試みが臨床の現場ではよく行われている

5. アミノ酸輸液

```
    メシル酸ガベキサート              グアニジノカプロン酸
         (FOY)
           +              加水分解             +
                      ──────────▶
      亜硫酸ナトリウム                P-オキシ安息香酸エチル
```

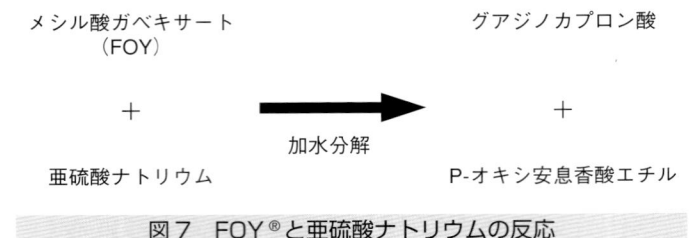

図7　FOY®と亜硫酸ナトリウムの反応

（ちなみに中心静脈栄養に用いられる輸液の浸透圧は，900～1200mOsm/lである）。

g. 配合変化

プラスアミノ®以外の低濃度アミノ酸製剤にはPが含まれているためにCaやMgを含む製剤と混合すると$CaHPO_4$や$MgPO_4$の沈殿を生じる。

メイロン®と混合すると中和反応により水と二酸化炭素が生じ，発泡することがある。

製剤中に含まれているトリプトファンは酸素と光の存在下で酸化されて褐色に着色することがある。

h. 亜硫酸塩との相互作用

アミノ酸輸液製剤には亜硫酸水素ナトリウム（$NaHSO_3$），亜硫酸ナトリウム（Na_2SO_3），ピロ亜硫酸ナトリウム（$Na_2S_2O_5$）の3種の亜硫酸塩が添加剤として含まれている[5]。これはメイラード反応による変色を防ぐだけでなく，酸素に不安定なトリプトファンやシステインを保護するためである。しかし亜硫酸塩は反応性が高く，気管支喘息や発疹の誘発作用を有するだけでなく，他の治療薬を分解し，効果を減弱させることがある。

ジスルフィド結合の切断：ヒトインスリン，ヒト心房性ナトリウム利尿ポリペプチド，ヒト活性化プロテインC

エステル結合の加水分解：ビタミンB_1，蛋白分解酵素阻害薬〔FOY®：メシル酸ガベキサート（図7）やフサン®など〕

β-ラクタム環の加水分解：カルバパネム系を含むβ-ラクタム系抗生物質

その他：ウロキナーゼ，ナサルプラーゼ，マイトマイシン，ネオカルチノスタチンの力価を低下させる。

おわりに：体温とアミノ酸輸液

周術期の体温低下が術後合併症や出血量を増やし，患者さんのアウトカムを低下させるという報告が相次ぎ，麻酔中の体温管理が注目されるようになった[10]。

食物を摂取すると摂取1時間後くらいから代謝量が一過性に増加する。これをdietary-induced thermogenesisといい，Rubnerが1883年に初めて報告している。この作用は，栄養素の中では蛋白質を摂取した場合に著しく，かつその持続時間ももっとも長い。この現象は，経口摂取だけでなく，栄養素の静注でも認められる（nutrient-induced thermogenesis）ことから栄養素の消化，吸収に伴う熱発生ではない[11)12)]。

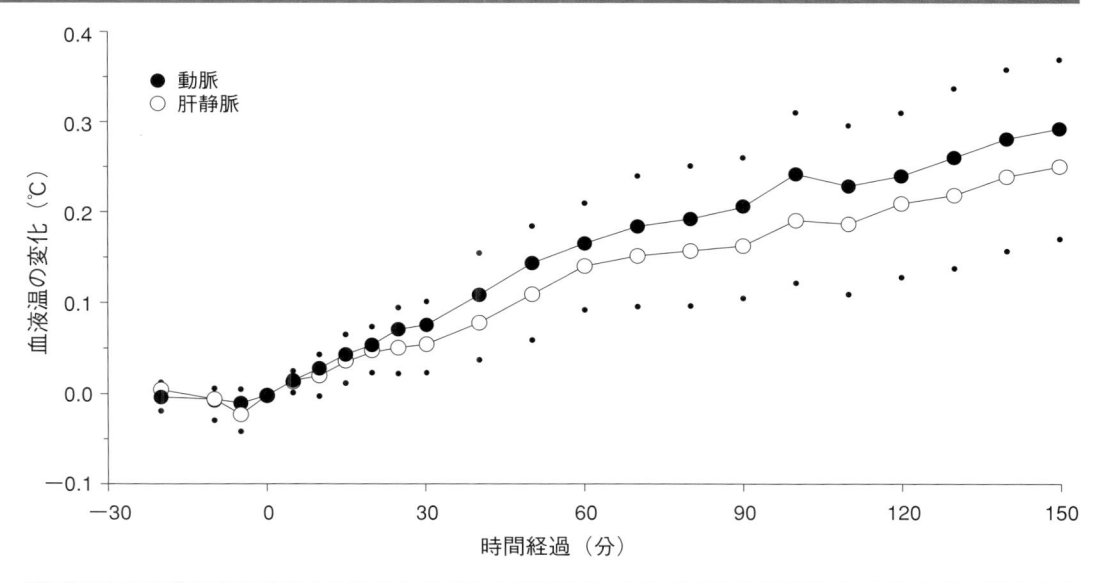

図8 アミノ酸輸液中（240 kJ/hr）の動脈血，肝静脈血の経時的変化

240 kJ/hr で2.5時間（total 600 kJ＝35 g）アミノ酸輸液を行ったときの血液温の変化である。同カロリーのグルコースを輸液しても血液温は変化しない。

（Brundin T, Wahren J. Effects of iv amino acids on human splanchnic and whole body oxygen consumption, blood flow, and blood temperatures. Am J Physiol 1994；266：E396-402 より改変引用）

　約35 g（600 kJ：アミノ酸1 g＝4.1 kcal，1 kcal＝4.2 kJ）のアミノ酸を覚醒下の健常成人に静注し，150分後には19％のエネルギー消費量の増加と0.24℃の動脈血温上昇を認めた報告[13]がある（図8）。全身麻酔下に子宮摘出術を施行された患者に対して，麻酔導入前からのアミノ酸輸液（240 kJ/hr で2時間：約30 g，480 kJ）が麻酔中の直腸温の低下を防ぐとの報告[14]や，腰椎麻酔導入2時間前からのアミノ酸輸液（4 kJ/kg/hr，2 ml/kg/hr）により中枢温が入室時と腰椎麻酔施行30分以降90分まで有意に高かったという報告[15]がある。アミノ酸輸液による体温低下防止効果は，酸素消費量の増大だけでなく，体温中枢に直接作用して体温調節性末梢血管収縮閾値を上方に変位させることによると考えられている[16]。

　臨床的には，総合アミノ酸輸液（200 ml）2本を周術期に2～3時間かけて投与することになる。また体温の低下しやすい高齢者の整形外科などの小手術の際には術前からの低濃度糖加アミノ酸輸液の投与も簡便で有益である。さらに周術期のアミノ酸輸液による下腹部手術や非人工心肺冠動脈再建術でのアウトカムの改善（入院期間や人工呼吸時間，ICU滞在時間）の報告[17]もあり，アミノ酸輸液療法の新しい可能性を示している。

appendix：アミノ酸やアミノ酸輸液に関する指標
【窒素バランス（Nバランス）】

　窒素バランスとは摂取した蛋白質に含まれる窒素量と，体外に排泄された窒素量の差である。生体の蛋白質代謝が同化（Nバランス：プラス）の方向にあるのか異化（Nバラ

5. アミノ酸輸液

ンス：マイナス）の方向にあるのかを判定する[3]。すなわち，

Nバランス＝Nin－Nout
Nin＝蛋白質摂取量（g）×0.16（蛋白質の16％が窒素）

あるいは，

Nin＝アミノ酸投与量（g）×0.81×0.16（アミノ酸の81％が蛋白質になる：残りは結合水）

そして，

Nout＝1日尿中窒素＋4（g）（4g：便，汗などで失われる1日窒素量）

あるいは，高カロリー輸液療法中は，

Nout＝1日尿中窒素

（窒素排泄量は尿中窒素の測定のみで得られる）

Nバランスがプラスであることは生体内に窒素が貯まっていること，すなわちプラスの分だけ蛋白合成がされていると考えられ，マイナスの場合は，蛋白分解（筋崩壊など）が起きている。手術後は侵襲の大きさに比例して蛋白異化が進み，Nバランスはマイナスとなる。一般に術後1週間程度でNバランスはプラスとなるが，術後合併症などを起こすとマイナスのNバランスが続く。アミノ酸輸液投与によりNバランスのマイナスの程度や期間を減らすことが可能であるが，手術後のマイナスバランスを全くなくすことはできないと考えられている。

【窒素係数】

窒素量から蛋白量を求めるための換算係数のことで，排泄された窒素量から体内で代謝された蛋白量を求めるために使われる。一般の蛋白質は16％の窒素を含むので，この逆数である6.25が窒素係数となる。アミノ酸では0.81×0.16の逆数で，7.72である。実際にはアミノ酸の配合割合に影響を受けるので，市販のアミノ酸輸液の窒素係数は製品により異なり，6.25〜7.5である。

【3-メチルヒスチジン尿中排泄量】

3-メチルヒスチジンは，アクチン，ミオシンを構成するアミノ酸で，骨格筋の分解により尿中に排泄されるので，骨格筋分解速度の指標（異化亢進の程度）となる。これを筋肉量の指標であるクレアチニン排泄量で割ると（尿中の3-メチルヒスチジン/クレアチニン比），骨格筋蛋白の分解率を示す[17]。

【非蛋白カロリー窒素比（non-protein Cal/N ratio，Cal/N比あるいはC/N比）】

（糖質の熱量kcal＋脂肪の熱量kcal）/アミノ酸（g）×0.81×0.16

高カロリー輸液を行うときに考慮される指標で，窒素1gに対してどのくらいの非蛋白カロリーを摂取したかを示す数値である。Cal/N比は150〜200くらいが望ましいと考えられている。これは総投与熱量の11〜14％を蛋白質（アミノ酸）で供給することを意味する。アミノ酸投与時に非蛋白カロリーが少ないとアミノ酸はエネルギー源として消費されてしまう。したがって，投与アミノ酸が一定あれば，非蛋白カロリーは多いほうがよい。すなわち，Cal/N比が高いほうがNバランスは改善する。また投与アミノ酸量を増加させれば，Cal/N比は低下するが，蛋白合成が促進され同様にNバランスが改善することになり，Cal/N比の適正値は解釈が難しい[3]。

経口摂取では，糖質：脂質：蛋白質は，7：2：1であるが，高カロリー輸液においては，8：1：1である。

【E/T比（essential amino acids/total nitrogen）】

アミノ酸製剤において，総窒素量に占める必須アミノ酸量のことで，一般に3～6である。

【E/NE比（essential amino acids/non-essential amino acids）】

アミノ酸製剤において，必須アミノ酸と非必須アミノ酸の比のことで，一般に1.1～1.4となっており，必須アミノ酸のほうが多く含まれている。栄養学的には若年者ほどE/NE比が高いほうが好ましいと考えられている。また投与蛋白量が少ないときは，E/NE比は高いほうが，逆に投与蛋白量が多いときは，E/NE比は低いほうがよいと考えられている。

■参考文献

1) 小越章平, 碓井貞仁. 図解高カロリー輸液. 第3版. 東京：医学書院；1990. p.2-4.
2) 内野純一, 遠藤昌夫, 大柳治正ほか. 輸液の歴史. 早城　晃, 関口定美編. 輸液と輸血の臨床. 東京：薬業時報社；1990. p.2-9.
3) 和田孝雄. 輸液の基礎知識. 第2版. 東京：医歯薬出版；1986. p.112-23.
4) 越川昭三, 藪田敬次郎, 丸茂文昭ほか. 輸液ハンドブック. 東京：中外医学社；1994. p.42-51.
5) 倉本敬二. アミノ酸輸液製剤. 薬局 2004；55：1315-30.
6) 福井四郎. アミノ酸輸液の働きとその意義. JJPEN 1995；17：869-72.
7) 内野純一, 遠藤昌夫, 大柳治正ほか. 中心静脈輸液. 早城　晃, 関口定美編. 輸液と輸血の臨床. 東京：薬業時報社；1990. p.73-80.
8) 武藤輝一編. 最新アミノ酸輸液. 東京：医薬ジャーナル社；1996.
9) 小越章平, 碓井貞仁. 図解高カロリー輸液. 第3版. 東京：医学書院；1990. p.148-55.
10) 溝部俊樹. 麻酔で体温調節機構は乱れるか. 臨床麻酔の疑問に答える生理学. 高崎眞弓ほか編. 麻酔科診療プラクティス20. 東京：文光堂；2006. p.52-7.
11) 溝部俊樹, 中嶋康文. Dietary-induced thermogenesis と周術期体温. 麻酔 2007；56：305-16.
12) 溝部俊樹. 輸液管理における serendipity：アミノ酸輸液とフルクトース輸液の新しい可能性. 日臨麻会誌 2007；27：426-35.
13) Brundin T, Wahren J. Effects of iv amino acids on human splanchnic and whole body oxygen consumption, blood flow, and blood temperatures. Am J Physiol 1994；266：E396-402.
14) Sellden E, Branstrom R, Brundin T. Preoperative infusion of amino acids prevents postoperative hypothermia. Br J Anaesth 1996；76：227-34.
15) Kasai T, Nakajima Y, Mizobe T, et al. Effect of preoperative amino acid infusion on thermoregulatory response during spinal anaesthesia. Br J Anaesth 2003；90：58-61.
16) Nakajima Y, Takamata A, Mizobe T, et al. Effect of amino acid infusion on central thermoregulatory control in humans. Anesthesiology 2004；100：634-9.
17) Umenai T, Nakajima Y, Mizobe T, et al. Perioperative amino acid infusion improves recovery and shortens the duration of hospitalization after off-pump coronary artery bypass grafting. Anesth Analg 2006；103：1386-93.

（溝部　俊樹）

基礎編

6 人工膠質液

はじめに

　膠質液の歴史は，出血に対する蘇生輸液の歴史でもあり，常に晶質液vs膠質という論点で争われてきた。現在でも続くこの論争は，出血症例が多く発生する戦争のたびに再燃を繰り返した。当初はいかにして出血量を補うか，つまり血管内容量を確保すること（血漿増量）が目的だった。そして第二次世界大戦と朝鮮戦争において臨床的に実践され，出血した戦傷者に対する蘇生輸液として注目された。しかし，急性期の救命率は増加しても，後に腎不全による高死亡率が問題となった。

　さらにベトナム戦争では，出血の際には間質を含めた細胞外液が減少するという理論に基づいて，大量細胞外液輸液が脚光を浴びるようになり，膠質液輸液に取って代わった[1]。その結果，死亡率と急性腎不全の発生率は減少したが急性呼吸促迫症候群（acute respiratory distress syndrome：ARDS）が新たな問題として持ち上がってきた。

　1970年代から集中治療室を設置する施設が増え，技術の進歩と相まって，腎臓や肺などの単一臓器不全の救命率は格段に増加した。しかし今度は，多臓器不全（multiple organ failure：MOF）が新たな問題となってきた。

　この頃より，外傷や周術期における炎症性反応に関する基礎研究が盛んになってきた。輸液に関しては血管透過性の問題が注目されるようになり，晶質液vs膠質液という単純な論争では片付けられなくなった。

　1980年代中頃より，受傷機転や病態により治療法がきめ細かくなる〔regional trauma system【注1】の充実〕に伴い，それぞれの病態により輸液法は異なるとの考えの下に晶質液vs膠質液の論争が再燃してきた。

【注1】regional trauma system：米国の外科医が中心となって始めた治療成績向上を目的とした救急システム。まず救急隊が出動するとITLS（旧称BTLS）などのプログラムや地域のプロトコールに基づいて処置，観察を行う。重症と判断すれば，脊柱固定をしたうえで，ヘリコプターでレベル1（施設の規模などからlevel 1〜4のtrauma centerが指定されている。最重症はlevel 1が対応）のtrauma centerに搬送する。trauma centerには外傷専門医，看護師が待機していてATLSに則って治療にあたる。治療成績はtrauma registryに登録されて評価される。

膠質の一般的性質

1 膠質液とは

　石けん水や霧などのように，原子や分子が集合してかなり大きくなった微粒子が分散している状態は，われわれの周りでもよく見かける。これらの大きな粒子の分散している状態は，食塩水や糖液のような小さなイオンや分子が分散している通常の溶液とは異なる。血液から血球成分を除いた血漿も同様に大きな粒子が分散した状態で存在する。具体的には，電解質や糖などの微粒子（直径＜10^{-7}cm）が均一に溶解している液体に，アルブミンのような高分子（10^{-7}cm＜直径＜10^{-5}cm）が分散している状態である。

2 人工膠質液に用いる膠質の性質

　血中に投与された膠質粒子同士が接近して合体してしまうと，血管内で巨大分子を形成し塞栓の原因になる可能性がある。しかし，膠質粒子表面にある親水性の基（-OH，-COOH，-NH$_2$など）が存在すると水素結合で水分子を強く引きつける。人工膠質液に用いる膠質はすべてこの性質を有しており（親水コロイド），血中に投与されると粒子表面が溶媒分子である水分子（水和水）により覆われる。この水和水が存在することによって膠質粒子が互いに接近しても，水分子が離れなければ膠質粒子間の接触を妨げることができる。そもそもわれわれが人工膠質に求める血漿増量効果は，親水性による水和水獲得能力によるものである。

3 膠質液の性質

　水和水を獲得した膠質粒子はイオンや小分子よりはるかに大きい。そのため，ある大きさの穴を持つ膜を通過できない。これによって膠質粒子のみの溶液にすることができる。これを透析と呼ぶ。血管内皮はセロハン膜のような単純な構造はしていないが，毛細血管レベルにおいて半透膜の役目を果たす。人工膠質はアルブミンのような単一分子量ではなく，分子量に幅を持った粒子により構成される（多分散性：polydispersity）。そのため，分子量の小さい膠質は尿中に排泄されたり，血管内皮間隙を通過して間質へ移動する。

6. 人工膠質液

臨床的に用いられる人工膠質液

1 総論

　現在臨床で用いられている人工膠質は，アミノ酸重合体であるゼラチン，アミロペクチンであるブドウ糖重合体のデキストランまたはヒドロキシエチルデンプンである。ほぼすべての原子が共有結合で結ばれた分子コロイドであり，分子式はアミロペクチンの場合は $(C_6H_{10}O_5)_n$ または $H-(C_6H_{10}O_5)_n-OH$ と表される。

2 各論

a. ゼラチン

　通常，ウシのコラーゲンによるゼラチンから生成され，尿素結合したゼラチン（Haemaccel®）やコハク酸結合されたゼラチン（Gelofusine®）が商品となっているが，日本では販売されていない。ゼラチンは幅広い分子量分布を示すが，70％以上の分子は腎臓における排泄閾値よりも小さく，15,000 Da 以下の分子はクレアチニンのクリアランスとほぼ同等とされ，半減期は3.5〜4時間と短く，静注しても早期に血管内から消失する[2]。そのため，投与直後は血漿増量効果が見られても，その効果時間は短い。最近の話題は，狂牛病（bovine spongiform encephalopathy：BSE）に感染したウシから産生された食品によるクロイツフェルト・ヤコブ病である。製薬関係のゼラチン商品に感染した症例はないし，BSEに非感染の証明を受けたウシしか使用していないのだが，重要な問題である。

b. デキストラン（dextran：Dex）

　Leuconostoc mesenteroides というバクテリアによってショ糖から約20万のブドウ糖からなる多糖類が産生され，この多糖類から平均分子量4万（Dex 40）と7万（Dex 70）のDexが作られる。現在日本ではDexを用いた商品は少なくなったが，海外では5％ブドウ糖液や0.9％生理食塩液に溶解されているものが主流である。また，欧州では6％MW 70,000 Dex を 7.5％ NaCl液に溶解した高張膠質液が市販されている。約90％のDex 40分子は 10,000〜80,000 Da の範囲に分布した多糖類である。さらにDexの尿中排泄閾値となる分子量は 50,000〜55,000 Da の間にあるとされており，投与された Dex 40 の70％は24時間以内に尿中排泄されるといわれている。また，Dex 70 の 40％は腎排泄閾値を下回るとされている。

　分子量 60,000 以下のDexは赤血球凝集を抑制して粘性を低下させる。この効果は，末梢血流を改善すると同時に，血小板凝集や第VIII因子を抑制し，VIII/フォン・ウィルブランド因子複合体を減少させる[3]。このためDex 40は血漿増量剤としてよりも血流改善目的に使用されてきた。一方，Dex 70は血漿増量剤として普及してきた。しかし，日本

表1 characteristics of different HES solutions

	HES 70/0.5	HES 130/0.4	HES 200/0.5	HES 200/0.5 ; 260/0.5 (Hetastarch)	HES 200/0.62	HES 450/0.7 (Pentastarch)
Concentration (%)	6	6	6	10	6	6
Volume efficacy (%)	80〜90	100	100	130〜150	100	100
Volume effect (hr)	1〜2	3〜4	3〜4	3〜4	5〜6	5〜6
Mean molecular weight (MW) (Daltons)	70,000	130,000	200,000	200,000	200,000	450,000
	260,000					
Degree of substitution (DS)	0.5	0.4	0.5	0.5	0.62	0.7
C2/C6 ratio	4:1	9:1	6:1	6:1	9:1	4.6:1
Max. dose (ml・kg^{-1})	33	33〜50	33	20	33	20

HES = hydroxyethylated starch

や英国ではアナフィラキシー様反応の頻度が高いために一般に使用されなかった。おそらくは食事性の交差免疫によるとされる。製薬会社は1回に使用する量を500〜1,000mlまたは20ml/kg/dayと推奨[4]しているが、アレルギー反応はDex投与後の早い段階で発症するので、免疫学的な背景から使用制限するとすれば意味のない制限ではある。

c. ヒドロキシエチルデンプン（hydroxyethylated starch : HES，表1）

　HESが臨床的に使われ始めたのは1970年代で，その後急速に普及した。HESはアミロペクチンと呼ばれるD-ブドウ糖の1-4結合や1-6結合で多分枝化している重合体から合成される（図1）。エチレンオキサイドによる反応で水酸基の水素イオンがヒドロキシエチル基に置換されることで，血中の非特異的アミラーゼによるHESの分解は遅くなる。この置換はブドウ糖分子の2，3，6炭素原子でなされ，各部同等分子は0〜3個のヒドロキシエチル基を有することになる。大部分は2番目と6番目の炭素で置換され（図2），C2：C6比が大きくなると酵素分解が遅くなってHESの半減期が延びる[5]。ヒドロキシエチル基に置き換わったブドウ糖分子の割合を置換度（degree of substitution : DS）と呼び，0〜1の間の数字で表現され，この数字が大きいHESは分解が遅くなる。HESは幅広い分子分布を持ち（多分散性），特に高DS（＞0.6），高C2：C6比，高分子量（＞450kDa）のHESは半減期が長くなる（図3）。HESは静注されると，70kDa以下の分子はただちに尿中に排泄されるが，大分子はアミラーゼにより水解されて平均分子量を少しずつ小さくして，やがて尿中排泄される分子量にまで分解される。しかし，一部は長期間体内に残り，さまざまな問題の原因にもなる[6)7]。

6. 人工膠質液

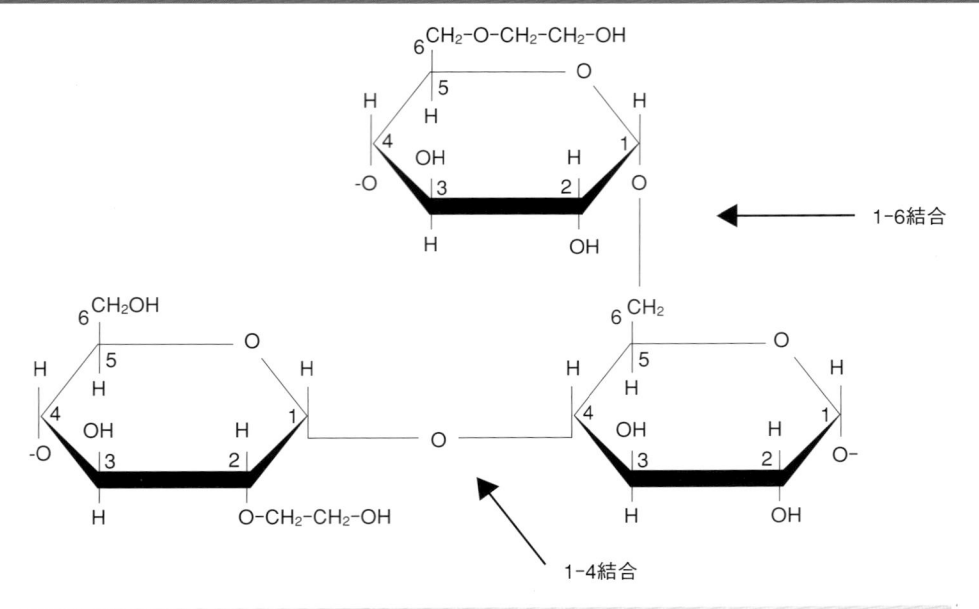

図1 HESの基本となるブドウ糖分子結合

HESの基幹構造となるブドウ糖分子の重合（アミロペクチン）は、炭素原子C1とC4、C6で結合する（矢印）ことによって二次元的に広がった形態を取る。

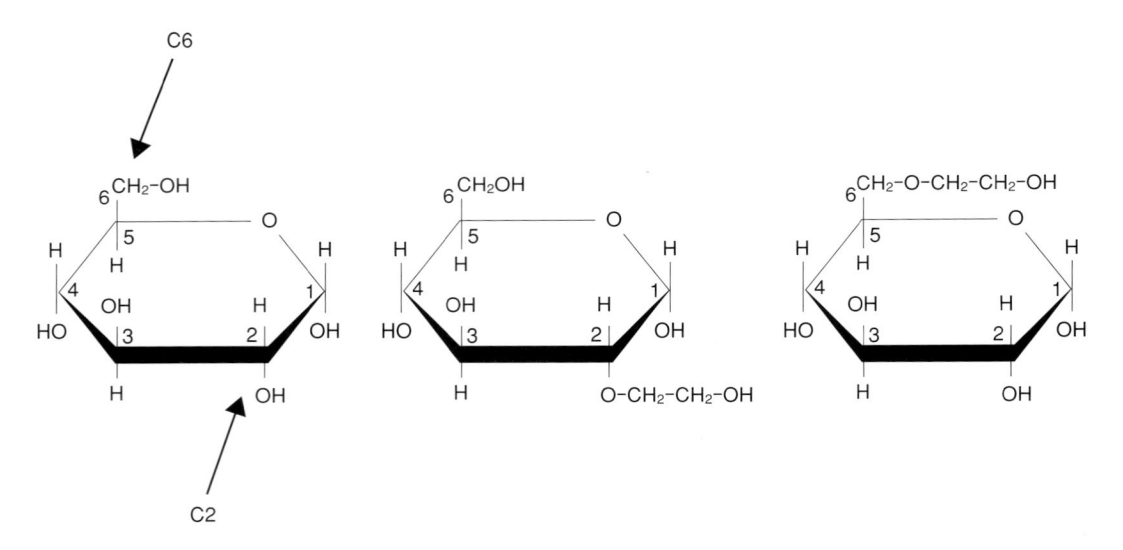

図2 HESの性質を規定する因子

ヒドロキシエチル基がC2、C6の水酸基の水素イオンと置き換わることで、血中アミラーゼによる分解速度は遅くなるが、HESのブドウ糖分子全体のうち、ヒドロキシエチル基に置き換わった割合を置換度（degree of substitution：DS）という。特に置換された炭素の部位の比（C2：C6）を置換型（pattern of substitution：PS）という。

ブドウ糖分子（左）のヒドロキシエチル基と置き換わる水酸基の水素イオンを有する炭素原子を示す（矢印）。ヒドロキシエチル基が置き換わったブドウ糖分子を示す（中央；C2置換、右；C6置換）。

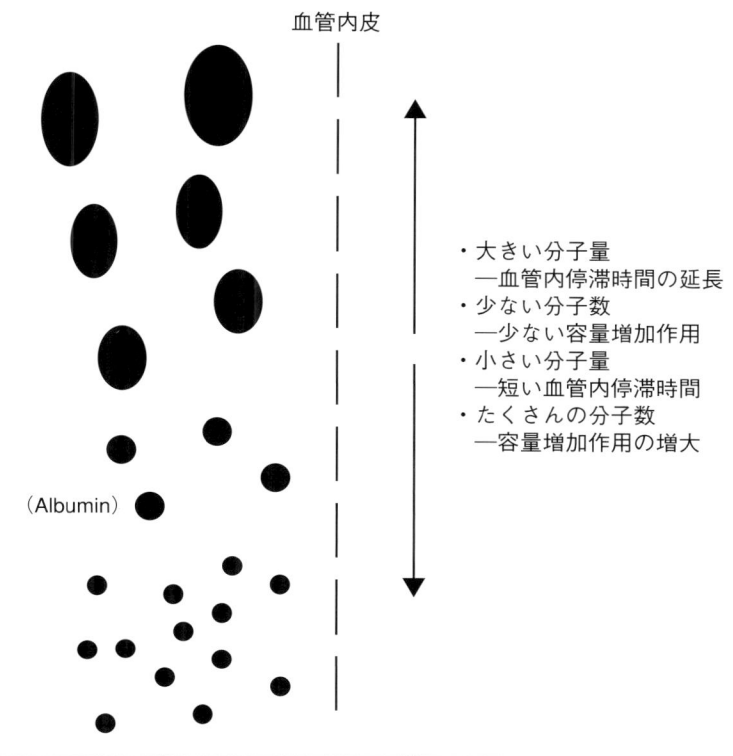

図3 多分散性（polydispersity）

膠質の分子量が大きければ，血管内に停滞する時間は長くなり，分子量が小さくなると尿中に排泄されたり血管外に漏出するため，血管内停滞時間は短くなる。膠質の分子数が少ない場合，1つの分子が保持する水分には限りがあるため，容量増加効果（血漿増加効果）は小さくなり，膠質分子が多くなれば容量増加効果は大きくなる。

HESはこの多分散性を調整することにより性質を変えることが可能。

膠質に求められる医学的効果

1 血漿増量効果

血漿の容量増加は，①膠質浸透圧と，②膠質浸透効果により規定される。

a. 膠質浸透圧（colloid osmotic pressure：COP）

浸透圧とは，"半透膜を隔てて溶液と純溶媒を接触させたときに生じる純溶媒相から溶液相への溶媒の浸透を抑えるために必要な溶液相に加える余分な圧力"である。van't Hoffは実験結果から，（浸透圧）＝（気体定数）×（絶対温度）×（濃度）を導き出し，$\pi = RTc/M$の関係を見い出した（π：浸透圧，R：気体定数，T：絶対温度，c：溶質の濃度，M：溶質の分子量）。すなわち，膠質浸透圧は溶質の濃度に比例するが，分子量に

は反比例するのである。しかしこの式は，人工膠質のような重合体化合物の場合は濃度がごく薄い場合でしか成立しない。通常の人工膠質液のように6％溶液の場合，van't Hoffの式は$\pi = RTc/M + Ac^2$のように書き換えられ，Ac^2だけ偏位することになる。このAという係数は溶質である重合体化合物の形に依存する。デキストランでは，分子量Mを含む第1項よりもAを含む第2項が大きくなることが知られており，6％の濃度ではCOPは分子量ではなく溶質の濃度に依存することになる。Hint[8]はデキストランの分子量を50倍にしてもCOPが2倍にしかならないことを示している。また，MW 70,000 6％ DexとMW 40,000 10％ Dexで比較すると，COPは，前者では800mmH$_2$O，後者では2,300mmH$_2$Oとなり，分子量は小さくても分子数が多いほうが高いCOPを示す。

【血漿膠質浸透圧】

約350mmH$_2$Oの血漿COPは主に血漿中の7.5％のプロテインによって発生する。つまり，7.5gのプロテインは100mlの水を保持することになり，プロテイン1gは約13mlの水を抱え込むと言い換えることもできる。それゆえに，蛋白の総量（total protein：TP）が増えれば血漿量が増加するのである。

【MW 70,000 6％ DexとMW 40,000 10％ Dex】

血漿蛋白と同様のことが人工膠質液でもいえる。生体内で循環するDexの濃度は4～5％である。つまり4～5gのDexが100mlの水を保持することであり，換言すれば1gのDexは20～25mlの水を保持することを示す。COPは，前者で800mmH$_2$O，後者で2,300mmH$_2$Oであり，血中蛋白に比してかなり高い膠質浸透圧を有する。これらDexを血中に投与すると，血中膠質の総量は増える。分子量の小さいDexは尿中から排泄され，血漿蛋白の一部は血管内から血管外へ漏出して，膠質浸透圧の恒常性は維持される。この現象は，血漿アルブミン濃度の低下によって観察される。逆に，人工膠質が消失するにつれて血漿アルブミン濃度が復帰する。

b. 膠質浸透効果

毛細血管膜を隔てて，血管内外の膠質浸透圧と静水圧が平衡を保っていることをスターリングが端的に示した。

$P_c + \pi_i = P_i + \pi_\tau$ （P_c：毛細血管内圧，P_i：血管周囲の静水圧，π_i：血漿の膠質浸透圧，π_τ：血管周囲の膠質浸透圧）

Hint[9]は2％ Dex 40を50ml/kg，20％ Dex 40を5ml/kg，つまりDex投与量を同じ1g/kgとして血漿増量効果を観察した。2％溶液は低膠質浸透圧（245mmH$_2$O）であり，20％溶液は高浸透圧（7,500mmH$_2$O）である。2％溶液を投与すると，いったんは用量依存的に循環血液量が増加し，同時にP_cも上昇する。しかし，循環血液全体のCOPが低下するため，血管内から水は血管外へ移動する。一方，20％溶液を投与すると，循環血液量の増加は少ないためP_cの上昇は小さいが，循環血液のCOPは著明に増加する。そのため血管外から血管内へ水が移動し，結果的には循環血液は投与したときよりも増加した状態に安定する。この研究で示されるように，投与される膠質が同じものであれば，総投与量が同じならば，最終的には循環血液量はほぼ同じ量に落ち着くことが示されている（図4）。しかし，投与された膠質が同質で同量であるなら1gのDexが保持する水分量

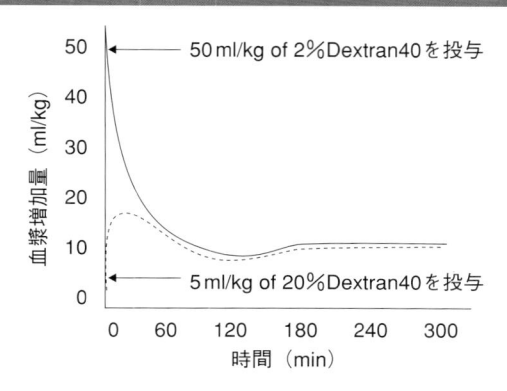

図4 1g/kgのDex 40を投与した場合の血漿増加量

上の線（実線）は2％の溶液を50 ml/kg輸液した場合の血漿増加量を示し，下の線（破線）は20％の溶液を5 ml/kg輸液した場合を示す（Hint H, 1968）。時間の経過とともに血漿増加量は等しくなることを示し，血管内に残存しているコロイドの量が同じであれば血漿増加効果は等しいことを示す。

は20〜25 mlで同じである。ゆえに，2％の低張な膠質液に含まれる過剰な水は間質に漏出するか尿中に排泄されることになる。このように人工膠質が高張であるか低張であるかにより，性質は大きく異なる。高張な膠質（この場合，膠質の濃度が高いことを示す）の場合は水を血管外から引き込み，低張な膠質（同様に，膠質の濃度が低い）を投与すると水は血管外に移動する。

2 血液流体力学的効果

血管内に投与された膠質は，血液の性質を変化させ血流に影響を与える。

a. 赤血球の凝集（erythrocyte aggregation）

膠質の生化学的特性が赤血球の凝集に影響を与えることは知られている。Dex分子が赤血球表面に吸着することによって赤血球同士の凝集を妨げると推測し，Rothmanら[10]は実際に膠質が吸着していることを観察した。そしてさまざまな膠質の特性から，分子量の小さい膠質は赤血球の凝集を抑制することを示し，その能力はDexの分子量が50,000以下で優れていることを示した。その後，赤血球の凝集が末梢の微小循環を妨げる要因であることが示されるようになり，微小循環改善目的に低分子Dexが注目されるようになった[11]。

b. 血液の粘稠度（blood viscosity）

全血の粘稠度は主にヘマトクリット（hematocrit：Hct）値，血液のレオロジー的特性すなわち"ずり速度"【注2】，および血漿の粘性に依存する。Randら[12]はこれらの因子

表2 さまざまなHctとshear rateにおける動的粘度

Shear rate sec^{-1}	Plasma	Whole Blood Hct 20	Hct 40	Hct 60	Hct 80
212	1.4	2.5	3.8	6.5	—
106	1.5	2.6	4.4	7.2	14.4
42	1.5	2.8	5.3	8.8	17.9
21	1.6	2.9	5.8	10.9	21.7

37℃における正常人の動的粘度をさまざまなHctとshear rate（rate of flow）で測定した。

について，さまざまなずり速度における粘稠度の違いを観察し，血液の粘稠度は血流速度とHct値に依存することを示した（表2）。これらの結果から，粘稠度はHct値の増加に対し急激に増加することがうかがえる。これは，血液希釈においてHctと直線的関数となる酸素運搬能よりも，粘稠度が血流に大きな影響を与えることを示すものである。その点から見ると，短期の血漿増量と血液希釈を望むなら比較的低分子の濃度の低い膠質液が適しているといえる。一方，分子量の大きい膠質は，特に長期にわたって単独投与すると，分子同士が集積して粘稠度が増して血流が悪化する可能性がある。間質の水分が十分に存在していれば，血管内に水分を引き込んで水和水を獲得することにより膠質分子の集積を防ぐことができ，血漿は希釈され，その結果粘稠度は低下する。逆に，間質に水分が少ない状態では，高濃度の膠質を長期で単独使用すると粘稠度は低下せず，血管内皮を含め細胞内のさらなる脱水を起こす可能性がある。この危険を回避するためにも，高濃度の人工膠質液は存在せず，しかも長期使用の際には細胞外液輸液を併用することが必要となるのである。

【注2】ずり速度：液体を構成する分子の移動速度で，分子の移動速度が速い（分子の運動エネルギーが大きい）ほど，分子間の摩擦抵抗も大きくなるため，粘性抵抗が大きくなることになる。

3 血管内皮に与える効果

血球や血漿だけでなく，人工膠質が血液の流体力学的効果に与える効果は，血管壁にも存在することは推測されていたが，*in vivo*の研究は比較的新しい分野である。

a. 血管内皮細胞における物質移動経路のコーティング

Zikriaら[13]は，浸透圧効果とは別に，HESが血管内皮細胞間の間隙や有窓毛細血管における小孔を塞いで，アルブミンの血管外漏出を抑制することを報告した（sealing effect）。これがHES独特な多枝状の形状によるものなのか，電気的に中性であることが関係しているのかは不明である。

b. plasma layer と endothelial surface layer

　血管内皮細胞表面を電子顕微鏡で観察すると，シアロ糖蛋白やムコ多糖蛋白などの糖蛋白で構成される線維構造の分子が内皮表面を層状に覆っている．この線維構造はグリコカリックスと呼ばれ，赤血球が血管内皮に近づくことを防ぐ区域を形成する[14]．血球が存在しないこの層はplasma layer，surface-matrix layer またはendothelial surface layer（ESL）と呼ばれる．Rehmら[15]は，血管透過性を規定する因子として，内皮細胞だけでなく内皮細胞を覆うグリコカリックスも含めて，double-barrier conceptを提唱した．実際にグリコカリックスをヘパリナーゼで処理すると約25％透過性が増すことを示し，血管透過性に大きくかかわることを示した．グリコカリックスは負に帯電しており，同じく負に帯電しているアルブミンを排斥する．そのためアルブミンは血管外に漏出しにくくなるが，グリコカリックスが失われる状況では漏出しやすくなる．また，Henryら[16]は，電気的に中正なDex分子がグリコカリックス内に取り込まれることによってESLの構造が密になって，分子量の小さいDexの血管外漏出が減ると報告した．

4 抗凝固作用

　大量に人工膠質液を投与する際に，もっとも関心のある副作用のひとつであり，近年多くの報告がなされている．

a. HES

　HESの止血抑制は，その分子量が大きいほど，また血管内に長時間停滞するほど影響が強くなる．HESを使用する際に発生する血液凝固異常の原因は，第VIII因子とフォン・ウィルブランド因子（von Willebrand factor：vWF）の量的低下のみを示すtype Iフォン・ウィルブランド様症候群と血小板凝集抑制である．あらゆるHES製剤を使用しても，vWF機能が正常であること，vWFマルチマーが正常であることから，希釈による量的低下が原因と考えられる．それゆえに，分子量が大きくて（high-MW），分解されにくい（high-DS, high C2/C6 ratio）HESが止血機能に悪影響を与えることが理解できる[17][18]．また，HES分子が血小板の表面に結合することにより，血小板フィブリノゲン受容体の機能が低下して，血小板の凝集抑制が発生すると考えられている[19]．一方，溶媒も止血効果に影響を与える．細胞外液の電解質組成に近い輸液（balanced electrolyte solution）にHESを溶解した場合，0.9％ NaCl液を用いる場合よりも凝固障害が少ないことが報告[20]されている．

b. Dex

　前述したように低分子Dexは微小循環を改善するが，同時に第VIII因子を低下させ，プラスミノゲンを活性化し，線維素溶解を促進する[21][22]．また，Dexにより血小板機能は抑制され[18]，同時にフィブリン線維構造が粗く壊れやすくなることにより血餅形成が弱くなると考えられる．

5 抗炎症作用

外傷による炎症反応や細胞性免疫反応が，全身性炎症反応症候群（systemic inflammatory response syndrome：SIRS）やMOFのリスクを上げる[23]が，人工膠質は白血球接着を抑制し，内皮細胞障害を軽減することにより微小循環が改善する[24]。その効果はHESよりもDexのほうが優れているとされるが，さらなる研究が必要と思われる[25)26]。

人工膠質液の副作用

1 アレルギー

ヒトアルブミンを含めすべての膠質液は，アナフィラキシー反応〔過去にアレルゲンに感作されており免疫グロブリン（immunogloblin：Ig）Eが関与する〕やアナフィラキシー様反応（初めてアレルゲンと接触したときに発症し，IgEが反応を引き起こすのではなく，アレルゲン自体によって引き起こされる）などのアレルギー反応を起こす可能性がある。そのアレルギー反応は，膠質の性質や患者のアレルギー歴によって異なると思われる。発生頻度は報告によりさまざまであるが，尿素多重結合したゼラチンでは他の膠質に比して高い頻度でヒスタミン放出によるアナフィラキシー様反応を示すと報告[27]された。Dexで起きるアレルギー反応には直接ヒスタミンが関与してはおらず，腸内で産生されたDexに対して獲得されたDex抗体（IgG，IgM）による抗原抗体反応と考えられている。Dex液の初回投与で約1/2,500の割合でアレルギー反応を起こすとされるが，ハプテン〔抗Dex抗体となるDex 1（MW 1,000 Da）〕をDex液投与前に20 ml静注することにより1/70,000に減少した[28]。HESのアレルギー反応に関する情報は少ないが，なんらかの原因で（おそらくDexと同様に）IgG，IgM，IgA抗体が産生されて抗原抗体反応を起こしたり[29]，補体が活性化したりすると考えられている[30]。その発生頻度は，Dexにおいてハプテンを使用した場合と同程度ではないかと考えられている。

2 腎機能

Dexによる腎不全の報告は1960年代に始まり，微小循環改善目的にDex 40を投与した後に，急性腎不全を呈する報告[31)〜35]が続いた。病理学的には，極度の浸透圧変化に伴う腎尿細管の膨化と空胞化による浸透圧性ネフローゼと考えられている。このDexによる急性腎不全発症の前提条件として，既存の腎病変や腎不全準備状態を除くと，脱水状態がもっとも重要である。Dexを脱水状態に使用すると，尿細管における水の再吸収が著しいため，Dexの尿中濃度が著しく高くなり，尿の通過障害を起こす。基本的には膠質浸透圧を正常値に戻す目的で血漿交換を行うことにより腎機能は回復する[36]。一方，

HESは歴史が浅いためか，または慎重に使用されているためか，腎不全の報告は少ない[37]。健常人においては，Dexに比してHESは安全に使用できるとされるが，腎疾患を伴う患者では腎機能低下を起こす可能性がある[38]。いずれにせよ，大量の膠質を使用すると糸球体濾過は減少するため，自由水の補給となる等張以下の晶質液の併用が必要である[39]。

3 瘙痒感

ゼラチンやDexが代謝されやすい反面，HESは完全に分解されず，高分子の残基がさまざまな臓器に蓄積する[40]。皮膚ではマクロファージへの取り込み[6,41,42]が見られ，それによって抗ヒスタミン薬，ステロイドなども効かない頑固な痒みが引き起こされると考えられる[7,43,44]。その頻度は30％を超えるとされる。しかも，この瘙痒感の発症が投与後から数日経て起こるために，原因究明が遅れたり見逃すことが多く，注意が必要である[7]。

人工膠質液と微小循環

水も含めた小分子の大部分が毛細血管で血管内外を移動する。分子量の小さい膠質も毛細血管で血管外に漏出するものと考えられる。人工膠質液に求められる性質は，安全性を除けば，いかに長く血管内にとどまり，かつ血管外に漏出しにくいかである。それは膠質の分子量や分布，分解しやすさに依存すると考えられる。しかし，実際に血管外へどの程度漏出するかを現象的にとらえることはなされなかった。

われわれ[45]は生体顕微鏡下に，分子量分布や性質の異なるHESを用いて，血管外漏出現象を観察した。

1 少量出血の場合

出血（循環血液量の10％）性ショックモデルラットにおいて，蛍光物質を付加した組成の異なる3種のHESを出血量と等量投与して，微小血管内の停滞率を測定した。日本で使用可能なHESに比べ約2〜3倍の分子量を有する2種類のHESと，主に米国で使用されている高分子量のHESを用いた。

その結果，中分子HES-A（平均分子量：150〜200 kDa，DS値：0.6〜0.68，C2位/C6位比＝8：1）はもうひとつの中分子HES-B（平均分子量：175〜225 kDa，DS値：0.45〜0.55，C2位/C6位比＝6：1）よりも長時間にわたり血管内に停滞し，大分子量HES-Cに匹敵するほどの血管内停滞率を有することを示した。

HES-AとHES-Bの分子量を比較すると平均値で25 kDaの差でHES-Bが大きい。一方，分解されやすさ（DS値，C2位/C6位比）から見ると，HES-Bのほうが分解されやすい。これらの性質から見ると，分子量の差はほとんどないと考えられ，当初は分解されにくいHES-Aのほうが血管内に停滞しやすいと推測された。しかし，結果は逆となり，分解

されやすい中分子量のHES-Bが大分子量HES-Cに匹敵する効果を得た。

25kDaの分子量の差が毛細血管での漏出に大きく影響するのだろうか。

少なくとも少量出血の場合では血管透過性は亢進していなかったものと考えられ，しかも毛細血管レベルの開通性はさほど悪化していなかったものと考えられる。つまり，血管内外を隔てる血管内皮の隔壁としての機能は正常であり，かつ水や小分子は正常に移動可能であったと考えられる。その点からも見ると分解されやすいHES-Bは血管内に停滞しにくいはずである。DS値やC2位/C6位比については分子量を同じにして再度比較する必要があると思われる。

現在ヨーロッパでは，われわれの用いた中分子量HESとほぼ同様の分子量で置換度は低く，C2位/C6位比は高いものが製剤として流通している。理論的には，排泄の早い小分子量部分と副作用の原因となる大分子量部分を少なくした中分子量群であるのが望ましい。また，瘙痒の原因ともなる体内蓄積を防ぎ，副作用を抑制するためにも置換度を小さくし，C2位/C6位比を高くして分解を抑えることが理想であろう。しかし，生体顕微鏡下での実際の観察では，C2位/C6位比が小さくても十分な血管内停滞効果が得られた。

われわれの結果は，大分子量でかつ分解されにくいHESを用いる必要はなく，中分子量（175～225kDa），低DS値，低C2位/C6位比のHESが有用であったことを示した。

2 大量出血の場合

少量出血の場合と同様のHESを大量出血モデルに用い，生体顕微鏡下に血管内外のHESを観察した。

少量出血の場合では，平均分子量が150～200kDaのHESは血管外に漏出しやすい結果を得たが，大量出血の場合では分子量の大小の影響は少なかった。

物質移動の場となる毛細血管領域に存在する血液量は全体の約6％程度であり，大量出血の場合は末梢血管が収縮することにより毛細血管領域を含め静脈系が収縮し，その結果，毛細血管床の面積は著明に減少すると考えられる。そのために本来なら血管外に漏出するはずの小分子も血管内にとどまる結果になったのではないかと推察する。

おわりに

人工膠質液ほど，日本と欧米との間で認識が異なる輸液はないと思う。かつては日本にも大分子Dex液が存在したが，現在使用できる人工膠質液は，HESにせよDexにせよ，効果時間の短い低分子の製品ばかりである。なぜ日本では人工膠質液が進化しなかったのか。

人工膠質液が登場した直後から低分子Dexによる腎不全の報告[46)47)]があった。おそらくは脱水状態にもかかわらず間質の補液を行わずに（＝晶質液による間質の補液なしに），つまり高膠質浸透圧輸液を単独で長期使用したから発生したのである。

輸液は難しいといわれる一方で，輸液なんて何を使っても同じだし安全だ，という考えがどこかにある。その裏返しは，少しでも危険ならその輸液を使わなくても他に適当

なものがある，ということになる。これはどちらも正しい。生体の体液に対する調整能力は優れ，成分が多少違った輸液を投与しても順応することをわれわれは経験的に知っている。しかし，このような生体の柔軟性がかえって輸液をあいまいな存在にさせたような気がする。そんな状況での予期せぬ腎不全に戸惑ったのではないか。そして深く検証しないままに人工膠質液を敬遠し，高価なアルブミンに日本は向かい，一時は世界のアルブミンの30％以上を消費するに至った。

　国内ではいまだにその地位を確立していないHESの原粉を，実はもっとも多く海外に供給しているのは日本であることはご存じだろうか。皮肉なことに，国外からの非難と国内の経済的背景に後押しされて，その揺り返しが始まっている。逆輸入である。その是非は次元の違う話であるが，日本ではなかなか認可されない間に海外ではたくさんの研究がなされ，人工膠質の改良が進んでいる。常に欧米の後塵を拝すのは日本のお家芸か。

　仮に循環作動薬の誤投与で重大な事故を起こしたとして，それをもってその薬剤を使用禁止にするだろうか。効能をよく知ったうえで慎重に使うようにするだろう。抗生物質だってアレルギー反応を起こす。晶質液だって大量に投与すれば希釈性に凝固因子は減る。使う側の人工膠質液誤投与が膠質液自体の責任にされていると思われる。輸液といえども使い方ひとつで，毒にも薬にもなる。

■参考文献
1) Shires T, Williams J, Brown F. Acute change in extracellular fluids associated with major surgical procedures. Ann Surg 1961 ; 154 : 803-10.
2) Saddler JM, Horsey PJ. The new generation gelatins. A review of their history, manufacture and properties. Anaesthesia 1987 ; 42 : 998-1004.
3) Battle J, del Rio F, Lopez Fernandez M. Effect of dextran of factor VIII/von Willebrand factor, structure and function. Thromb Haemost 1985 ; 54 : 697-9.
4) Ramsay G. Intravenous volume replacement : indications and choices. Br Med J (Clin Res Ed) 1988 ; 296 : 1422-3.
5) Treib J, Haass A, Pindur G. Coagulation disorders caused by hydroxyethyl starch. Thromb Haemost 1997 ; 78 : 974-83.
6) Sirtl C, Laubenthal H, Zumtobel V, et al. Tissue deposits of hydroxyethyl starch (HES) : dose-dependent and time-related. Br J Anaesth 1999 ; 82 : 510-5.
7) Spittal MJ, Findlay GP. The seven year itch. Anaesthesia 1995 ; 50 : 913-4.
8) Hint H. The relationship between the molecular weight of dextran and its effects. Rheomacrodex, Reports of Symposia 1964 ; 1 : 2.
9) Hint H. The pharmacology of dextran and the physiological background for the clinical use of rheomacrodex and macrodex. Acta Anaesthesiol Belg 1968 ; 19 : 119-38.
10) Rothman S, Adelson E, Schwebel A, et al. Absorption of carbon-14, dextran to human blood platelets and red blood cells, *in vitro*. Vox Sanguinis 1957 ; 2 : 104-9.
11) Groth C, Thorsén G. The effect of Rheomacrodex and Macrodex on factors governing the flow properties of the human blood. Acta Chir Scand 1966 ; 130 : 507-19.
12) Rand PW, Lacombe E, Hunt HE, et al. Viscosity of normal human blood under normothermic and hypothermic conditions. J Appl Physiol 1964 ; 19 : 117-22.
13) Zikria BA, King TC, Stanford J, et al. A biophysical approach to capillary permeability. Surgery

1989 ; 105 : 625-31.
14) Turner MR, Clough G, Michel CC. The effects of cationised ferritin and native ferritin upon the filtration coefficient of single frog capillaries. Evidence that proteins in the endothelial cell coat influence permeability. Microvasc Res 1983 ; 25 : 205-22.
15) Rehm M, Zahler S, Lotsch M, et al. Endothelial glycocalyx as an additional barrier determining extravasation of 6% hydroxyethyl starch or 5% albumin solutions in the coronary vascular bed. Anesthesiology 2004 ; 100 : 1211-23.
16) Henry CB, Duran WN, DeFouw DO. Permselectivity of angiogenic microvessels following alteration of the endothelial fiber matrix by oligosaccharides. Microvasc Res 1997 ; 53 : 150-5.
17) Treib J, Haass A, Pindur G, et al. All medium starches are not the same : influence of the degree of hydroxyethyl substitution of hydroxyethyl starch on plasma volume, hemorrheologic conditions, and coagulation. Transfusion 1996 ; 36 : 450-5.
18) de Jonge E, Levi M. Effects of different plasma substitutes on blood coagulation : a comparative review. Crit Care Med 2001 ; 29 : 1261-7.
19) Deusch E, Gamsjager T, Kress HG, et al. Binding of hydroxyethyl starch molecules to the platelet surface. Anesth Analg 2003 ; 97 : 680-3.
20) Gan TJ, Bennett-Guerrero E, Phillips-Bute B, et al. Hextend, a physiologically balanced plasma expander for large volume use in major surgery : a randomized phase III clinical trial. Hextend Study Group. Anesth Analg 1999 ; 88 : 992-8.
21) Eriksson M, Saldeen T. Effect of dextran on plasma tissue plasminogen activator (t-PA) and plasminogen activator inhibitor-1 (PAI-1) during surgery. Acta Anaesthesiol Scand 1995 ; 39 : 163-6.
22) Miller CL, Lim RC. Dextran as a modulator of immune and coagulation activities in trauma patients. J Surg Res 1985 ; 39 : 183-91.
23) Dorman T, Breslow MJ. Altered immune function after trauma and hemorrhage : what does it all mean? Crit Care Med 1994 ; 22 : 1069-70.
24) Lang K, Suttner S, Boldt J, et al. Volume replacement with HES 130/0.4 may reduce the inflammatory response in patients undergoing major abdominal surgery. Can J Anaesth 2003 ; 50 : 1009-16.
25) Menger MD, Thierjung C, Hammersen F, et al. Dextran vs. hydroxyethylstarch in inhibition of postischemic leukocyte adherence in striated muscle. Circ Shock 1993 ; 41 : 248-55.
26) Steinbauer M, Harris AG, Messmer K. Effects of dextran on microvascular ischemia-reperfusion injury in striated muscle. Am J Physiol 1997 ; 272 : H1710-6.
27) Lorenz W, Duda D, Dick W, et al. Incidence and clinical importance of perioperative histamine release : randomised study of volume loading and antihistamines after induction of anaesthesia. Trial Group Mainz/Marburg. Lancet 1994 ; 343 : 933-40.
28) Ljungstrom KG. Safety of dextran in relation to other colloids—ten years experience with hapten inhibition. Infusionsther Transfusionsmed 1993 ; 20 : 206-10.
29) Kreimeier U, Christ F, Kraft D, et al. Anaphylaxis due to hydroxyethyl-starch-reactive antibodies. Lancet 1995 ; 346 : 49-50.
30) Cullen MJ, Singer M. Severe anaphylactoid reaction to hydroxyethyl starch. Anaesthesia 1990 ; 45 : 1041-2.
31) Matheson NA, Diomi P. Renal failure after the administration of dextran 40. Surg Gynecol Obstet 1970 ; 131 : 661-8.
32) Tsang RK, Mok JS, Poon YS, et al. Acute renal failure in a healthy young adult after dextran 40 infusion for external-ear reattachment surgery. Br J Plast Surg 2000 ; 53 : 701-3.
33) Burgos-Calderon R, Figueroa JE. Acute oliguric renal failure associated with low-molecular-

weight dextran. Bol Asoc Med P R 1972 ; 64 : 1-4.

34) Schwarz J, Ihle B, Dowling J. Acute renal failure induced by low molecular weight dextran. Aust N Z J Med 1984 ; 14 : 688-9.

35) Zwaveling JH, Meulenbelt J, van Xanten NH, et al. Renal failure associated with the use of dextran-40. Neth J Med 1989 ; 35 : 321-6.

36) Ferraboli R, Malheiro PS, Abdulkader RC, et al. Anuric acute renal failure caused by dextran 40 administration. Ren Fail 1997 ; 19 : 303-6.

37) Schortgen F, Lacherade JC, Bruneel F, et al. Effects of hydroxyethylstarch and gelatin on renal function in severe sepsis : a multicentre randomised study. Lancet 2001 ; 357 : 911-6.

38) Cittanova ML, Leblanc I, Legendre C, et al. Effect of hydroxyethylstarch in brain-dead kidney donors on renal function in kidney-transplant recipients. Lancet 1996 ; 348 : 1620-2.

39) Jakob SM. Prevention of acute renal failure—fluid repletion and colloids. Int J Artif Organs 2004 ; 27 : 1043-8.

40) Legendre C, Thervet E, Page B, et al. Hydroxyethylstarch and osmotic-nephrosis-like lesions in kidney transplantation. Lancet 1993 ; 342 : 248-9.

41) Cox NH, Popple AW. Persistent erythema and pruritus, with a confluent histiocytic skin infiltrate, following the use of a hydroxyethylstarch plasma expander. Br J Dermatol 1996 ; 134 : 353-7.

42) Szepfalusi Z, Parth E, Jurecka W, et al. Human monocytes and keratinocytes in culture ingest hydroxyethylstarch. Arch Dermatol Res 1993 ; 285 : 144-50.

43) Jurecka W, Szepfalusi Z, Parth E, et al. Hydroxyethylstarch deposits in human skin—a model for pruritus? Arch Dermatol Res 1993 ; 285 : 13-9.

44) Gall H, Kaufmann R, von Ehr M, et al. Persistent pruritus after hydroxyethyl starch infusions. Retrospective long-term study of 266 cases. Hautarzt 1993 ; 44 : 713-6.

45) Hitosugi T, Saito T, Oi Y, et al. Hydroxyethyl starch : the effect of molecular weight and degree of substitution on intravascular retention *in vivo*. Anesth Analg 2007 ; 105 : 724-8.

46) Morgan TO, Little JM, Evans WA. Renal failure associated with low-molecular-weight dextran infusion. Br Med J 1966 ; 2 : 737-9.

47) Mailloux L, Swartz CD, Capizzi R, et al. Acute renal failure after administration of low-molecular weight dextran. N Engl J Med 1967 ; 277 : 1113-8.

〔大井　良之〕

基礎編 7 カルシウムとマグネシウム

はじめに

　カルシウム（Ca）は神経の伝達物質として生命維持に不可欠のミネラルである。生命の起源もカルシウムイオン（Ca^{2+}）の細胞外から細胞内への流入から始まったといわれている。細胞外と細胞内では，Ca^{2+}は10,000倍の濃度差があり，電気信号伝達時には，カルシウムチャネルの開口により，Ca^{2+}は高濃度の細胞外から細胞内へ1/1,000秒の速度で流入し，その後すぐに細胞外へ汲み出され，次の信号伝達に備える。Ca^{2+}が細胞内にとどまると毒性を発揮し細胞死の原因となるので，濃度勾配に逆らって濃度の低い細胞内から濃度の高い細胞外へCa^{2+}を汲み出す必要がある。それには酵素の働きが必要で，マグネシウムイオン（Mg^{2+}）はその補酵素として重要な役割を果たす。そのため細胞内のMg^{2+}が不足すると，生命維持に危機的状況を起こす可能性もある。

　Caの体内での動きは激しいが，血中のCa^{2+}濃度は狭い範囲で一定となっていることが必要である。また細胞外と内で大きい濃度勾配を作る必要があるので，複雑な調節機能を持っている。一方，マグネシウム（Mg）はCaの機能に重要にかかわっているわりには，調節機能はCaほど複雑ではなく，腎での吸収排泄によって緩徐に調節されている。補給が不足すると，体内のMgは不足しがちである。逆に，ある程度過剰に補充されても，腎不全がなければ，排泄を増やすことによって調節できる。

　CaとMgの作用は，共同作用と拮抗作用があり，正常な機能を保つには，両者のバランスも重要である。切り離して考えることはできない。

　本章では，周術期の輸液管理においての，CaとMgの重要性について考えてみたい。

Caについて

1 Caの体内分布と生理的代謝[1]

　Caは体内で一番多い陽イオンである。体重の2％で約1kg存在し，このうち約99％が骨に，リン酸カルシウム，ヒドロキシアパタイトの形で存在している。残り約1％のほと

表1 CaとMgの体内分布

	骨	細胞内	血液中
Ca	99%	1%	0.1%
Mg	55%	45%	0.3%

（西沢良記，白木正孝，江澤郁子ほか編．カルシウムその基礎・臨床・栄養．東京：ライフサイエンス出版；1999および外須美夫編．マグネシウムの基礎と臨床―日常診療および周術期における役割―．東京：真興交易医書出版部；2005より引用）

表2 元素の生体内含有率順位

有機				無機						
1	2	3	4	1	2	3	4	5	6	7
C	H	O	N	Ca	P	K	S	Cl	Na	Mg
				2％体重						0.04％体重

無機元素の中では，Caが一番多く，体重の約2％を占める．Mgは体重の約0.04％である．細胞内に多いのはK，Mgで，細胞外に多いのはNa，Caである．Caは髄液中より血漿中のほうが多いが，Mgは血漿中より髄液中のほうが多い．

表3 CaとMgの細胞外濃度

	Ca（原子番号20，原子量40） 1 mmol = 2 mEq 1 mEq = 20 mg	Mg（原子番号12，原子量24） 1 mmol = 2 mEq 1 mEq = 12 mg
総濃度	8.5〜10.5 mg/dl 2.1〜2.6 mmol/l 4.5〜5.5 mEq/l	1.7〜2.6 mg/dl 0.5〜1.05 mmol/l 1.3〜2.2 mEq/l
イオン濃度	4.8 mg/dl 1.1〜1.35 mmol/l 2.26〜2.3 mEq/l	1.1 mg/dl 0.42〜0.6 mmol/l 0.8〜1.2 mEq/l
血中の割合	イオン　　　　50％ アルブミン結合　40％ 有機酸　　　　10％	イオン　　　　55％ 蛋白結合　　　35％ 塩基結合型　　10％

正常値の記載は文献により微妙に違う．

んどが細胞内に分布し，血液中には全体の約0.1％（約1g）が存在している（表1，表2）。血漿Caのうち約40％はアルブミンなどの蛋白と結合し，10％が血漿中の有機酸（クエン酸，炭酸，リン酸）と結合し，残りの約50％が遊離イオン化カルシウム（Ca^{2+}）として存在する（表3）。

生理活性を持つのはイオン（Ca^{2+}）であり，血中Ca^{2+}濃度は，さまざまな調節機構により，狭い範囲に保たれている。血中Ca^{2+}濃度が低いときは，副甲状腺ホルモン（parathyroid hormone：PTH）の作用により，数分から数十分の単位で，骨から血中にCa^{2+}が動員される。

副甲状腺にはCaセンシングレセプタがあり，血漿Ca^{2+}濃度を監視し，Ca^{2+}濃度が低下すると，PTHの分泌を亢進させ，Ca^{2+}濃度が上昇するとPTHの分泌を抑制する。PTHは骨の吸収と腎でのCa^{2+}の再吸収を増加させることによって，血漿Ca^{2+}濃度を増加させる。また，PTHは腎での25 OH VitD3から1,25 OH VitD3への変化を促進させ，上部消化管でのCaの吸収を増加させる作用もある。PTHは骨から血中へのCa^{2+}の移動だけでなく，血中から細胞内へのCa^{2+}の移動も促進させる。

PTHに拮抗するホルモンは，カルシトニンである。カルシトニンは甲状腺のC細胞から分泌される。Ca^{2+}の上昇，カテコラミンなどにより分泌促進され，PTHの骨吸収作用に拮抗する。カルシトニンは腎でのCa^{2+}排泄を促進させる作用があるが，その作用は弱く，骨に対する作用が主である。カルシトニンの分泌抑制作用のあるものは，ソマトスタチン，シメチジン，ニコチンなどである[2]（図1）。

2 モニタリング

血中のCaの測定には総Ca値とCa^{2+}値があるが，両者とも比較的容易に測定できる。術前の検査などでは，総Ca値として測定されることが多いが，術中は，生理活性を持つCa^{2+}を測定するほうが合理的である。

現在では，血液ガス分析装置に測定項目が組み込まれていることが多く，術中のCa^{2+}濃度測定は迅速に行えるようになってきた。ヘパリン添加検体での検査では，Ca^{2+}濃度が低めに出てしまうことに留意する。また，pHが高いとき（アルカローシス）は蛋白に結合するCaが増えるので，Ca^{2+}濃度は低くなる[3]。ゆえに，代謝性アシドーシスのpHの補正を行うために，重炭酸イオンを投与するとCa^{2+}濃度は若干低下する。そのため，Ca補充を行う際には，pH＝7.4としたときのCa^{2+}を想定して行わなければならない。その判定を行うためのCa^{2+}補正値は，Ca^{2+}測定値×〔1－0.41×（7.4－pH）〕[4]である。

血中のCaの約半分はアルブミンに結合しているので，アルブミンが減少しているときには，総Ca値が低くても，Ca^{2+}が正常であることがある。また，アルブミンを投与すると，Caがアルブミンに結合し，Ca^{2+}が低下することがある[5]。そのため，総Ca濃度のみで有効なCa活性を推測するには，下記の補正式を用いて，血漿Ca^{2+}の過不足を判断する。

補正Ca濃度（mg/dl）＝実測Ca濃度（mg/dl）＋〔4－血漿アルブミン濃度（g/dl）〕

3 病態生理（表4）

a. 低Ca^{2+}血症

Ca^{2+}濃度が0.65 mmol/lくらいまでは，出血傾向も低Ca^{2+}による他の症状も出現しないが，0.4 mmol/lくらいになると，出血傾向は出ないが，筋力低下が出現し，0.3 mmol/l

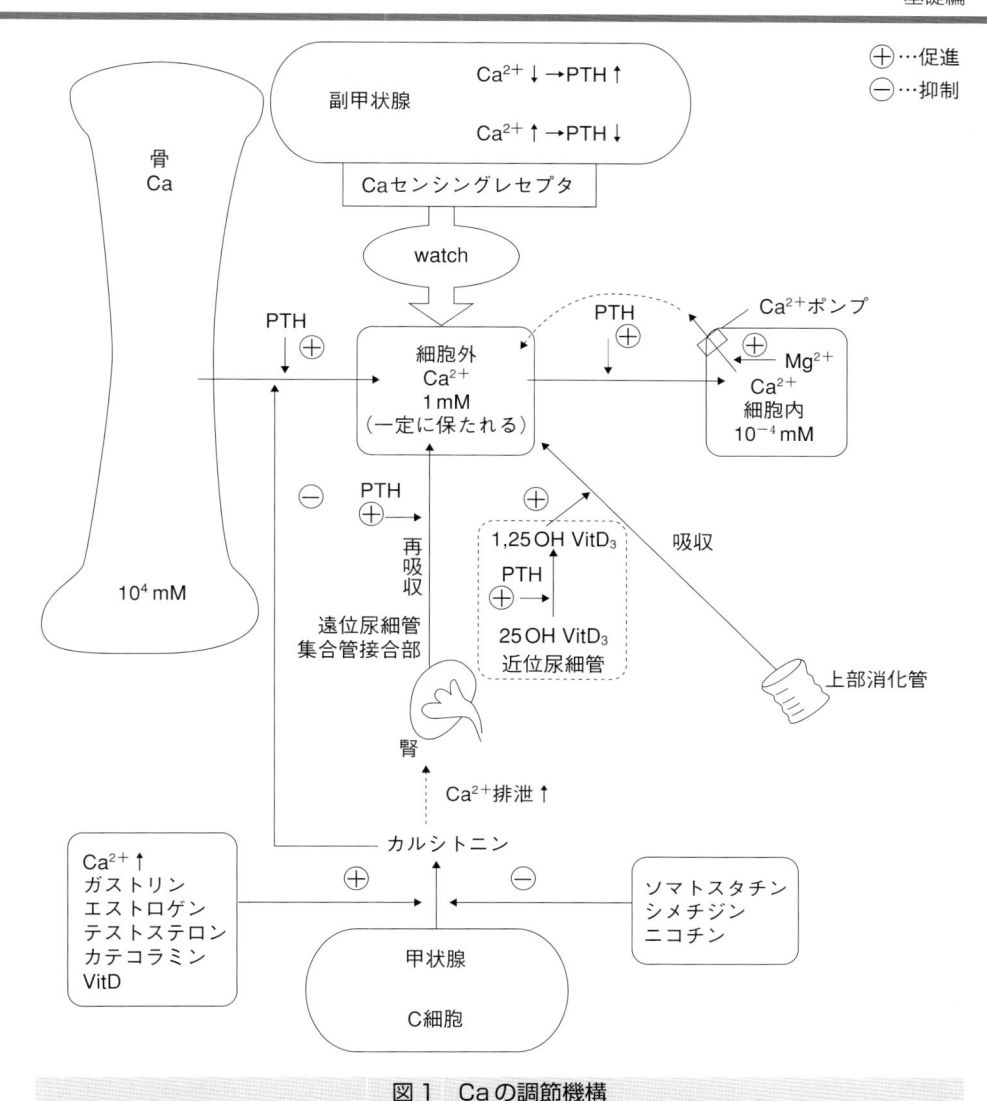

図1 Caの調節機構
PTH，カルシトニンなどにより，複雑な調節機構が働き，Ca^{2+}の細胞外濃度を狭い範囲で一定に保っている。

以下になると出血傾向が出現し，筋力低下に加えて，痙攣も出現すると報告[6]されている。0.34 mmol/l 以下で，心循環系の機能が低下するとの報告[7]もある。

1) 副甲状腺機能低下症，腸管バイパス術後，シスプラチン，カルシトニン使用中

術中のCa^{2+}低下，特に輸血時には注意が必要である。

2) 腎不全

腎機能が低下すると，腎の近位尿細管でのビタミンDの活性が低下し，消化管でのCaの吸収が低下し，血中Ca^{2+}濃度は低下する。そのため，PTHは増加する。しかし，腎不全ではPTHの骨への反応性も低下しているので，血中Ca^{2+}濃度は増加せず，低値のまま

7. カルシウムとマグネシウム

表4　Ca異常

	低Ca血症	高Ca血症
測定値	軽度　　7.5〜8.5 mg/dl 中等度　6.5〜7.5 mg/dl 重症　　＜6.5 mg/dl	軽度　　10.5〜11.5 mg/dl 中等度　11.5〜12.5 mg/dl 重症　　＞12.5 mg/dl
原因	副甲状腺機能低下症 偽性副甲状腺機能低下症 腎不全 尿細管性アシドーシス 膵炎，腸管バイパス術後 低Mg血症 薬剤（シスプラチン，カルシトニン） キレート剤，クエン酸中毒	原発性副甲状腺機能亢進症 二次性副甲状腺機能亢進症 悪性腫瘍（骨転移，PTH様物質産生） 甲状腺機能亢進症 褐色細胞腫 急性副腎不全 サイアザイド系利尿薬 Ca過剰摂取 術前からの高Ca血症を呈する疾患 （サルコイドーシス，末端肥大症）
症状	QT延長，T波増高 筋痙攣（喉頭筋含む），筋強直（テタニー） クボステック徴候，トルソー徴候 ジギタリス抵抗性	徐脈，P波減高，QT短縮，T波減高 筋力低下 嘔気，嘔吐，多尿 傾眠，錯乱
治療	グルコン酸カルシウム静注* 8.5％（0.39 mEq/ml）製剤4.7〜 23.5 mlを緩徐静注（1.7〜3.5 ml/min） 塩化カルシウム静注** 2％（0.36 mEq/ml）製剤20〜50 ml を緩徐静注（1.9〜3.8 ml/min）	ループ利尿薬静注（20 mgを加減） ＋生理食塩液輸液 カルシトニン製剤筋注（10単位） 透析（Ca＞14 mg/dl）

（丸茂文昭監修，秋葉　隆編．電解質シリーズ3　Ca, Mg, Pの臨床．東京：診断と治療社；1998より改変引用）

（日本薬品集フォーラム監，じほう編．日本医薬品集　医療薬2008年版．東京：じほう；2007．*グルコン酸カルシウム　p.669-70, **塩化カルシウム　p.668-9より引用）

を保つ。そのため，さらにPTHは増加し，二次性の副甲状腺機能亢進状態となる。異常増加したPTHの作用により，関節，心筋，弁，肺などにCaが沈着し，異所性石灰化が起き，心不全や房室（atrioventricular：AV）ブロックの原因となる[2]。

b. 高Ca^{2+}血症

1）腎不全

上述と矛盾するようであるが，腎不全で高Ca^{2+}血症を呈する場合もある。それは，多発性骨髄腫や悪性腫瘍などの病態が原因で高Ca^{2+}がもともと起こり，脱水，腎尿細管障害により急性腎不全が起きたときである。

2）副甲状腺機能亢進症

臨床上，高Ca血症の90％は原発性副甲状腺機能亢進症であるといわれている。治療手段は手術であることが多く，遭遇することが多い病態である。良性腺腫が80〜90％であ

る。異常分泌されたPTHの作用で骨からの吸収と腎からのCaの再吸収のため，高Ca^{2+}血症を呈する。

3）悪性腫瘍（malignancy associated hypercalcemia：MAH）

悪性腫瘍は種々の骨吸収促進因子を産生している。その中でPTH様物質（parathyroid hormone-related protein：PTH-P）は骨吸収と腎尿細管でのCaの再吸収を増加させ，著しい高Ca^{2+}血症を来す。他には，破骨細胞活性化因子（osteoclast-activating factor：OAF）は，腎への作用はないが，骨吸収を促進して軽度から中等度の高Ca^{2+}血症を来す。悪性腫瘍の手術の際には留意しておく必要がある。対処としては，Ca freeの輸液剤（生理食塩液）を十分負荷する。また，ループ利尿薬により尿中Caの排泄量を増加させることも考慮する。破骨細胞抑制薬も有効だが，ビスホスホネート剤は作用発現に24時間かかるので，数分で作用するカルシトニンが有用だが，数日連続使用すると効果がなくなる。急激な高Ca^{2+}血症には透析（Ca^{2+} free）が必要である。

4 周術期のCa^{2+}異常

a. 通常の変化

手術中は，Ca^{2+}は低下することが多い。その理由は，輸液による希釈（特にCa^{2+}含有されていない輸液製剤の場合）のためと考えられている[4]。また，輸血症例では，輸血製剤中のCa^{2+}キレート剤により血中Ca^{2+}が低下することも考えられるが，大量輸血，心臓外科，小児外科以外の症例では，通常はCa^{2+}を補充するほどの低下は見られない[8]。術中，Ca^{2+}濃度の低下が起きると，PTHの作用で，数分から数十分単位で，骨から血中にCa^{2+}が動員される[4)9)]ので，血中Ca^{2+}濃度は短時間で正常に回復する（図1）。

副甲状腺機能亢進症，PTH様物質産生の悪性腫瘍など，術前より高Ca^{2+}血症がある場合は，術中も高Ca^{2+}血症を来すであろう。副甲状腺機能低下症が合併している症例では，PTHが増加せず，Ca^{2+}濃度低下は正常化されない可能性が高い。

b. 重症例

大手術や，敗血症，炎症所見の強い重症患者は，血漿Ca^{2+}濃度が著明に低下する[10)〜12)]。このような重症例ではPTHの骨，腎への反応性が低下しているため，PTH分泌が増加しているわりにはCa^{2+}濃度は回復しない[10)]。

血中のCa^{2+}が低濃度になると，副甲状腺のCaセンサーが働き，副甲状腺からPTHの分泌を促進する。通常であれば，PTHの作用で骨から血中へCa^{2+}が動員され，血中Ca^{2+}濃度が正常に回復する。

しかし，手術中のストレスにより分泌されたカテコラミンは，甲状腺のC細胞からカルシトニンの分泌を促進する。カルシトニンはPTHと拮抗作用があり，骨から血中へのCa^{2+}の動員を抑制する[10)〜12)]（図1）。

炎症反応によって増加したサイトカインによりカルシトニンの分泌はより高まり，Ca^{2+}は血中から骨へ移動し，血漿Ca^{2+}濃度はより低下する。そのため，PTHの分泌は亢

進状態となる。しかし，腫瘍壊死因子（tumor necrosis factor：TNF）αやインターロイキン（interleukin：IL）-6などの炎症反応を示す物質は，骨のPTH受容体の減少作用を起こし，PTHの反応性を低下させるため，PTHが上昇していても，骨から血中へのCa^{2+}の動員や腎での再吸収が増えない。このように，炎症時にはCa-PTH関係が変化しており，重症ほど，PTHの上昇は大きいが，Ca^{2+}は上昇しない。以上のような理由から，重症患者の低Ca^{2+}血症や高PTH血症は予後決定因子ともいわれている[10)11)]。さらに重症度が強くなると，炎症物質によって副甲状腺の機能不全を起こして，PTH分泌が低下し，Ca^{2+}低下も重症となる[10)]。

c. 輸血の影響

クエン酸-クエン酸塩-ブドウ糖（acid-citrate-dextrose：ACD）輸血500ml後にCa^{2+}が0.5mg/dl低下し，1,000ml輸血後に0.6mg/dl低下しても輸血終了10分後には約0.3mg/dl上昇したとの報告[9)]がある。輸血製剤に含まれるキレート剤によりCa^{2+}濃度は一時的に低下するが，手術侵襲が低い場合には，PTHが正常に働き，Ca^{2+}濃度の調整を行うためと考えられ，速やかにCa^{2+}濃度は上昇する[4)]。

5 Caの補充

輸血製剤中のキレート剤によるCa^{2+}，Mg^{2+}の血漿濃度の低下は，通常はすぐに回復する[12)]が，大量出血で，大量輸血（30ml/kg/hr以上）を行うほどに重症度が増すと，PTHの作用が抑制され，Ca^{2+}濃度は回復しなくなるので，Ca^{2+}の補充が必要になってくる。

術中，凝固因子の減少による出血傾向はプロトロンビン時間（prothrombin time：PT）検査により診断可能であるが，PT検査では検体に$CaCl_2$を添加するため，Ca^{2+}不足による出血傾向は診断できない。Caを添加しない検査方法での研究では，0.3mmol/l以下になると出血傾向が出現し，筋力低下に加えて，痙攣も出現すると報告[6)]されている。

Ca^{2+}補充時の血漿Ca^{2+}濃度の目安としては，低Ca^{2+}血症の症状がほとんど出ないといわれている0.8mmol/l以上とするとの考えもあるが，麻酔中は症状の評価ができないので，0.8mmol/lよりもやや高めを目安として治療する[13)]。0.34mmol/l以下で，心循環系の機能が低下するという報告[7)]があり，また0.6mmol/l以下では心停止の危険性が増すので，このようなときは積極的に補充治療をすべきといわれている[14)]。

大量輸血や重症例では，Mg^{2+}の低下が合併していることが多いので，Ca^{2+}補充の際には，Mg^{2+}の補充も同時に考慮しなくてはならない。理由は以下のようである。

低Ca^{2+}血症時はPTHの作用で数十分単位で骨からCa^{2+}が動員される。しかし，前述のように，ストレス下や重症患者では，PTHの反応性が低下しているので，Ca^{2+}濃度が生理的に補正されないこともある。そのため，さらにPTHの分泌が促進される，という悪循環に陥る。低Ca^{2+}血症が持続し，PTH分泌の亢進状態が持続すると，細胞外から細胞内へのCa^{2+}流入が促進され，細胞内Ca^{2+}濃度が上昇する。すると，細胞外との濃度の落差が減少し，細胞内Ca^{2+}濃度の増加が増加として認識されなくなり，情報伝達機能に

重大な障害をもたらす。このようなときに血中にCa^{2+}を投与すると，さらに細胞内へのCa^{2+}の流入が多くなり，細胞障害をもたらす。信号伝達時の細胞内のCa^{2+}濃度の上昇は，瞬時に起きたあと，すぐに細胞外へ汲み出されることが重要だが，これにはMg^{2+}が不可欠である。Ca^{2+}とMg^{2+}のバランスは他の機能においても重要であり，正常状態では，Ca^{2+}/Mg^{2+}比はある一定に保たれているが，Ca^{2+}/Mg^{2+}比が高くなると，不整脈[15]，冠血管，脳血管スパスムが起きやすくなる[16)17]。Ca^{2+}投与を考慮する場合には，Mg^{2+}の過不足についても同時に考慮しなければならない。Mg^{2+}不足のときにCa^{2+}のみ補充することは避けなければならない。

　Caの補充は，グルコン酸カルシウムか塩化カルシウムを，1分間に0.68〜1.36mEqの速度で緩徐に投与する[18]。塩化カルシウムは高濃度の製剤の場合は2％に希釈して使用する（表4）。急速投与は急激な血中濃度の上昇により，高Ca血症による副作用を引き起こすので，注意が必要である。ジギタリス製剤使用中の患者では，ジギタリス中毒を起こしやすくなること，有機酸塩が主成分の溶液と配合すると沈澱することなどに留意する。

Mgについて

1 Mgの生理的作用

a. 体内分布と調節[2]

　Mgは，体内で4番目に多い陽イオンで，細胞内ではKに次いで，2番目に多い陽イオンである（表2）。

　Mgの分布は1％が細胞外で，残りは，骨，心筋，骨格筋に存在している（表1）。細胞外のうち，血中のMgの55〜65％がイオン，35〜45％がアルブミンなどの蛋白と結合，約10％が塩類結合型である（表3）。

　細胞内にはMgは12g存在し，Caの7gより多い。また，細胞内Mgは脳にもっとも多く，58mEq/kg湿重量で，他の組織にはいずれも18〜23mEq/kg湿重量である。

　Mg代謝の調節はほとんどが腎で行われている。Mgが不足すると，腎で再吸収されるが，Mgが余剰になると尿中に容易に排泄される。腎の近位尿細管でMg^{2+}の再吸収が行われるが詳細な機序は明らかではない。腎不全があると尿中排泄が減少し，血漿Mg^{2+}濃度が上昇する。逆に，血漿Mg^{2+}が高濃度の原因は，腎不全であることが多い。

b. Mgの細胞内の作用[1)2]

　Mgは細胞内での作用が重要で，アデノシン三リン酸（adenosine triphosphate：ATP）と結合し，エネルギーの伝達，貯蔵，利用や，細胞の成長，再生，細胞膜の構成にも関与している。また，300以上の酵素の調節や，触媒作用も担う。糖代謝や蛋白代謝にも関係している。

　Mgは細胞内外のK，Caの運搬作用がある。特に神経細胞内のCaの汲み出しへの関与

は重要である．Caの細胞内への流入によって静止膜電位が変化し，活動電位が発生し，電気信号が伝達されるというのが神経伝達の機序だが，いったん，細胞内に流入したCaは，次の反応のためには細胞外へ汲み出されなければならない．その作用をMgが担っている．細胞内Mg濃度が低下し，Mgのこの作用が低下すると，Caを細胞外に汲み出すことができずに，細胞内にCaが蓄積してしまう．そうなると，細胞内に水が流入し，一時的に細胞内Ca濃度を下げるが，やがて細胞浮腫が起き，細胞死に陥ると考えられている．

体内の約半分のMgは骨に存在するが，血液中や細胞内Mgが不足した場合に，Caのように，PTHによって骨から血中へ遊離するというようなホルモンを介した調節機能は確認されていない．PTHが関与するという説もあるが明らかではない．腎での調節機能が知られているのみである．

c. 刺激伝導系への作用 [15)19)20)～22)]

Mgには抗不整脈作用があるが，この作用は血漿Mg^{2+}濃度とは関係ないという報告がある．血漿Mg濃度が正常の心房細動（atrial fibrillation：Af）の患者にアミオダロン投与とMg投与を比較したところ，Mg投与のほうが心房性頻脈の抑制率が高かったという[19)]．血漿Mg濃度は細胞内Mg濃度を反映しているとはかぎらないので，血漿Mgが正常でも細胞内のMgが低下している可能性はある．

Mgの抗不整脈作用は，細胞内のMgが増加することによって，膜のNa-K-ATP活性が亢進したためか，Mgのslow Ca^{2+} channel block作用のためか，交感神経系の活性に関係するなどが考えられる．いずれにしても，Mg投与により，抗不整脈作用を発揮し，心機能を安定する作用がある．術後，予防的にMgを投与することによって，Afの頻度が減るだけでなく，強心薬投与の率も減ると報告[19)]されている．Mg^{2+}濃度が正常の患者において発生した不整脈にもMg投与は有用であるが，Mg^{2+}濃度が低下している患者のほうが，より効果が高いようである[15)]．

血漿Mg^{2+}低下では，細胞内Mg^{2+}も低下している可能性は高く，また細胞内のMg^{2+}が不足すると，細胞内のK$^+$も不足し，これも不整脈の原因となる．低Mg^{2+}血症に低K$^+$血症が合併していることも多く，その場合，Kの補正だけ行っても，不整脈を抑制することができない．すなわちK，Mgの両者の補正が必要である[13)]．

細胞内Mg^{2+}が不足すると，Mgが補酵素として作用しているNa-K依存性ATPaseやCa-ATPaseの作用が低下し，そのために膜が電位を保てず，膜イオンの透過性が上昇する．そして，細胞外に大量に存在するCaが細胞内に流入し，ミトコンドリアへのCa^{2+}の蓄積が起こるために心筋虚血や不整脈が起きる．また，血小板の凝集も起きると考えられる[1)]．

心筋梗塞後の心室性頻脈（ventricular tachycardia：VT）の治療にMgが有効といわれている．心筋梗塞後のVTの原因は，虚血部位があるために，心室不応期の局在的不均一化が起き，再分極が不均一となったためとされている．Mgは心筋の再分極の均等化を促進する作用があり，そのためVTが抑制される．難治性のVT，心室細動（ventricular fibrillation：Vf）にはMg^{2+}投与は試みるべきであろう[20)21)]．

大量出血で大量輸血を行った際は，大量のMg^{2+} freeの晶質性輸液および輸血製剤によ

る希釈[23]と輸血製剤のクエン酸によるCa^{2+}とMg^{2+}のキレート[24]により，低Ca^{2+}だけでなく，低Mg^{2+}が生じる。5,000 ml を超える出血時に発生したQT延長に対して，Ca^{2+}補充によってCa^{2+}濃度を正常化しても，低Mg^{2+}が改善できずにQT延長は改善せず，引き続きのMg^{2+}投与後に改善を見たという報告[13]がある。QT延長の原因が低Ca^{2+}か低Mg^{2+}かを判断することは困難であるが，この報告ではMg^{2+}投与により改善したことから，術中の不整脈の際には原因として念頭に置いておくべきであろう。

d. Mgの鎮痛作用[25][26]

　MgはN-メチル-D-アスパラギン酸（N-methyl-D-aspartic acid：NMDA）受容体を介する鎮痛作用にも寄与しているといわれている。痛み刺激が末梢神経の侵害受容器に入ると，その刺激，つまりインパルスがAδとCという神経を伝わる。切った直後のシャープな痛みは太いAδによって，あとからじんじんする痛みは細いC線維によって伝わる。これらの神経は一次神経で，脊髄後角で二次神経に乗り換えて脊髄を交差し，反対側の前角から上行し，脊髄視床路として大脳の視床に入る。そこでまた，神経を乗り換えて大脳皮質の体性感覚野に伝わり，疼痛部位を認知する。この伝達路の脊髄レベルにおいて，一次神経から二次神経に刺激が伝達されるときには，グルタミン酸やP物質などの伝達物質が生成され作用する。グルタミン酸受容体には，α-アミノ-3-ヒドロキシ-5-メチル-4-イソキサゾールプロピオン酸（alpha-amino-3-hydroxy-5-methyl-4-isoxazolepropionic acid：AMPA）型とNMDA型がある。NMDA型グルタミン酸受容体は，通常はシナプス間隙に多量に存在するMg^{2+}によって塞がれているので，グルタミン酸はまずAMPAグルタミン酸受容体に結合し，Na^+チャネルを開いて，Na^+を通過させる。このようにして，シナプス後膜に脱分極が起き，この興奮性後シナプス電位が一定の大きさになれば活動電位を生じ，神経伝達が起きる。脳の海馬に繰り返し電気信号を入力させると，その後の伝達効率が数倍に増し，その効率アップ状態が何日も続くという現象（長期増強現象：long term potentiation）[27]は，脊髄後索の神経接合部にも起きているとされている。つまり，繰り返しの痛み刺激によって，グルタミン酸が頻繁に放出され，シナプス後膜の活動電位が連続的に発生すると，その持続的脱分極によって，NMDA受容体のMg^{2+}による閉塞が解放される。NMDA受容体は活性化され，Ca^{2+}チャネルを開放する。つまり，NMDA受容体は，AMPA受容体への連続した刺激により，シナプス後膜が持続的脱分極状態に置かれたときに，蓋であるMg^{2+}が取り除かれ，Ca^{2+}が流入するという仕組みになっている[1]。

　これらの機構は，痛み刺激が繰り返し加わることで，痛みは増幅し，難治性の慢性疼痛に発展するひとつの原因とも考えられている。

　Mgは，このNMDA受容体のアンタゴニストとして，グルタミン酸の毒性から脳神経細胞を防御するという*in vitro*の研究報告[28]がある。また，動物実験においても神経損傷による行動異常や自虐行為をMgは防ぐという報告[29][30]もある。臨床では，術中Mg^{2+}を投与したほうが術後のモルヒネの使用量が少なく，不快感や睡眠障害も少ないという報告[26]があり，Mgの術後鎮痛への貢献が期待される。

e. Mgのシバリング抑制作用

麻酔覚醒時のシバリングを止めるのにMg投与が有効であると考えられているが，血漿Mg²⁺濃度の低下がシバリングの原因となっているわけではない。Mg²⁺投与はシバリングを起こす体温の閾値をわずかに下げる作用はあるが，それだけではシバリング抑制の機序としては弱いので，明らかな機序は分かっていない[31]。NMDA受容体のアゴニストが体温中枢に変化をもたらしシバリングを発生させる[32]ともいわれているので，MgのNMDA受容体の拮抗作用がシバリング停止に寄与しているのかもしれない。近年，使用が広まったレミフェンタニル投与終了後にシバリングが増えたが，低体温とは関係なく起きる[33]ので，オピオイドのrapid withdrawalによる疼痛がシバリング発生に関係しているのかもしれない[34]。術後鎮痛の目的で，中または長時間作用のオピオイドをレミフェンタニル投与終了時（または少し前）に投与することが推奨されているが，適切な鎮痛を行うことがシバリングの防止につながると考えられる。そうであれば，低体温でない覚醒時のシバリングには，オピオイド投与のほうが合理的である。しかし，Mg投与も有効であることをしばしば経験するので，MgのNMDA受容体拮抗作用が鎮痛作用を介してシバリング抑制に働いているのかもしれない。

2 モニタリング

前述したようにMgには重要な作用があるにもかかわらず，Mg測定は，臨床上，重要視されてこなかった。それは，Mgの測定技術上の問題のためと考えられる。Mgは細胞内に豊富に存在し，重要な役割を担うが，細胞内Mg濃度は直接測定できない。そこで，体内の1％しか存在しない血中のMg濃度を測定するのだが，通常は，血中総Mg値しか得られない。総Mgの55〜60％がMg²⁺で，Mgの活性にはイオン型が重要だが，最近まで，Mg²⁺の測定が容易に行えなかった。今日でも臨床上は，Mg²⁺の測定は一般的には行っていない。

Mg²⁺はpHが高い（アルカローシス）ときは，Ca²⁺と同様に，蛋白結合が増えるため低値となる。

総Mg欠乏を調べる方法[35][36]は，3つある。①血漿（血清）総Mg濃度の測定，②血漿（血清）Mgイオン濃度の測定，③Mg負荷試験によるMgの尿中排泄量測定である。術中は①②，ICU，病棟，外来患者などでは，①②以外に③の測定方法が可能である。

前述のように，Mgは細胞内での作用が重要であるが，臨床上，細胞内Mg²⁺濃度を測定することは不可能である。そのため，血漿Mg²⁺または総Mg濃度測定により細胞内の不足を予測するということが現実的な解決方法である。総Mg低下とMg²⁺低下は相関せず，臨床上，総Mg値をMg²⁺の代用とはできないといわれている[37]。活性を持つのはMg²⁺であり，細胞内と細胞外（血中）Mg²⁺は平衡を保っているとすると，総Mg濃度低下よりも，Mg²⁺濃度低下のほうがMg不足を反映しているであろう。

しかし，Mgが不足しても血漿Mg²⁺濃度が低下しないこともある。総Mgが低下しても，腎からの再吸収，細胞内からの流出によって，血漿Mg²⁺濃度は正常値を保つことが

あり，総Mg不足は血漿濃度では診断できないことが多い。

　それでは，臨床上どのようにしてMg不足を診断するか。腎からの再吸収が増加した場合は，Mgの尿中排泄量は減るはずである。それを利用した検査方法は，Mg負荷試験である。一定量のMgを8時間かけて負荷し，投与開始から24時間の尿中排泄量を測定する。Mgの基礎排泄量（試験前24時間の排泄量）と負荷量の合計の70％以上の排泄があれば，Mgの再吸収は増えていない，つまりMgは不足していないと診断する。排泄量が70％以下の場合は，Mg不足のための再吸収が増えていると判断する。信頼性の高い検査方法であるが，注意すべき点がいくつかある。まず，検査に時間がかかることと，Mgの不足していない患者にもMgを負荷してしまう危険性があるということである。時間に関しては，負荷時間を1時間と短くし，負荷量を減少させ，24時間尿中排泄量を測定するという簡易測定方法もある。この場合は基礎排泄量の測定も行わない。自宅で蓄尿を行えれば，外来患者でも測定が可能である[35]。Mgの不足していない患者にMgを負荷してしまうことに関しては，腎機能が正常であれば，余剰のMgは尿中排泄されるので，血漿Mg^{2+}が高濃度となる危険性はまずない。注意しなければいけないのは，腎不全がある場合と副甲状腺機能低下症で腎におけるMg^{2+}の再吸収が異常に亢進した病態がある場合である。腎不全患者は，尿中にMgを排泄できず，高血漿Mg^{2+}を呈する可能性がある。逆に，高血漿Mg^{2+}は，腎不全が原因であることが多いので，腎不全や高血漿Mg^{2+}濃度を呈する患者にはMg負荷試験は避けるべきであろう。また，ループ利尿薬使用中の患者は，尿細管でのMgの再吸収が妨げられ，尿中Mg排出量が増加するといわれている。しかし，健常人にMg負荷試験を行った報告では，ループ利尿薬の使用の有無とMg排泄量に有意差はなく，利尿薬による影響は少ないとされている[36]。腎機能が正常で尿量が適当であれば，Mg不足の診断価値は高い検査方法である。

3 病態生理 （表5）

a. 低Mg血症

　血中Mgが低濃度となる原因は，敗血症，長期のICU滞在，糖尿病（特にインスリン抵抗性の糖尿病はMg濃度が低い），慢性アルコール性肝障害，アルコール性尿細管機能不全，低栄養，膵炎，高アルドステロン症などがある。

　血液中のMg^{2+}の不足を代償するには，細胞内か骨からの動員が合理的と考えられる。血液中と細胞内のMg^{2+}は平衡関係にある。しかし，細胞内のMgはエネルギー代謝，Caチャネルの調節など，重要な役割があるためか，細胞内から動員するには数日を要する[23]。また，骨においては，Ca代謝におけるPTHのような強力な動員機構はMgにはなく（図2），MgはCaを骨の構成成分として安定させる，いわば接着剤のような役割もあり，骨から容易に溶け出てこないと考えられている。

　血液中のMgが低下した場合には，まず，腎からのMgの排出の減少が起きる。しかし，Mg補充がなければ，腎での再吸収にも限度があり，Mg^{2+}濃度は低下し続け，いずれは細胞内Mg^{2+}の低下を導くということになる。そして，筋肉細胞内のMg^{2+}欠乏が病態を作り出す。このような状況はICU患者において顕著に現れるため，血漿Mg^{2+}濃度低下と

7. カルシウムとマグネシウム

表5 Mg異常

	低Mg血症	高Mg血症
測定値	軽度　1.2〜1.6 mg/dl 重症　＜1.1 mg/dl	軽度　＞6 mg/dl 中毒域　＞8.4 mg/dl 重症　＞12 mg/dl
原因	腎尿細管性アシドーシス 甲状腺機能亢進症 原発性アルドステロン症 利尿薬 糖尿病，膵炎，低栄養 慢性アルコール性肝障害 アルコール性尿細管機能不全 敗血症，長期ICU滞在	腎不全 甲状腺機能低下症（腎再吸収亢進） Mg含有下剤，制酸薬 術前からの高Mg血症を呈する疾患（アジソン病，ミルク-アルカリ症候群）
症状	QRS減高，T波平坦化 全身痙攣，筋強直（テタニー） ジギタリス中毒 クボステック徴候	QRS延長，PQ延長，QT延長 徐脈，AVブロック，心室性期外収縮，心停止 精神症状（不穏，意識障害） 嘔気，嘔吐，傾眠，皮膚潮紅
治療	10％MgSO₄点滴静注（総量2.5 g以下）	グルコン酸カルシウム静注（投与方法は表4参照） ループ利尿薬（20 mgを加減） 透析

（丸茂文昭監修，秋葉　隆編. 電解質シリーズ3　Ca, Mg, Pの臨床. 東京：診断と治療社；1998および外須美夫編. マグネシウムの基礎と臨床―日常診療および周術期における役割―. 東京：真興交易医書出版部；2005より改変引用）

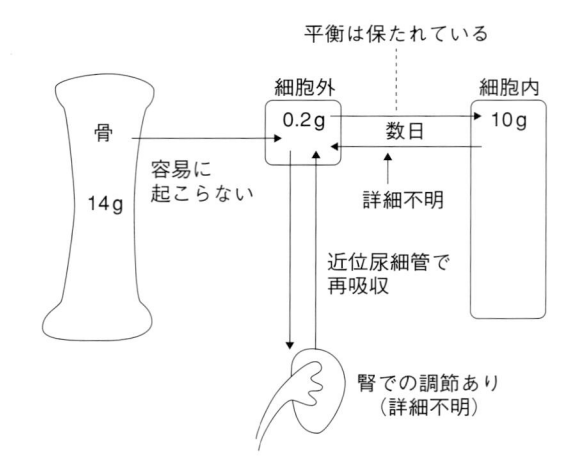

図2　Mgの調節機構

Caの調節機構が複雑であるのに対して，Mgの調節機構は主に腎での排泄，再吸収である。PTHとの関係もあるといわれているが，明らかではなく，あったとしても，CaとPTHの関係ほど強くない。

重症度，予後に関係性が見い出されていると考えられる。

その他，甲状腺機能亢進症，原発性アルドステロン症，腎尿細管性アシドーシス，利尿薬投与なども低Mg^{2+}血症の原因となる。

症状は痙攣，テタニーなど（表5）で，治療はMg^{2+}投与である。

b. 高Mg^{2+}血症（表5）[2]

腎不全，甲状腺機能低下症，Mg含有の下剤常用は，高Mg^{2+}血症の原因となりうる。Ca代謝と異なり，悪性腫瘍に特異的なMgの代謝異常はない。

血漿Mg^{2+}濃度が2mEq/l（2.4mg/dl）以上で嘔気，嘔吐，皮膚潮紅などの症状が現れ，3.5〜5.0mEq/l（4.2〜6mg/dl）では筋力低下，深部反射の低下が見られ，5〜6mEq/l（6〜7.2mg/dl）で血圧低下，血管拡張が生じる。8〜10mEq/l（9.6〜12mg/dl）ではAf，不整脈，伝導障害，骨格筋麻痺，10mEq（12mg/dl）以上になると房室ブロック，心停止，呼吸不全，昏睡などの重篤な症状が出現する。急激な上昇の場合は，止血機構に異常を来すことがある。高Mg^{2+}の治療は，Ca^{2+}投与，ループ利尿薬，透析である。

4 周術期のMg異常

術中は血中Mg^{2+}は低下するといわれている[23)38]。大量輸血時は輸血製剤に含まれるキレート剤（クエン酸）により，Mgがキレートされて，低Mgとなるとも考えられるが，in vivoの実験ではクエン酸によるMgの低下率は低く，むしろ輸血や輸液の希釈により，Mg濃度が低下すると考えられている[17]。麻酔導入後，短時間でまだ輸液量が少ない段階でもMg^{2+}が低下するという報告もあり，麻酔薬による影響も示唆されている。麻酔の回復により，低下したMg^{2+}濃度が回復したことから，麻酔薬が細胞膜に直接作用し，Mg^{2+}が細胞外から細胞内へ移行したと推察された[38]。

また，挿管や手術侵襲により，カテコラミン分泌が上昇し，細胞膜Na-K-ATPaseを活性化し，Mg^{2+}の肝臓，骨格筋細胞内への流入を引き起こした可能性もある。内因性，外因性のアドレナリン，ドパミンにより，β_2受容体が刺激され，細胞内へのMgの取り込みが促進され，血漿のMg^{2+}，K^+が低下するためと考えられる。

麻酔中に腎に対するなんらかの影響により，Mgの排出が促進されたとの考え[38]もあったが，術中，Mg投与した群と投与しない群とを比較した研究では，投与しない群のほうが，投与した群よりも，Mgの尿中排泄量が少なかった[23]ことから，Mgが不足すると腎での再吸収が増加するという機能が，麻酔中も保たれていることが分かる。

術後は，特に消化管の手術では，腸管からのMgの吸収が低下しているため，血漿Mg^{2+}濃度は低下する[39]。術後は，腎のMg保持機能の低下もあるかもしれない。

大手術後やICU患者では，Mgが欠乏していることが多く[40)41]，Mg欠乏と予後に関連性があるという報告[36)42]は多い。低Mg^{2+}血症とAPACHE II，SOFAなどによる重症度が関係するとの報告[42]もある。高Mg^{2+}血症も予後が悪いとの報告もあるが，高Mg^{2+}血症の原因はしばしば腎不全であるので，腎不全が重症度の原因になっていると考えられる[43)44]。

5 Mgの補充

Mgの不足によって，心室性の不整脈，冠血管スパスム，脳血管スパスム，筋肉痙攣，呼吸筋機能低下による呼吸不全（それによる人工呼吸の必要性）などの症状が起きていると判断されるときには，Mgの補充により症状が改善される可能性がある。

Mgの補充は，硫酸マグネシウムの注射液を10％以下の濃度にして，Mg値が正常化するまで，緩徐に点滴静注する。総投与量は2.5g以下を目安とする（表5）。

術中は，輸液による希釈や輸血製剤のキレートによって低Mg^{2+}となる傾向がある。電解質検査は重要であるが，長時間や出血量，輸血量の多い手術の際には，低Ca^{2+}，低Mg^{2+}血漿を予測し，手術初期の段階からCa^{2+}だけでなく，Mg^{2+}含有の晶質輸液製剤を使用することが有用と考える。Mg^{2+}投与に関しては，60 mg/kg程度のMg^{2+}であれば急速投与を行っても末梢血管拡張による低血圧は起こりにくく[45]，腎不全がなく，尿量が確保されていれば，安全に投与できると考える。

重症患者はMgが欠乏していることが多く，これは病態の結果であるので，Mgが欠乏している重症患者にMgを補充投与することによって，重症度が改善されるとは単純に結論付けられない。Mgが欠乏する原因である病態の治療が必要である。例えば，敗血症患者では炎症反応によってMg^{2+}が低下するが，抗菌薬，循環作動薬などが根本的治療である。しかし，Mg不足によって生じる症状の改善は必要なので，Mgの補充も有用と考えられる[46]。

6 Ca^{2+}とMg^{2+}の相互作用

手術中は，Ca^{2+}，Mg^{2+}ともに低下するが，侵襲度が低い手術で，PTHの血漿Ca^{2+}濃度の調節機能が正常に機能している状況では，Ca^{2+}の補充はそれほど必要ではない。しかし，長時間，大量出血，大量輸血，そのほか侵襲度の高い手術，合併症などにより重症度が高い場合は，Ca^{2+}が著しく低下し，心循環系，筋力，凝固機能の障害が生じることがあり，Ca^{2+}の補充が必要となる。その際には，Mg^{2+}低下も併発していることが多いが，通常，Ca^{2+}濃度の測定はよく行うのでCa^{2+}低下はよく把握され，Mg^{2+}測定は一般に行わないのでMg^{2+}不足については気が付かない。このような状況の中で，Ca^{2+}の低下の補正のためにCa^{2+}のみ補充投与すると，Ca^{2+}/Mg^{2+}比が高くなる。すると，Mg不足により，Caの細胞外への汲み出しが少なくなり細胞内にCaが蓄積する。そのために，さまざまな病態が引き起こされる。Ca^{2+}/Mg^{2+}比を正常に保ち，そのような状況を避けるためには，Mg^{2+}補充も同時に考慮しなければならない。

■参考文献

1) 西沢良記, 白木正孝, 江澤郁子ほか編. カルシウムその基礎・臨床・栄養. 東京：ライフサイエンス出版；1999.
2) 丸茂文昭監修, 秋葉　隆編. 電解質シリーズ3　Ca, Mg, Pの臨床. 東京：診断と治療社；

1998.
3) Wang S, McDonnell EH, Sedor FA, et al. pH effects on measurements of ionized calcium and ionized magnesium in blood. Arch Pathol Lab Med 2002；126：947-50.
4) Lepage R, Légaré G, Racicot C, et al. Hypocalcemia induced during major and minor abdominal surgery in humans. J Clin Endocrinol Metab 1999；84：2654-8.
5) Denlinger JK, Nahrwold ML, Gibbs PS, et al. Hypocalcaemia during rapid blood transfusion in anaesthetized man. Br J Anaesth 1976；48：995-1000.
6) Fukuda T, Nakashima Y, Harada M, et al. Effect of whole blood clotting time in rats with ionized hypocalcemia induced by rapid intravenous citrate infusion. J Toxicol Sci 2006；31：229-34.
7) Liu YC, Shieh JP, Ho ST, et al. Relationship between cardiovascular functions and ionic hypocalcemia induced by citrate infusion in anhepatic swines：$CaCl_2$ therapy in severe ionic hypocalcemia. Proc Natl Sci Counc Repub China B 1992；16：155-61.
8) Howland WS, Schweizer O, Jascott D, et al. Factors influencing the ionization of calcium during major surgical procedures. Surg Gynecol Obstet 1976；143：895-900.
9) Hinkle JE, Cooperman LH. Serum ionized calcium changes following citrated blood transfusion in anaesthetized man. Br J Anaesth 1971；43：1108-12.
10) Lars L, Fredrik C, Jonas R. Hypocalcemia and parathyroid hormone secretion in critically ill patients. Crit Care Med 2000；28：93-9.
11) Carlstedt F, Lind L, Rastad J, et al. Parathyroid hormone and ionized calcium levels are related to the severity of illness and survival in critically ill patients. Eur J Clin Invest 1998；28：898-903.
12) Hästbacka J, Pettilä V. Prevalence and predictive value of ionized hypocalcemia among critically ill patients. Acta Anaesthesiol Scand 2003；47：1264-9.
13) Meikle A, Milne B. Management of prolonged QT interval during a massive transfusion：calcium, magnesium or both? Can J Anaesth, 2000；47：792-5.
14) Kost GJ. The significance of ionized calcium in cardiac and critical care. Availability and critical limits at US medical centers and children's hospitals. Arch Pathol Lab Med 1993；117：890-6.
15) Kasaoka S, Tsuruta R, Nakashima K, et al. Effect of intravenous magnesium sulfate on cardiac arrhythmias in critically ill patients with low serum ionized magnesium. Japanese Circulation J 1996：60：871-5.
16) 外須美夫編. マグネシウムの基礎と臨床―日常診療および周術期における役割―. 東京：真興交易医書出版部；2005.
17) 長野　修, 岩藤　晋, 佐名川有美ほか. 周術期のイオン化マグネシウム濃度の変化―輸血の影響―. 麻酔1999：48：627-33.
18) 日本薬品集フォーラム監, じほう編. 日本医薬品集　医療薬2008年版. 東京：じほう；2007.
19) Moran JL, Gallagher J, Peake SL, et al. Parenteral magnesium sulfate versus amiodarone in the therapy of atrial tachyarrhythmias：a prospective, randomized study. Crit Care Med 1995；23：1816-24.
20) 張　京浩, 内木場香織, 小原瑞木ほか. マグネシウムが著効を示した難治性心室性不整脈の1症例. 麻酔2002；51：56-60.
21) Parikka H, Toivonen L, Naukkarinen V, et al. Decreases by magnesium of QT dispersion and ventricular arrhythmias in patients with acute myocardial infarction. Eur Heart J 1999；20：111-20.
22) Ceremuzyński L, Gebalska J, Wolk R, et al. Hypomagnesemia in heart failure with ventricular arrhythmias. Beneficial effects of magnesium supplementation. J Intern Med 2000；247：78-86.

23) 佐々木利佳, 広田弘毅, 中丸勝人ほか. 麻酔中の血漿 Mg^{2+} 濃度の変動と適切な補正に関する検討. 麻酔 1997；46：1179-85.
24) Diaz J, Acosta F, Parrilla P, et al. Serum ionized magnesium monitoring during orthotopic liver transplantation. Transplantation 1996；61：835-7.
25) Bhatia A, Kashyap L, Pawar DK, et al. Effect of intraoperative magnesium infusion on perioperative analgesia in open cholecystectomy. J Clin Anesth 2004；16：262-5.
26) Tramer MR, Schneider J, Marti RA, et al. Role of magnesium sulfate in postoperative analgesia. Anesthesiology 1996；84：340-7.
27) Bliss TVP, Lømo T. Long-lasting potentiation of synaptic transmission in the dentate area of the anaesthetized rabbit following stimulation of the perforant path. J Physiol 1973；232：331-56.
28) Cox JA, Lysko PG, Henneberry RC. Excitatory amino acid neurotoxicity at the N-methyl-D-aspartate receptor in cultured neurons：role of the voltage-dependent magnesium block. Brain Res 1989；499：267-72.
29) Feria M, Abad F, Sánchez A, et al. Magnesium sulphate injected subcutaneously suppresses autotomy in peripherally deafferented rats. Pain 1993；53：287-93.
30) Zochodne DW, Murray M, Nag S, et al. A segmental chronic pain syndrome in rats associated with intrathecal infusion of NMDA：evidence for selective action in the dorsal horn. Can J Neurol Sci 1994；21：24-8.
31) Wadhwa A, Sengupta P, Durrani J, et al. Magnesium sulphate only slightly reduces the shivering threshold in humans. Br J Anaesth 2005；94：756-62.
32) Dal D, Kose A, Honca M, et al. Efficacy of prophylactic ketamine in preventing postoperative shivering. Br J Anaesth 2005；95：189-92.
33) Röhm KD, Riechmann J, Boldt J, et al. Total intravenous anesthesia with propofol and remifentanil is associated with a nearly twofold higher incidence in postanesthetic shivering than desflurane-fentanyl anesthesia. Med Sci Monit 2006；12：CR452-6.
34) Schmidt S, Bethge C, Forster MH, et al. Enhanced postoperative sensitivity to painful pressure stimulation after intraoperative high dose remifentanil in patients without significant surgical site pain. Clin J Pain 2007；23：605-11.
35) Rob PM, Dick K, Bley N, et al. Can one really measure magnesium deficiency using the short-term magnesium leading test? J Intern Med 1999；246：373-8.
36) Hébert P, Mehta N, Wang J, et al. Functional magnesium deficiency in critically ill patients identified using a magnesium-loading test. Crit Care Med 1997；25：749-55.
37) Soliman HM, Mercan D, Lobo SM, et al. Development of ionized hypomagnesemia is associated with higher mortality rates. Crit Care Med 2003：31：1082-7.
38) 奥田隆彦, 蔵　昌宏, 初岡和樹ほか. 麻酔導入および全身麻酔におけるMgイオン濃度の変化. 麻酔 1999：48：136-40.
39) Sanchez-Capuchino A, McConachie I. Peri-operative effect of major gastrointestinal surgery on serum magnesium. Anaesthesia 1994；49：912-4.
40) Reinhart RA, Desbiens NA. Hypomagnesemia in patients entering the ICU. Crit Care Med 1985；13：506-7.
41) Chernow B, Bamberger S, Stoiko M, et al. Hypomagnesemia in patients in postoperative intensive care. Chest 1989；95：391-7.
42) Rubeiz GJ, Thill-Baharozian M, Hardie D, et al. Association of hypomagnesemia and mortality in acutely ill medical patients. Crit Care Med 1993；21：203-9.
43) Huijgen HJ, Soesan M, Sanders R, et al. Magnesium levels in critically ill patients. What should we measure? Am J Clin Pathol 2000；114：688-95.
44) Escuela MP, Guerra M, Añón JM. Total and ionized serum magnesium in critically ill patients.

Intensive Care Med 2005 ; 31 : 151-6.
45) James MFM, Beer RE, Esser JD. Intravenous magnesium sulfate inhibits catecholamine release associated with tracheal intubation. Anesth Analg 1989 ; 68 : 772-6.
46) Whang R, Hampton EM, Whang DD. Magnesium homeostasis and clinical disorders of magnesium deficiency. Ann Pharmacother 1994 ; 28 : 220-6.

〔萬　知子〕

Column 1

熱傷と循環血液量

　1960年代，Moore[1]が放射性同位元素を用いて初めて循環血液量を測定し，それによりヒトの循環血液量は体重の6〜7％あるいは1/13と概算され，今日でも用いられている。
　従来より，熱傷・外傷・手術などで生体が侵襲を受けた際は，"third spaceの形成とともに循環血液量の減少を引き起こす"と特筆され，循環血液量の減少した状態（hypovolemia）を心拍数，血圧，中心静脈圧などの古典的パラメータを用いて推測し診療が行われてきた。しかし，実際に循環血液量はどのぐらい減少しているのだろうか？　輸液によってどのぐらい復帰したのだろうか？　Moore以来，多くの研究がなされてきたものの，循環血液量の値そのもののダイナミックな動きについては現在も十分な知見が得られているとはいいがたい。
　1997年，パルスオキシメータを開発し世界に発信した日本光電社がインドシアニングリーン（indocyanine green：ICG）の吸光特性に注目し，色素希釈法による循環血液量測定器（DDG-2001）を発売した。これによりベッドサイドで繰り返し循環血液量を実測することができると考え，われわれの施設で気道熱傷単独群と広範囲熱傷単独群（表）で受傷直後より循環血液量の経時的測定を行った[2]。初期輸液はBaxterらの提唱したParkland公式に準じて両群とも行った。その結果，当然のごとく必要輸液量は圧倒的に広範囲熱傷が多かった（図1）が，古典的パラメータは両群で有意差が認められず経過し（図2），両群とも初期輸液管理は満足できるものと考えた。しかし，予想に反して実測した循環血液量は，両群とも受傷直後より健常値（76.7±9.0ml/kg）の約70％まで減少しており，徐々に改善傾向が見られたものの受傷4日目に至っても健常値へ回復しなかった（図3）。また両群で循環血液量に有意差は検出できなかった。つまり気道熱傷単独でも，広範囲熱傷と同様にわれわれが通常"ショック"と考えている程度まで循環血液量が減少していたのであった。先述した古典的パラメータによって，"循環血液量が減少している"という状態の推測は可能であるがその程度について定量的評価はできていないこと，侵襲の強弱（気道熱傷単独と広範囲熱傷）の直感的イメージは実際の血液量と解離し，その直感的イメージ下での管理は危険ですらある可能性がでてきた。
　初期検討の段階から，輸液負荷を行っても減少した循環血液量は（あたかも循環血液量が低い閾値に再設定されたかのように），ある値からほとんど増加しないことも経験した。循環血液量が健常値に復帰するのは，ひとえに加わっている侵襲が終焉してこそである。逆にいうと，侵襲が加わっている間は必要十分な輸液量が必要で，この時期の過度な輸液制限や利尿薬の使用は潜在的プレショック状態を増悪させる危険性がある。一方で輸液過

表 demographics and clinical characteristics of the patients

	control	Group I	Group B	P values
Number of patients	15	10	6	
Age　mean ± SD	61.9 ± 11.0	53.4 ± 26.19	72.5 ± 12.3	
range（median）	38-82（63.0）	15-88（50.5）	49-82（75.5）	n.s.
Gender（male/female）	10/5	5/5	2/4	n.s.
Physical status				
Height（cm）	160.2 ± 6.7	159.0 ± 8.5	154.2 ± 8.0	n.s.
Weight（kg）	54.6 ± 5.7	56.9 ± 12.3	51.5 ± 7.4	n.s.
Body surface area（m^2）	1.57 ± 0.09	1.61 ± 0.15	1.48 ± 0.14	n.s.
Severity of burn				
%TBSA burned（%）mean ± SD	—	8.9 ± 7.6	45.8 ± 17.1	
range（median）	—	0-19.9（6.3）	26.7-68.0（40.5）	<0.0001
Burn index *	—	5.2 ± 5.5	29.0 ± 13.8	0.0002
Prognostic burn index †	—	58.6 ± 29.8	101.6 ± 12.4	0.0050
Time to admission（min）mean ± SD	—	40.9 ± 15.2	57.0 ± 31.3	
range（median）	—	19-70（40）	30-102（45）	n.s.
Deaths	—	0	2	n.s.

* Burn index = second degree burn（%）× 1/2 + third degree burn（%）
† Prognostic burn index = burn index + age

気道熱傷群と広範囲熱傷群の背景の比較。熱傷面積は当然広範囲熱傷で広いが，その他の因子に有意差は認められなかった。

（Inoue T, Okabayashi K, Ohtani M, et al. Circulating blood volume in burn resuscitation. Hiroshima J Med Sci 2002；51：7-13より引用）

図1

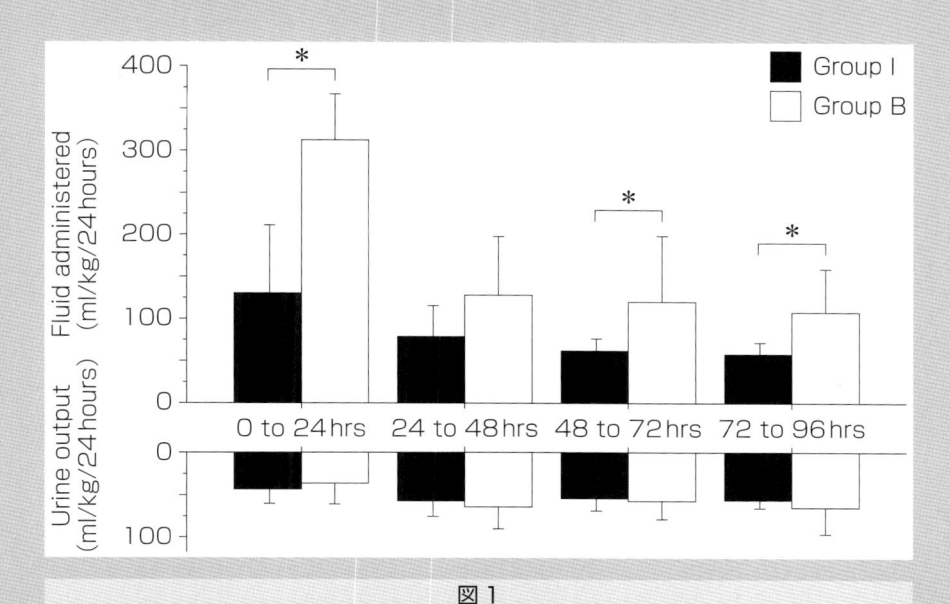

尿量を指標とした輸液管理で，時間尿量では両群に有意差が認められなかった。輸液量は受傷24時間で広範囲熱傷群が多かった。

（Inoue T, Okabayashi K, Ohtani M, et al. Circulating blood volume in burn resuscitation. Hiroshima J Med Sci 2002；51：7-13より引用）

図2

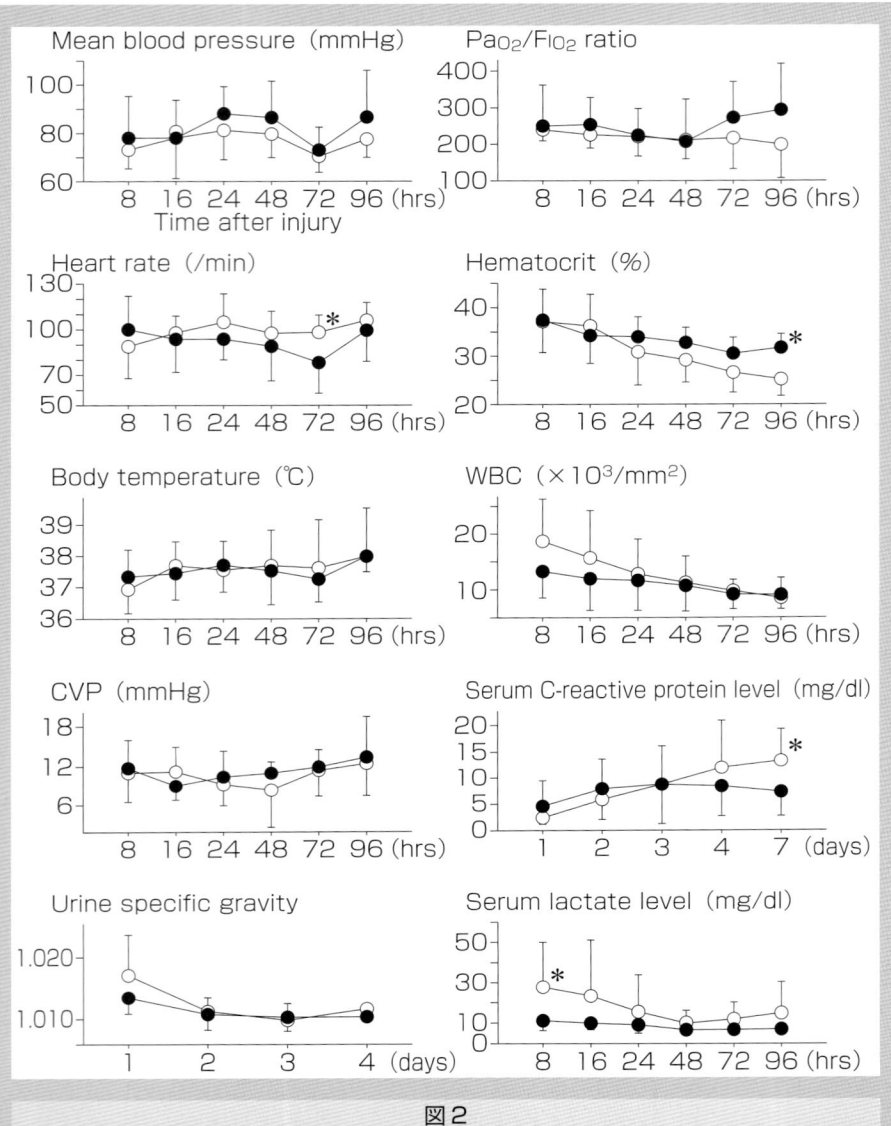

血圧，心拍数，体温，中心静脈圧，尿比重，P/F比，ヘマトクリット，白血球数は両群で経過を通して有意差が認められなかった。

(Inoue T, Okabayashi K, Ohtani M, et al. Circulating blood volume in burn resuscitation. Hiroshima J Med Sci 2002 ; 51 : 7-13より引用)

剰となった場合でも，（尿量は増加しても）循環血液量は改善しないまま肺水腫を発生（決してhypervolemiaではなかった）することも経験した。

結局，少ない循環血液量をどの程度許容して（permissive hypovolemiaとでもいうべきか）管理するかを考えざるをえず，くしくもBaxterが，そのもっとも簡便かつ有効な臨床的管理指標として尿量を挙げていることの卓見性に，改めて驚かされた結果であった。

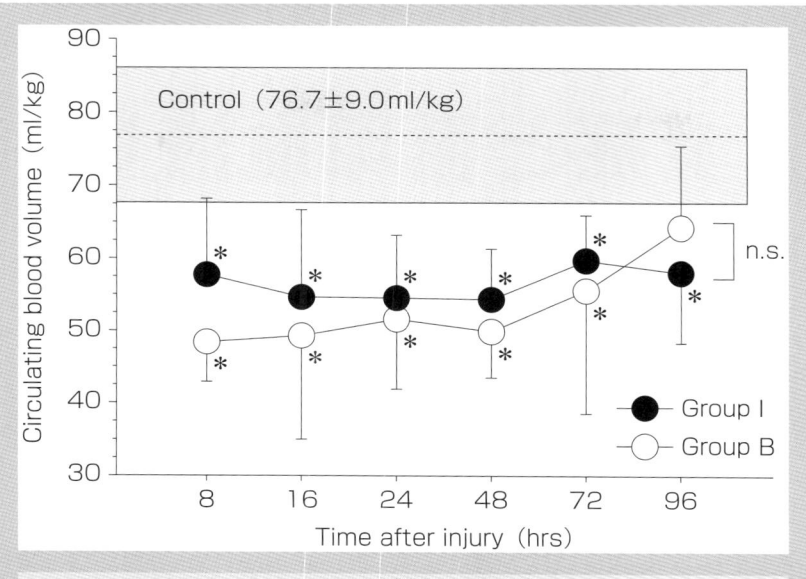

図3

循環血液量は両群とも健常対照値の約70％に減少し，改善傾向にはあるが受傷96時間で対照値まで回復していなかった。また両群で循環血液量に有意差が認められなかった。

(Inoue T, Okabayashi K, Ohtani M, et al. Circulating blood volume in burn resuscitation. Hiroshima J Med Sci 2002；51：7-13より引用)

■参考文献

1) Moore FD. The blood volume in health. Metabolic care of the surgical patients. Tokyo：Hakko Co；1966. p.131-61.
2) Inoue T, Okabayashi K, Ohtani M, et al. Circulating blood volume in burn resuscitation. Hiroshima J Med Sci 2002；51：7-13.

（井上　健）

Column 2
炎症と循環血液量

　一般に手術，外傷，敗血症，重症急性膵炎などの侵襲時には，種々の生体反応が生じ，その結果として循環血液量（circulating blood volume：CBV）は減少するといわれている。これは出血や術中術後輸液の不足，ドレーンや創からの排液などによるものが直接の原因と考えられている。すなわち炎症に伴う血管透過性の亢進により蛋白，電解質が濾出し，これに伴いいわゆるthird spaceへの体液の移動が起こり，hypovolemiaに至ると考えられる。third spaceへの体液のシフトは，四肢末梢への浮腫，肺水腫，腸管液の増多という臨床像を呈することもある。この現象は炎症が生じている局所のみでなく，程度が重症であると炎症性ヘサイトカインにより全身性炎症反応症候群（systemic inflammatory response syndrome：SIRS）が見られ，微小循環障害，血栓形成から播種性血管内凝固（disseminated intra-vascular coagulation：DIC）に至ることもある。さらには免疫能の低下も見られてくるようになる。

　さて炎症に伴うCBVの変動は，単純に水分のin out balanceによってのみ規定されるのであろうか？

　従来より心拍出量（cardiac output：CO）の測定には，肺動脈カテーテル法や心エコーが用いられてきた。一方，CBVの測定は意外に困難であり，ラジオアイソトープ法や色素希釈法によって行われてきた。しかし，これらの方法は再現性に問題があったり，ベッドサイドで簡便に応用できる方法はなかった。近年，DDGアナライザー（DDG-2001，日本光電）が開発され，簡便で再現性の見られる優れた検査法として注目されている。DDGアナライザーはパルス式色素希釈法の一種であり，動脈血中のインドシアニングリーン（indocyanine green：ICG）濃度からCBVを短時間で測定できる。またDDGアナライザーは同時に心拍出量，ICG血栓消失率（KICG）も低侵襲で連続的に反復測定が可能である。

　外科的侵襲によるCBVの変動をDDGアナライザーを用いて測定された報告によると，侵襲の程度や，手術時間などによりかなりの差が見られる。Hirosawaら[1]の脳外科手術患者の周術期のCBVは，術直後には術前の約78％に減少し，1日目には85％に回復していた。また，Bremerら[2]の心臓外科手術後の成績でも，CBVは術前に比べ78％にも減少していた。われわれも腹部外科領域における各種手術の周術期のCBVを測定したが，術前に比べ術後1日目のCBVは胃切除術，肝切除術，腹腔鏡下胆囊摘出術で，それぞれ93％，79％，98％であった（図1）[3]。さらにCBVは，胃切除術では術後3日目には術前値に復したが，肝切除では7日目にようやく術前値に復した。また，同時に測定された術

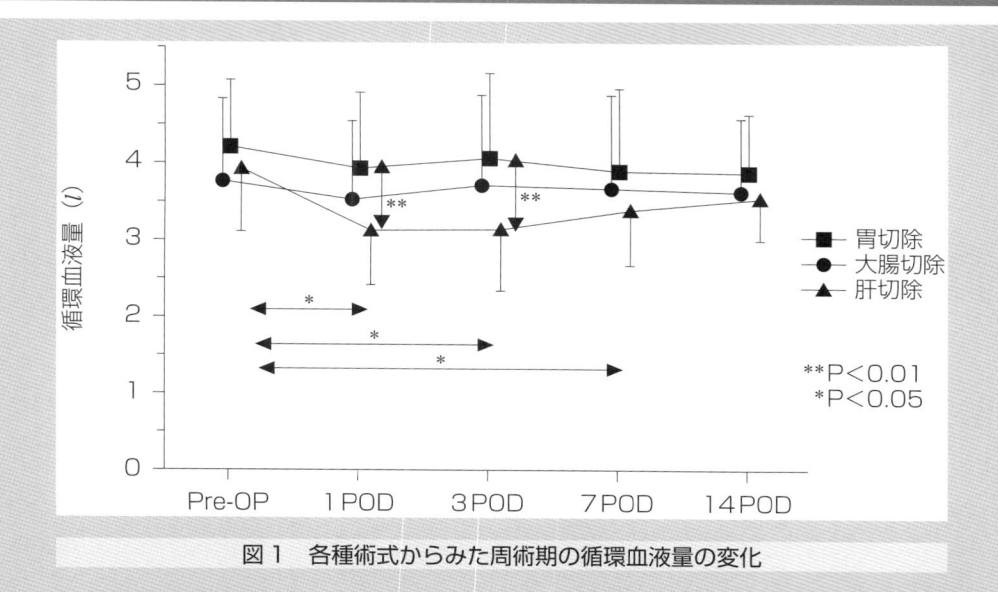

図1 各種術式からみた周術期の循環血液量の変化

後1日目の心拍出量（CO）は術前に比べ逆に上昇し，胃切除術，肝切除術，腹腔鏡下胆嚢摘出術で，それぞれ115％，135％，103％であった。したがって，侵襲が大きく麻酔時間が長くなるような手術においては，術後のCOが上昇するがCBVの低下が著明になると考えられている。また腹部手術患者で，術後1日目SIRSを呈した患者とSIRSに至らなかった患者を比べると，SIRSに至った患者のCBVは有意に低下していた[4]。また，SIRSは外科的侵襲後ばかりでなく敗血症や肺炎などの著明な炎症において見られるが，これら通常感染によるSIRSと術後のSIRSにおいてDDGアナライザーを用いて比較すると，感染性のSIRSでは術後SIRSに比べ有意にCOの上昇，BVの減少が見られた。

さて血液量（blood volume：BV）の低下に伴った体内水分量の変動はどのようなものだろうか。通常，長時間の手術時には水分のin out balanceはかなりinに向いている。しかしながら，BVは逆に減少することは不思議な現象といえる。われわれは術後患者の体内水分量をインピーダンス法により経時的に測定した。体内水分量は細胞内水分量と細胞外水分量に分けられるが，術直後には総水分量と細胞内水分量が減少したのに比べ，細胞外水分量は逆に有意に増加した。これらの変化はSIRSを呈した患者でさらに著明であった。

CBVも細胞外水分量の一部と考えられるので，したがってthird spaceの水分量が増えていることになる。これらの結果は測定方法は異なるが，1970年代にBeattleら[5]によりすでに報告された心臓バイパス手術患者後の成績と一致した。臨床の現場では，術後循環が維持されているのに尿量が確保できず，hypovolemiaの判定に難渋することがある。このようなときも中心静脈圧よりもBVの値が重要であり，もしCBVの減少がさほど見られないなら利尿薬の投与が許されると考えられる。また，われわれの報告でも術後合併症を呈した患者はBVが著明に低下したが，高澤ら[6]も消化管穿孔により緊急手術を施行した患者においてCO/CBV比がAPACHE IIスコアと相関したと報告しており，患者の重症度評価に有用であったとしている。

現在のところベッドサイドでCBVやCOが測定できるモダリティーとしては，DDGアナライザーが唯一のものと思われる。DDGアナライザーの有用性は諸家の認めるところであるが，ショック時などの末梢循環不全や循環動態が不安定なとき，あるいはきわめて肝機能障害が強いときなどは，その測定値が真の値を反映しているかどうかは不明であり，さらなる研究が必要である。このようにCBVは古い概念ではあるが，体重や水分のin out balanceのみではCBVを単純に評価できず，特に炎症を伴った患者では体内の水分分布が健常人ときわめて異なっており，DDGアナライザーによる正確なCBVの評価が重症患者の循環管理に重要であると思われる。

■参考文献

1) Hirosawa K, Nishikawa K, Watanabe I, et al. Changing in circulaying blood volume following craniotomy. J Neurosurg 2000 ; 93 : 581-5.
2) Bremer F, Schiele A, Sagkob J, et al. Perioperative monitoring of circulating and central blood volume in cardiac surgery by pulse dye densitometry. Intensive Care Med 2004 ; 30 : 2053-9.
3) Nishioka M, Ishikawa M, Hanaki N, et al. Perioperative hemodynamic study of patients undergoing abdominal surgery using pulse dye-densitometry. Hepatogastroenterology 2006 ; 53 : 874-8.
4) Ishikawa M, M Nishioka, N Hanaki, et al. Postoperative metabolic and circulatory responses in patients that express SIRS after major digestive surgery. Hepatogastroenterology 2006 ; 53 : 228-33.
5) Beattle HW, Evans G, Garnett ES, et al. Sustained hypovolemia and extracellular fluid volume expansion following cardiopulmonary bypass. Surgery 1972 ; 71 : 891-7.
6) 高澤知規, 西川光一, 後藤文夫 ほか. インドシアングリーンを用いた血漿消失率, 循環血液量, 心拍出量の測定による消化管穿孔患者の重症度予測. 麻酔 2005 ; 54 : 260-4.

（石川　正志）

臨床編

1. 敗血症と輸液療法
2. 小児の輸液
3. 熱傷と輸液
4. 拡大手術と輸液
5. 産科麻酔と輸液
6. 脳神経外科手術と輸液
7. 心臓血管外科手術と輸液
8. 腎移植と輸液
9. 呼吸管理と輸液

Column 3　組織間液圧

Column 4　アルブミンの血管外輸送と血液粘度

臨床編

1 敗血症と輸液療法

はじめに

　最近の集中治療医学ならびに医用工学をはじめとする周辺領域の進歩により，急性期重症患者の予後は著しく向上したが，原因のいかんを問わず重度敗血症や敗血症性ショックとなると多臓器不全を併発しやすく，その死亡率は依然として高い[1]。敗血症治療に有効と証明された治療薬は，事実上遺伝子組み換えヒト活性型プロテインCのみであるが，この薬剤をもってしても敗血症患者の28日死亡率を20％減少させる効果にとどまっている[2]。したがって，今日においても敗血症の治療は，感染源の制御や適切な抗生物質投与という感染対策に加え，発症早期からの輸液療法や血管作動薬による体液補正と循環動態の維持が治療の根幹であるといっても過言ではない。しかし一方で，敗血症における輸液療法は，輸液製剤の選択や輸液目標について半世紀近い議論が繰り返されている。敗血症性ショック患者は，当初24時間で晶質液6〜10lあるいは膠質液2〜4lに匹敵する大量の体液不足が潜在するため[3]，単に血管内容量のみならず体液の補充を視野に入れ，"適切な輸液製剤"を"適切な時期"に"適切な量"投与することが敗血症患者の治療に重要となる。はたして，この3つの課題を同時に満たすことは可能であろうか？　最近，新世代の代用血漿製剤や合成アルブミンが開発され，本邦でも臨床使用可能となる時期も近い。本章では，これまでに蓄積された臨床研究ならびに基礎研究や敗血症に関する治療ガイドラインなどを基に，敗血症における適切な輸液管理について検証する。

敗血症の定義の変遷と病態

　敗血症の病態解明がさまざまな角度から進む中，内毒素や炎症性サイトカインの重要性が認識され，1980年代にこれらのモノクローナル抗体が敗血症の特効薬として注目された。しかし，その後の臨床試験ではその有効性がことごとく否定された。基礎研究レベルで有望であった敗血症治療薬の有効性が臨床的に証明できなかった主因として，敗血症の定義が施設間で異なり，敗血症早期から救命困難な進行型まですべての病期を対象にしていたことが挙げられる。この間にも sepsis syndrome など新たな病名の提案などを含め，さらにその概念が混迷したため，1992年欧米の関連学会が合同カンファレンス

表1 全身性炎症反応症候群と敗血症の定義

全身性炎症反応症候群：下記の4項目中2項目以上が該当する場合
(1) 体温＞38℃あるいは＜36℃
(2) 心拍数＞90/min
(3) 呼吸数＞20あるいはPaco$_2$＜32mmHg
(4) 白血球数＞12,000あるいは＜4,000あるいは幼若球＞10％
敗血症
　感染に対する全身性炎症反応
重度敗血症
　臓器機能障害，低灌流あるいは低血圧を伴う敗血症
敗血症性ショック
　灌流異常とともに，適切な輸液蘇生にもかかわらず低血圧を伴う敗血症

（American College of Chest Physicians/Society of Critical Care Medicine Consensus Conference. Definition for sepsis and organ failure and guidelines for the use of innovative therapies in sepsis. Crit Care Med 1992；20：864-74より引用）

を開催し，敗血症を"感染に対する全身性炎症反応"と定義した（表1）[4]。病期が進行すると，敗血症は臓器障害，組織低灌流あるいは低血圧を伴う"重度敗血症"，さらに適切な輸液療法にもかかわらず，組織灌流異常とともに低血圧が持続する"敗血症性ショック"へと進行し，急速に多臓器不全を併発して救命が困難な状態となる。その後，全身性炎症反応症候群（systemic inflammatory response syndrome：SIRS）という新たな概念の提案にはヨーロッパのグループより反旗を翻す時期があったが，敗血症から敗血症性ショックに至る経路や，SIRSをこれらの初期症状ととらえる考え方は徐々に定着してきた。10年後の2001年，この定義を見直す合同カンファレンスが開催され，敗血症の診断基準の一部が改定された（表2）。これにより，敗血症は"感染に対する全身性炎症反応"から"感染が証明されたあるいは疑わしい場合を含み，一般的，炎症，血行動態，臓器不全あるいは組織灌流に関するいくつかの要件を含む"ものと定義された[5]。しかし，この定義が変更されても敗血症の病態への理解や治療方針が変更されているわけではない。

敗血症では，全身性炎症反応の基点となる血管内皮細胞と白血球や血小板などの炎症性細胞との細胞接着が賦活化されるとともに，炎症性メディエータ，活性酸素や蛋白分解酵素などが過剰に放出される。この炎症反応過剰期には血管壁透過性が亢進し，組織浮腫が顕著になるとともに，血液凝固線溶系にも異常を来して播種性血管内凝固などが発現する（図1）。これら一連の炎症反応に合わせて循環動態も変化し，当初は末梢血管拡張に伴う著しい体血管抵抗低下と心拍出量が増加した亢進状態となり，頻呼吸，発熱，白血球増多，頻脈などの臨床症状が顕在化する。この時期の治療が奏効せず病期がさらに進行すると，免疫反応は低下していわゆる免疫不全状態となる。この時期には組織浮腫，組織臓器障害に加え，白血球数減少や貪食能を含む好中球機能が低下して易感染状態に陥るとともに，循環動態も末梢血管抵抗増加と心拍出量が低下した状態に移行する。

敗血症の病態は，さまざまなレベルで酸素供給および利用が障害される点が特徴的である。心臓や肺などの"中枢循環レベル"では心筋浮腫や心収縮力低下による心拍出量増加の制限や肺水腫を含む急性肺傷害の合併により血液酸素化ならびに酸素運搬能が制

表2 敗血症の診断基準

感染：証明されたあるいは疑わしい，そして以下の項目のいくつかを含む

全身性項目
 発熱（深部温＞38.3℃）
 低体温（深部温＜36℃）
 心拍数　＞90/min あるいは＞2SD 年齢ごとの正常値より
 頻呼吸
 精神状態変化
 有意な浮腫あるいはプラス体液バランス（＞20 ml/kg　24時間以上）
 高血糖（血糖＞120 mg/dl あるいは 7.7 mmol/l），糖尿病のない状態

炎症性項目
 白血球増多（WBC 数＞12,000/μl）
 白血球減少（WBC 数＜4,000/μl）
 正常白血球数だが＞10％未熟型
 血漿 C 反応蛋白＞2SD 正常値より
 血漿プロカルシトニン＞2SD 正常値より

血行動態項目
 低血圧（成人：収縮期圧＜90 mmHg，平均血圧＜70，あるいは収縮期血圧低下＞40 mmHg あるいは年齢正常値＞2SD）
 Sv_{O_2}＞70％
 心係数＞3.51 l/min/m^2

臓器障害項目
 動脈低酸素血症（$Pa_{O_2}/F_{I_{O_2}}$＜300）
 急性乏尿（尿量＜0.5 ml/kg/hr あるいは少なくとも2時間で45 mmol/l）
 クレアチニン増加＞0.5 mg/dl
 血液凝固異常（INR＞1.5 あるいは aPTT＞60秒）
 腸閉塞（腸音消失）
 血小板減少（血小板数＜100,000/μl）
 高ビリルビン血症（血漿総ビリルビン値＞4 mg/dl あるいは 70 mmol/l）

組織灌流項目
 高乳酸血症（＞2 mmol/l）
 毛細血管再充填あるいは斑点形成減少

（Levy MM, Fink MP, Marshall JC, et al. 2001 SCCM/ESICM/ACCP/ATS/SIS international sepsis definitions conference. Intensive Care Med 2003；29：530-8 より引用）

限される。"局所循環レベル"では重要・非重要臓器間の血流再分配機構に異常を来し，いわゆる重要臓器への血流シフトが起こりにくく，臓器レベルでの酸素運搬が障害される。敗血症では，血管反応性や心収縮力の低下などにより，貧血や低酸素血症などの急性の酸素運搬能低下が起きると，十分な代償機転が働かない。筆者らは，腹膜炎惹起性敗血症ラットで輸血あるいは血液希釈によりヘマトクリット値を高値（45～52％），中間値（33～40％），低値（21～28％）としたモデルを作製し，急性低酸素に曝露した際の臓器血流を非敗血症ラットと比較検討した[6]。急性低酸素の曝露に対しヘマトクリット値のいかんを問わず敗血症ラットの心拍出量は維持されたが，心臓や脳など重要臓器への酸素運搬が低値ならびに中間値ヘマトクリット群では不十分となった。つまり，敗血症では重要臓器への酸素運搬予備力が低下し，貧血があるとさらにその予備力低下が顕著となることを示している（図2）。"微小循環レベル"では，真の毛細血管血流が遮断さ

1．敗血症と輸液療法

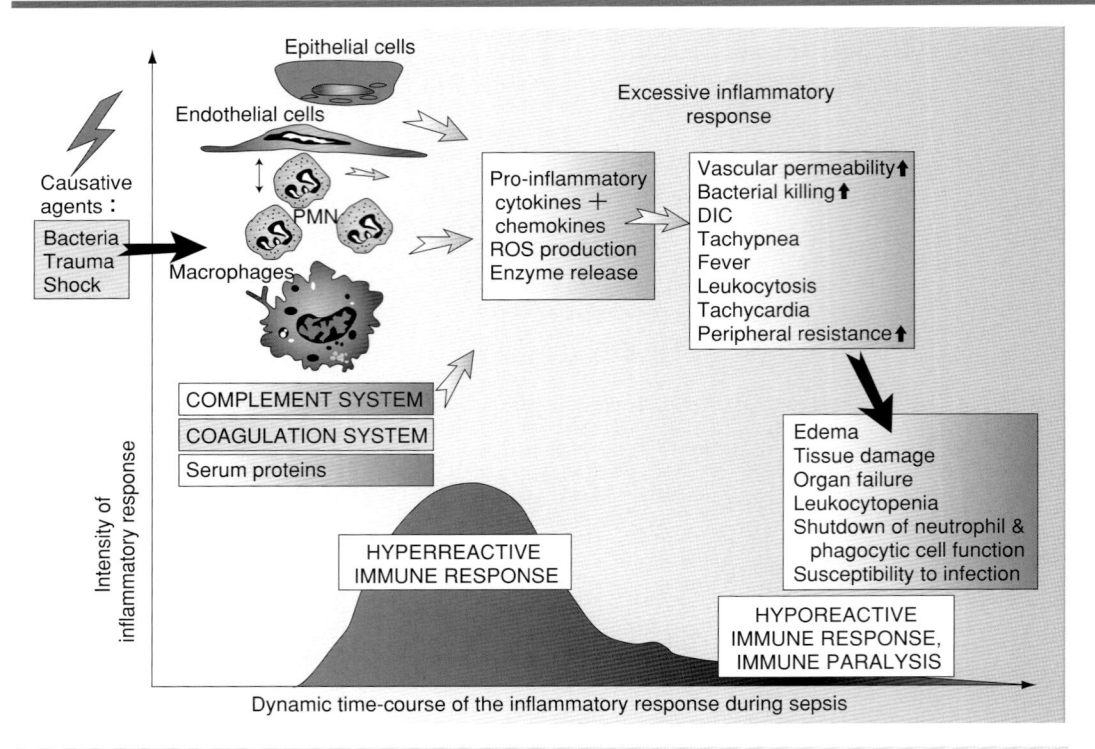

図1　敗血症の病期と全身性炎症反応
免疫反応過剰期には血行動態も過剰反応を示す亢進状態となり，病期が進行した免疫反応不全期は心血管作動薬に反応しにくい亢進状態を示す．
（Riedemann NC, Guo RF, Ward PA. Novel strategies for the treatment of sepsis. Nat Med 2003；9：517-24より引用）

れることによる毛細血管密度減少や血管内皮細胞浮腫による酸素拡散能の低下が生じ，赤血球変形能の低下や活性化白血球による微小血管塞栓が原因となってシャント血流が増加するなど，さまざまな機転により酸素化が障害される（図3）．さらに組織細胞内で酸素利用が障害され，徐々に臓器組織障害に至る．したがって，敗血症における組織酸素化の改善にはいずれのレベルにおいても，組織酸素化を維持するための有効な手段を選択すべきである．

敗血症に適切な輸液時期は存在する？

敗血症治療の根幹をなす輸液療法が，その効果をいかんなく発揮する"適切な時期"は存在するのであろうか？　2001年，救急搬入された重度敗血症あるいは敗血症性ショック患者を対象とした臨床試験結果から，初期蘇生としての輸液療法の重要性が明らかとなった[3]．

敗血症患者263名を対象に，治療開始6時間で一定の中心静脈圧や平均動脈圧，尿量確保を主眼とした積極的蘇生（early goal-directed therapy）を試みると，標準的治療群に比

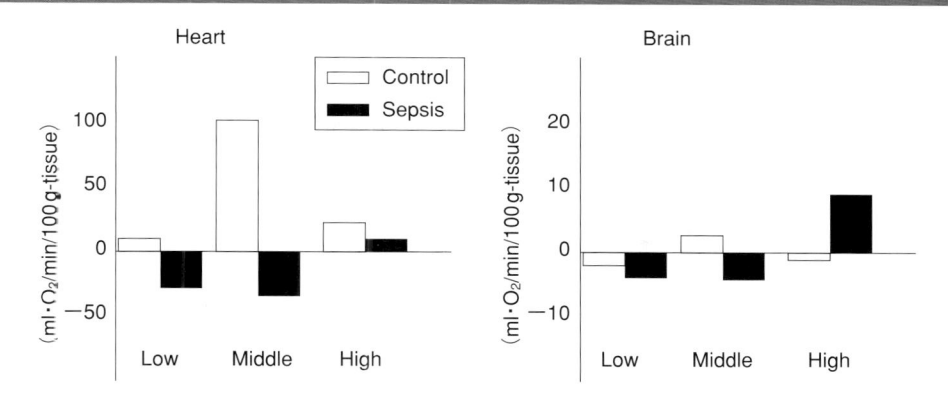

図2 敗血症および非敗血症ラットにおける急性低酸素曝露時の心および脳への酸素供給量の変化

Low：低値ヘマトクリット群（21〜28％），Middle：中間値ヘマトクリット群（33〜40％），High：高値ヘマトクリット群（45〜52％）

縦軸は，大気中に対する急性低酸素曝露時の臓器酸素運搬量の変化量を示す（ml・O_2/min/100 g-tissue）。

低値，中間値ヘマトクリットでは心臓および脳への酸素供給予備力が低下していることが分かる。逆に高値ヘマトクリットでは低酸素曝露にも対応できる酸素予備力があることが明らかである。

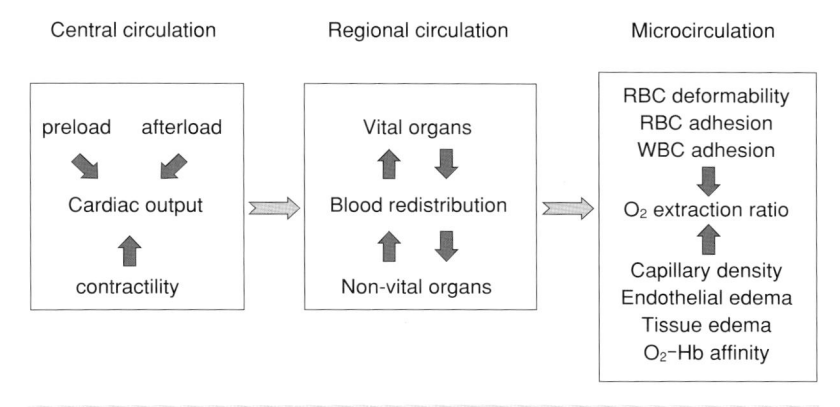

図3 敗血症における組織酸素化障害

中枢レベルで前負荷減少と収縮力低下，局所レベルで重要・非重要臓器間の血流再分配機構の障害，微小循環レベルで赤血球変形能低下，細胞接着あるいは毛細血管密度低下などのさまざまな機転により組織酸素化障害が起きる。

べその予後を有意に改善するという。晶質液あるいは膠質液輸液により中心静脈圧8〜12mmHg，平均動脈圧65mmHg以上，尿量0.5ml/kg/hr以上，中心静脈あるいは混合静脈血酸素飽和度70％以上を治療目標とし，もし静脈血酸素飽和度70％未満であれば，赤血球輸血やドブタミン投与も考慮する治療計画を実施した早期治療ゴール群と標準的治療を実施した対照群で比較検討した。その結果，早期治療ゴール群では標準治療群の院内死亡率46.5％に比べ30.5％と有意に低下し，28日死亡率も同様に49.2％対33.3％と改善した。この臨床試験の結果は，敗血症患者の輸液療法にも"適切な時期"があり，早期より積極的に循環動態の安定化と組織灌流の適正化を図ることが予後を左右すること

を裏づけている。

　ただし，敗血症患者への輸液療法は治療開始6時間のみで終了するわけではもちろんなく，その後も感染制御や循環動態の変動に見合う輸液量や輸液製剤の選択は日あるいは週の単位で継続する。だが，この時期における輸液療法とその内容について検討した臨床試験は残念ながらこれまでになく，また early goal-directed therapy の有効性は治療開始当初6時間以内とその時期を過ぎた時期の積極的輸液と比較したものではないため，例えば重度敗血症や敗血症性ショック発症3日間の輸液療法の重要性については結論できない。いずれにしても時間で区切った輸液療法でも有意差を持って予後の改善に役立つことが可能であり，救命可能な炎症反応過剰期における長期間の輸液計画を視野に入れた検討が今後は必要である。

敗血症に適切な輸液製剤は何か？

　敗血症における"適切な輸液製剤"の条件とは，血管透過性が亢進した状態においても間質への漏出が少なく，組織浮腫の進行を抑えるとともに，循環血液量ならびに末梢組織への酸素運搬に寄与できる製剤ということに尽きる。

　かつて一部の膠質分子が敗血症や熱傷など拡張した血管壁間隙を塞栓し，水分や高分子物質の血管外漏出を防ぐという考え方が提唱された。1989年，Zikriaら[7]はラット熱傷モデルにおいて，分子量100〜300kDの中分子量ヒドロキシエチルデンプン製剤がアルブミンの血管外漏出率を低く抑えると報告した。その後，この膠質分子による塞栓説の可能性を支持するさまざまな研究報告がなされ，血管外漏出しやすい低分子ときわめて大きな高分子を意図的に濾過除去したペンタフラクションなどの製剤が生み出された時期があった。しかし，最近ではその効果を否定する報告も多い。例えば，Marxら[8]は腹膜炎惹起性ブタ敗血症モデルで中心静脈圧を輸液の指標として8時間輸液療法を行った結果，ヒドロキシエチルデンプン製剤（平均分子量200kD），修正ゼラチン製剤ともに循環血液量を維持するものの，アルブミン血管外漏出に有意差はなかったと報告している。特に注目すべき点は，アルブミン漏出は制御できないものの，投与した合成膠質分子が血管内に残存し有効な膠質浸透圧を形成している点である。蛋白漏出増加に伴う血管内皮細胞が電荷のバランスを失った可能性も否定できないが，適切な分子量の膠質分子が拡張した血管間隙を"物理的に塞栓する"可能性は低く，アルブミン血管外漏出の機序や別の要因を含め，さらなる検討が必要な領域である。

　敗血症で賦活化した血管内皮細胞−白血球接着現象に対する各種輸液製剤の効果に関する報告も数多い。なかでも培養臍帯動脈内皮細胞を用いた生体外解析系での検討において，代用血漿製剤で処理した血管内皮細胞では白血球細胞接着現象を修飾しないのに対し，代用血漿製剤で処理した白血球は未処理白血球に比べ内皮細胞への接着反応を減弱することから，代用血漿製剤は血管内皮細胞ではなく白血球に直接作用して細胞接着現象を抑える可能性が高い[9]。また興味深いことに，この細胞接着抑制効果はデキストラン，修正ゼラチン，ヒドロキシエチルデンプン製剤など代用血漿製剤間に差はない。この理

由は明らかではないものの，代用血漿分子の血漿中濃度に依存した共通の容量補填効果による可能性が高く，製剤間の分子構造の差は無関係と考えられている。一方，生理食塩液に比べヒドロキシエチルデンプン製剤は微小循環系における接着白血球数を有意に抑えるとともに，毛細血管密度を増加し血管透過性亢進を有意に抑えている[10]。筆者ら[11]は，ヒト敗血症の低末梢血管抵抗，高心拍出量という循環動態に近似したヒツジ敗血症モデルに，48時間にわたり左房圧を指標に輸液療法を行うと，ヒドロキシエチルデンプン製剤が毛細血管内皮細胞の浮腫を抑え，毛細血管断面ならびにミトコンドリアを含む心筋細胞超微細構造を正常に近く維持することを示した（図4）。以上の基礎研究により明らかとなっている点をまとめると，膠質液は晶質液に比べ，血管内皮細胞への細胞接着を含む炎症反応賦活化を有意に抑え，敗血症による細胞構築の変化を軽減する可能性が高いといえる。

　しかし敗血症患者への"適切な輸液製剤"については，基礎データが明示するような晶質液よりも合成膠質液あるいはアルブミンがよいという臨床的な証拠はこれまでのところ得られていない。血圧低下を伴う敗血症性ショック患者への輸液として，早期より絶対的あるいは相対的循環血液量不足を補い，心拍出量と酸素運搬能の維持を図るには，静脈路が限定されている場合には晶質液に比べ，膠質液がより短時間でゴールを達成できる。したがって，血行動態が比較的安定している場合には晶質液が第一選択となり，血行動態が不安定な場合には膠質液が第一選択となることが多く，またヨーロッパでは膠質液，北米では晶質液が好んで使用される傾向にあるとの指摘もある[12]。しかし，これらの輸液製剤の効果を比較した臨床試験では，ICU在室時間，肺水腫や予後にも両製剤間に有意差はない[13]。つまり，循環血液量の早期回復には晶質液より膠質液が良いことは理論的には裏付けできるものの，臨床的にはその予後に差を見い出すことができていない。

　そもそも輸液製剤の比較は，その対象となる敗血症患者の血行動態安定性を含む病期，比較する膠質液の種類（例えば，ヒドロキシエチルデンプン製剤でも低分子量から高分子量まで多岐にわたり，またさまざまな分枝鎖が製剤として市場にある），輸液療法の指標，臨床試験のゴールにより大きく異なる。健常状態では有害な副作用も敗血症のような病的状態では治療上有利に働く可能性もある。例えば，ヒドロキシエチルデンプン製剤には敗血症に合併しやすい血管内血液凝固反応を抑える作用があり，単に循環血液量補正のみならず凝固異常に対する治療的効果も期待できる。ヒドロキシエチルデンプン製剤には大きく分類すると，緩徐代謝型（高分子量，中分子量＋高分枝鎖）と急速代謝型（中分子量＋低分枝鎖，低分子量）があり，急速代謝型は緩徐代謝型に比べ血液凝固因子への影響がなく，一方，緩徐代謝型は凝固因子（第VIII因子，フォン・ウィルブランド因子）濃度を抑え，血小板受容体〔糖蛋白質（glycoprotein：GP）IIb/IIIa〕を修飾して血小板機能を障害することが明らかとなっている[14]。

　フランスの研究グループは，重度敗血症ならびに敗血症性ショック患者129名を対象に，分子量200kDaのヒドロキシエチルデンプン製剤（最大80ml/kg，最長4日間）とゼラチン製剤の臓器機能への効果を比較した。その結果，ヒドロキシエチルデンプン製剤の輸液を受けた患者群で急性腎不全と乏尿発症率が有意に高いという結果を報告[15]している。

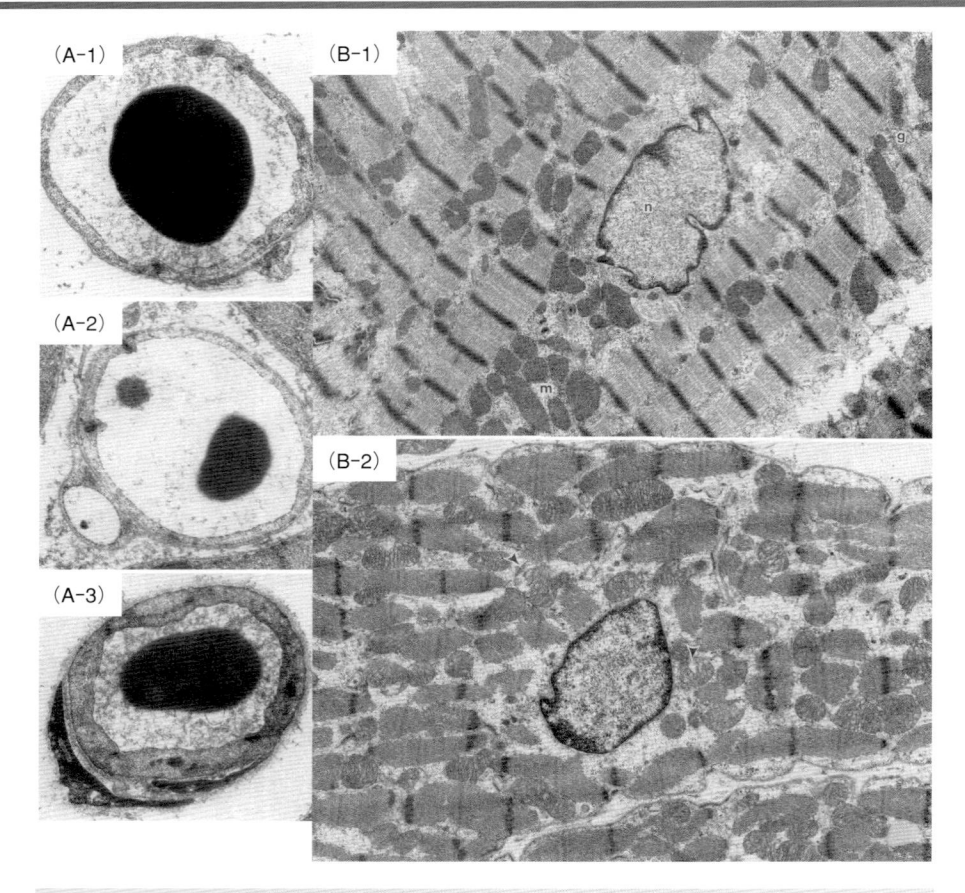

図4　腹膜炎惹起性敗血症ヒツジにおける代用血漿製剤の効果

《骨格筋毛細血管断面図》
（A-1）ペンタスターチ群，（A-2）ペンタフラクション群，（A-3）乳酸リンゲル液群
代用血漿製剤2群で毛細血管内皮細胞の浮腫を軽減し，乳酸リンゲル液群に比べ血管内腔をよく保持している。

《心筋微細構造》
（B-1）ペンタスターチ群，（B-2）乳酸リンゲル液群
乳酸リンゲル液群ではミトコンドリアの構造崩壊，グリコーゲン顆粒減少，心筋線維浮腫が著明であるのに対し，代用血漿製剤ペンタスターチ群で心筋微細構造は正常に近い。

(Morisaki H, Bloos F, Keys J, et al. Compared with crystalloid, colloid therapy slows progression of extrapulmonary tissue injury in septic sheep. J Appl Physiol 1994；77：1507-18 より一部改変引用)

多変量解析の結果，人工呼吸とヒドロキシエチルデンプンの使用が急性腎不全の危険因子であり，急性腎不全の危険性のある重度敗血症あるいは敗血症性ショック患者への使用は避けるべきとしている。この報告の結果には十分な合意が得られていないが，長期間の連続投与を含め膠質液の中でも選択肢があり，個々の臓器機能への効果が異なることを示唆している（表3）。

表3 敗血症と膠質液

1. ショックを伴う場合には第一選択となる
2. 炎症性メディエータ過剰放出や細胞接着反応を抑える可能性がある
3. 機序は不明であるが，血管壁透過性亢進を制御する可能性がある
4. ヒドロキシエチルデンプン製剤の慢性使用は，急性腎機能障害の危険性を増す
5. ヒドロキシエチルデンプン製剤の血液凝固抑制作用は，治療上有利に働く可能性がある
6. ヒトアルブミンが他の膠質液より有益という臨床的な証拠はない

天然膠質液ヒトアルブミンは敗血症の輸液に必要か？

　敗血症のみならず重症患者は，栄養状態不良，肝障害あるいは血管透過性亢進に伴う血管外漏出などにより，低アルブミン血症の傾向を示す。この低アルブミン血症の程度が予後の悪化や集中治療室在室期間とよく相関したことから，重症患者へのアルブミン投与の有用性に関する論争が続いている。さまざまな報告がある中でもっとも衝撃的であったのは，1998年 Cochrane Injuries Group による British Medical Journal に掲載されたメタ解析の結果である[16]。これは総患者数1,419名に及ぶ30の無作為臨床試験を集めて解析した報告で，"アルブミン投与が循環血液量不足，熱傷，あるいは低アルブミン血症を伴う重症患者の死亡率を減少するという証拠はなく，むしろ死亡率を増加させるかもしれないことを強く示唆する。重症患者におけるヒトアルブミン使用を可及的に検証すべきであり，厳格に実施された無作為臨床試験なくして使用すべきではない"と結論している。つまり，これはアルブミン製剤を重症患者に使用すべきではないとした結論であり，その後もさまざまな賛否の議論が繰り返された。数々の無作為臨床試験結果をある一定の基準で選択したうえで総合的に解析するという手段は，それぞれ選択基準を設けている調査対象がより不均一となるうえ，死亡率や予後が必ずしも臨床試験の primary goal ではないなど，その解析結果を日常の診療や個々の患者には適用し難い問題点がある[17]。"敗血症と輸液"の領域に必要なのは，今日では古いデータを集めたメタ解析ではなく，優れた研究計画で実施された無作為臨床試験である[18]。

　Cochrane Injuries Group 報告から6年後の2004年，New England Journal of Medicine に ICU におけるアルブミンと生理食塩液の効果を比較した大規模無作為臨床試験結果（SAFE study）が報告[19]された。"不均一な背景を持つICU重症患者を対象に，血管内容量蘇生目的で使用した4％アルブミンあるいは生理食塩液は，28日間いかなる原因による死亡率も同等で差がない。この研究結果は，Cochrane Injuries Group によるアルブミンの使用は重症患者の死亡率を増加するとしたメタ解析の結果を支持するものではない"と結論し，重症患者へのアルブミン使用の適否の議論に一定の決着をつけたものの，ではより高価なアルブミンが有効か否かについて結論は得られていない。ただ注目すべきは，この臨床試験の subpopulation として重度敗血症を合併する患者群で比較検討した結果で，アルブミン群で30.7％に対し生理食塩液群では35.3％の死亡率（P＝0.09）であった点である。本臨床試験の primary goal ではなく，これを目標に設定した標本数ではない

ために，一概に有意差の有無を結論できないものの，"アルブミンが重度敗血症患者の予後を改善する"可能性を必ずしも否定するものではない。

　アルブミンはまた単に循環血液量を補う効果以外にも，腫瘍壊死因子（tumor necrosis factor-α：TNF-α）濃度低下を含む抗炎症作用や抗酸化作用が敗血症患者には有利に働く可能性がある[20]。Walleyら[21]は，ラットモデル内毒素惹起性心機能抑制に対する輸液製剤を比較検討した結果，アルブミンがヒドロキシエチルデンプン製剤や晶質液に比べ，内毒素による心機能抑制を軽減することを見い出している。ただし，いずれも基礎研究レベルでの検討であり，臨床的な証拠には乏しく，またこれらを検証する研究計画を立てることは困難ともいえる。現在，ヒトからの献血に依存し有資源であるアルブミン製剤は，今後工業ベースでの生産が可能となる時期が近い。もし基礎研究で見い出され他の合成膠質液に比べ勝る点が臨床的にも証明できれば，アルブミン投与による治療効果の見込める敗血症患者を選択したうえで，積極的に投与する時代が到来する可能性がある。

敗血症に適切な輸液量と循環管理は？

　"適切な輸液量"を推し量るため，左房圧，肺動脈楔入圧，中心静脈圧，尿量，循環血液量，血圧，心拍数，混合静脈血酸素飽和度，乳酸値，心拍出量などさまざまな指標が用いられてきたが，輸液療法の正確なend-pointはいまだ確定されていない。特に敗血症のように微小循環障害が病態となる場合，血行動態の安定化のみでは不十分で，局所の微小循環の安定化と適切な組織酸素化がそのゴールであり，後者を定期的に評価しながら輸液量を決定することは現段階において臨床上困難である。例えば，混合静脈血酸素飽和度が低下すれば心拍出量低下を健常状態では意味するが，敗血症では組織酸素利用障害などによりもともと高い値であるため，"正常値＝適切な組織酸素化"を必ずしも示すものではない。さらに血清乳酸値の解釈は敗血症患者ではより複雑となる。通常，高乳酸血症は組織への低灌流から組織低酸素の存在を意味するが，敗血症においては組織低灌流がなくても乳酸値は上昇する。これは敗血症は特有の細胞障害性の酸素利用障害や肝臓での乳酸代謝の低下などにも起因している。したがって，敗血症ではない状態の一般的な輸液の指標をそのまま敗血症患者に適用してよいかには疑問が残る。

　敗血症などの病的状態では組織酸素必要量が増加し，酸素消費量は全身酸素運搬能に比例する病的依存性があるため，全身性酸素運搬能を正常より高めに設定した治療を行い組織の酸素消費を高め組織低酸素を防ぐ治療が一時注目された。外科系ハイリスク患者の全身酸素運搬能を600ml/m^2/min以上という正常より高い目標に設定した治療をするsupranormal resuscitationが予後の改善に有効と1988年に報告[22]された。これによると酸素消費量は170ml/m^2/min，心係数は4.5l/min/m^{2}以上が必要となる。しかし，輸液や輸血あるいは心血管作動薬によりこの高心拍出量維持を目標とした治療は，重症患者の予後を改善しないことがその後の複数の大規模臨床試験[23)24)]で明らかとなり，2004年の敗血症治療ガイドライン[25]において明確に否定された。

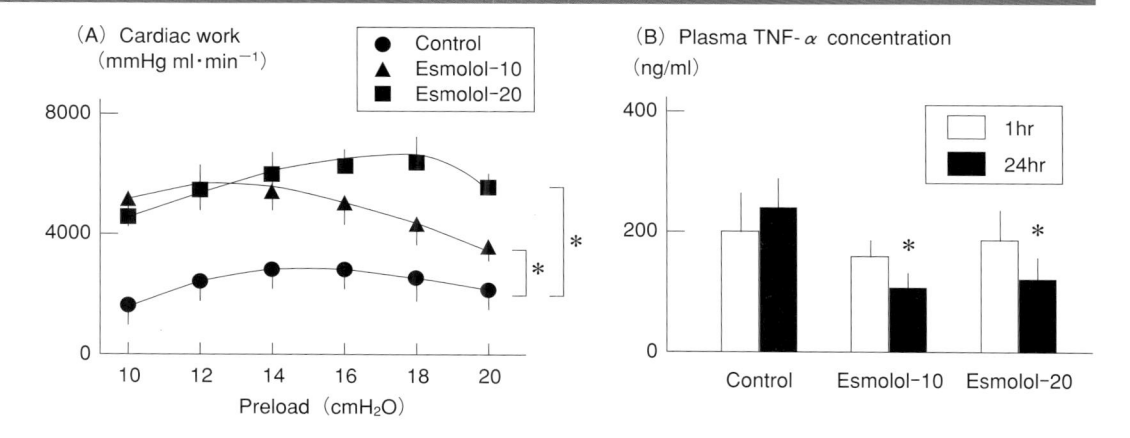

図5 敗血症ラット摘出灌流心標本における心仕事量の変化と血中TNF-α濃度：エスモロールの効果
（A）各前負荷時における心仕事量の変化：対照群に比べエスモロール投与群で各前負荷を通じ，有意に低いことが分かる。
（B）血中TNF-α濃度の変化：エスモロール投与群で24時間投与後の血中TNF-α濃度が有意に低下しているのが分かる。
Esmolol-10：エスモロール10 mg/kg/hr投与群，Esmolol-20：エスモロール20 mg/kg/hr投与群
(Suzuki T, Morisaki H, Serita R, et al. Infusion of the β-adrenergic blocker esmolol attenuates myocardial dysfunction in septic rats. Crit Care Med 2005；33：2294-301 より一部改変引用)

　そもそも敗血症では心筋細胞も末梢組織と同様に浮腫となり，正常な細胞構築が一部崩れるとともに，核やミトコンドリアを含む超微細構造も敗血症の進行に伴い変化する[11]。心筋線維以外にも栄養源となるグリコーゲン蓄積も枯渇し始めるため，心仕事量を増加する高心拍出量状態を維持することは心筋障害をさらに助長することにつながるため，むしろ敗血症においては心筋保護を考慮すべきである。敗血症特有の酸素利用障害による虚血ではないものの，冠動脈血流障害による虚血性心疾患合併患者への β 遮断薬の周術期投与の利点がかねてより指摘され，2006年のガイドラインにもその効用が明記されている[26)〜28)]。そこで，当研究室では，腹膜炎惹起性の高心拍出量血行動態を呈する敗血症ラットモデルで，β 遮断薬投与が心機能をよりよく保つとの仮説の下に検証した[29]。腹膜炎惹起性敗血症ラットモデルに24時間にわたり β 遮断薬エスモロール持続投与を行い，摘出灌流心標本で心機能を評価，対照群とで比較した。その結果，β 遮断薬エスモロール持続投与は敗血症における心筋酸素利用を改善し，心収縮力ならびに拡張能を増して心機能をよりよく保つことを見い出した。またエスモロール持続投与は，炎症性サイトカインTNF-α放出を有意に抑えることも明らかとなった（図5）。その血行動態や高サイトカインやカテコラミン分泌に伴う代謝過剰が敗血症ときわめて類似している重度熱傷患者において，β 遮断薬投与が代謝過剰を抑え，筋肉蛋白異化反応を回復させることが示されている[30]とともに，敗血症性ショック患者へのカテコラミン投与の善し悪しについて議論の的となっている[31]。心血管作動薬の使用は"適切な輸液量"にも自ずと影響するため，今後，さらなる臨床試験などによる検証が期待される。

おわりに

　2008年のSurviving Sepsis Campaign Guideline[32]においても，敗血症患者への輸液療法として晶質液，膠質液がいずれかに勝っているという証拠はないと結論している。敗血症と輸液の問題点を考えてみると，1つには，敗血症患者は均一ではなく，ショックの有無，年齢や臓器予備力を含む患者背景，適度の静水圧，主感染源とその対応状況や病期進行度など，一疾患として扱うにはあまりに不均一である。2つ目には，輸液製剤は代用血漿製剤を含め1つではなく，ヒドロキシエチルデンプンの中でもそれぞれ化学的特徴があり生体内での平均分子量，膠質浸透圧や副作用も多岐に及んでいる。3つ目には，輸液量の指標が施設間あるいは各報告で不統一であり，血圧，中心静脈圧，混合静脈血酸素飽和度，乳酸値，尿量など，輸液のゴールが異なるとともに，健常状態での輸液目標を敗血症患者に適用することについても疑問な点がある。4つ目には，障害臓器にも特異性があるため，心，肺，腎あるいは消化管保護などのどこに主眼を置くかにより選択肢は大きく左右される。例えば，腎機能を保護するには体液過多が良い一方，肺機能を傷害することとなる。また非重要臓器である腸管保護を重要な治療対象に位置付けておかないと，壁防御機構の崩壊によるbacterial translocationから多臓器不全に至る危険性もある。5つ目には，血行動態の迅速な安定化と微小循環ならびに組織酸素化の改善が敗血症治療の根幹をなすので，輸血療法や血管作動薬併用がその治療効果に相応に影響することとなる[33]。したがって，敗血症における適切な輸液には，輸血療法や血管作動薬投与を含めた併用療法が輸液療法の効果判定を修飾する可能性がある。さらに利尿薬あるいはβ遮断薬などの薬剤併用療法などによる相乗効果については検討の余地が十分にある[34,35]。

　米国疫学調査では，重度敗血症は人口1,000人に3人が1年間に罹患し，その死亡率は28.6%，治療費は1人平均22,000ドル，年間総医療費1,670億ドルに及ぶ[1]。敗血症をより効果的に治療することは救命と医療の向上のみならず，医療経済の面からもきわめて重要である。血管透過性亢進と微小循環障害から組織酸素化が障害されている敗血症患者への輸液療法の課題は古く，また未解決の問題点が山積している。今後は新たな輸液製剤の開発や基礎的検討に加えて，敗血症の中でも病因や病期を限定した臨床的検証を進め，原因や病態が不均一な敗血症患者それぞれに対し，"適切な輸液製剤"を"適切な時期"に"適切な量"を投与することが可能となる時代が必ず到来することを期待している。

■参考文献

1) Angus DC, Linde-Zwirble WT, Lidicker J, et al. Epidemiology of severe sepsis in the United States：Analysis of incidence, outcome, and associated costs of care. Crit Care Med 2001；29：1303-10.
2) Bernard GR, Vincent JL, Laterre PR, et al. Efficacy and safety of recombinant human activated protein C for severe sepsis. N Engl J Med 2001；344：699-709.
3) Rivers E, Nguyen B, Havstad S, et al. Early goal-directed therapy in the treatment of severe sepsis and septic shock. N Engl J Med 2001；345：1369-77.

4) American College of Chest Physicians/Society of Critical Care Medicine Consensus Conference. Definition for sepsis and organ failure and guidelines for the use of innovative therapies in sepsis. Crit Care Med 1992 ; 20 : 864-74.
5) Levy MM, Fink MP, Marshall JC, et al. 2001 SCCM/ESICM/ACCP/ATS/SIS international sepsis definitions conference. Intensive Care Med 2003 ; 29 : 530-8.
6) Morisaki H, Sibbald WJ, Martin C, et al. Hyperdynamic sepsis depresses the circulatory compensation to normovolemic anemia in conscious rats. J Appl Physiol 1996 ; 80 : 656-64.
7) Zikria BA, King TC, Stanford J, et al. A biophysical approach to a capillary permeability. Surgery 1989 ; 105 : 625-31.
8) Marx G, Meyer MC, Schuerholz T, et al. Hydroxyethyl starch and modified fluid gelatin maintain plasma volume in a porcine model of septic shock with capillary leakage. Intensive Care Med 2002 ; 28 : 629-35.
9) Nohè B, Johannes T, Reutershan J, et al. Synthetic colloids attenuate leukocyte-endothelial interactions by inhibition of integrin function. Anesthesiology 2005 ; 103 : 759-67.
10) Hoffmann JN, Vollmar B, Laschke MW, et al. Hydroxyethyl starch (130kD), but not crystalloid volume support, improves microcirculation during normotensive endotoxemia. Anesthesiology 2002 ; 97 : 460-70.
11) Morisaki H, Bloos F, Keys J, et al. Compared with crystalloid, colloid therapy slows progression of extrapulmonary tissue injury in septic sheep. J Appl Physiol 1994 ; 77 : 1507-18.
12) VincentJL, Gerlach H. Fluid resuscitation in severe sepsis and septic shock : An evidence-based review. Crit Care Med 2004 ; 32 : S451-4.
13) Choi PT, Yip G, Quinonez LG, et al. Crystalloids vs colloids in fluid resuscitation : A systematic review. Crit Care Med 1999 ; 27 : 200-10.
14) Kozek-Langenecker SA. Effects of hydroxyethyl starch solution on hemostasis. Anesthesiology 2005 ; 103 : 654-60.
15) Schortgen F, Lacherade JC, Bruneel F, et al. Effects of hydroxyethylstarch and gelatin on renal function in severe sepsis : a multicentre randomized study. Lancet 2001 ; 357 : 911-6.
16) Cochrane injuries group albumin reviewers. Human albumin administration in critically ill patients : Systematic review of randomized controlled trials. BMJ 1988 ; 317 : 235-40.
17) Ioannidis JPA, Cappelleri JC, Lau J. Issues in comparisons between meta-analyses and large trials. JAMA 1998 ; 279 : 1089-93.
18) Boldt J. New light on intravascular volume replacement regimens : What did we learn from the past three years? Anesth Analg 2003 ; 97 : 1595-604.
19) The SAFE study investigators. A comparison of albumin and saline for fluid resuscitation in the intensive care unit. N Engl J Med 2004 ; 350 : 2247-56.
20) Quinlan GI, Margarson MP, Mumby S, et al. Administration of albumin to patients with sepsis syndrome : a possible beneficial role in plasma thiol repletion. Clin Sci 1998 ; 95 : 459-65.
21) Walley KR, McDonald TE, Wang Y, et al. Albumin resuscitation increases cardiomyocyte contractility and decreases nitric oxide synthase II expression in rat endotoxemia. Crit Care Med 2003 ; 31 : 187-94.
22) Shoemaker WV, Appel PL, Kram HB, et al. Prospective trial of supranormal values of survivors as therapeutic goals in high-risk surgical patients. Chest 1998 ; 94 : 1176-86.
23) Gattinoni L, Brazzi L, Pelosi P, et al. A trial of goal-oriented hemodynamic therapy in critically ill patients. N Engl J Med 1995 ; 333 : 1025-32.
24) Hayes MA, Yau EH, Timmins AC, et al. Response of critically ill patients to treatment aimed at achieving supranormal oxygen delivery and consumption. Relationship to outcome. Chest 1993 ; 103 : 886-95.

25) Dellinger RP, Carlet JM, Masur H, et al. Surviving sepsis campaign guidelines for management of severe sepsis and septic shock. Crti Care Med 2004；32：858-73.
26) Mangano DT, Layug EI, Wallace A, et al. Effect of atenolol on mortality and cardiovascular morbidity after noncardiac surgery：Multicenter study of perioperative ischemia research group. N Engl J Med 1996；335：1713-20.
27) Poldermans D, Boersma E, Bax JJ, et al. The effect of bisoprolol on perioperative mortality and myocardial infarction in high-risk patients undergoing vascular surgery. N Engl J Med 1999；341：1789-94.
28) Fleisher LA, Beckman JA, Brown KA, et al. ACC/AHA 2006 guideline update on perioperative cardiovascular evaluation for noncardiac surgery：Focused update on perioperative beta-blocker therapy. Circulation 2006；113：2662-74.
29) Suzuki T, Morisaki H, Serita R, et al. Infusion of the β-adrenergic blocker esmolol attenuates myocardial dysfunction in septic rats. Crit Care Med 2005；33：2294-301.
30) Herndon DN, Hart DW, Wolf SE, et al. Reversal of catabolism by beta-blockade after severe burns. N Engl J Med 2001；345：1223-9.
31) Singer M. Catecholamine treatment for shock—equally good or bad? Lancet 2007；370：636-7.
32) Dellinger RP, Levy MM, Carlet JM, et al. Surviving sepsis campaign：International guidelines for management of severe sepsis and septic shock：2008. Intensive Care Med 2008；34：17-60.
33) Morisaki H, Sibbald WJ. Tissue oxygen delivery and the microcirculation. Crit Care Clin 2004；20：213-24.
34) Martin GC, Mangialardi RJ, Wheeler AP, et al. Albumin and furosemide therapy in hyponatremic patients with acute lung injury. Crit Care Med 2002；30：2175-82.
35) Meldrum DR. Beta-blockade during sepsis：Inspired or insane? Crit Care Med 2005；33：2433-4.

（森崎　浩, 鈴木　武志）

臨床編

2 小児の輸液

はじめに

　周術期の輸液療法の目的は不足した体液の補充，維持輸液および組織灌流に必要な体液を補充することである。周術期には術前からの絶飲食による脱水，術中の体液と電解質の喪失，そして出血およびサードスペースへの体液の移動による不足が起こる。小児の輸液療法を理解するためには，小児の年齢による生理的変化と疾患や臓器障害による病態を理解しなければならない。従来，小児領域では1～2％の糖を含んだ乳酸リンゲル液は小児の輸液として推奨されてきた。それは小児麻酔科医が簡単に，細胞外液の組成に変化を与えることなく輸液を行うことができ，術中の低血糖および高血糖を防ぐことが可能だからである。本章では，周術期輸液に伴う低ナトリウム血症の問題と治療および脳浮腫などの頭蓋内圧の高い小児患者の輸液管理，輸液中の糖濃度について概説する。

小児体液組成の特徴

　小児の輸液療法の基本は代謝率が高いこと，体重あたりの体表面積が大きいことより，成人に比して多くの水分を必要とする。小児では幼若なほど体構成分に水分の占める割合が多く，新生児の体内総水分量は体重の80％，乳児で70％で，年齢とともに少なくなり，幼児で成人と同じ60％に近づく。このように成人に比べて体水分量が多い理由は特に細胞外液が多いためである。細胞外液量は新生児で45％，乳児で30％，幼児で20％となる。その反面，細胞内液量は新生児では体重の35％，1歳以後に40％に増加し，その後成長を通じてほぼ一定の比率である。さらに水分の出入りが速く，新生児では全水分量の15％，成人では約9％が1日に入れ替わる。したがって，小児では補充が遅れると容易に脱水になるという特徴がある。

小児の必要水分量に基づく輸液療法

　通常の維持水分量は，不感蒸泄量と尿量と便中水分量および成長のための水分量の総

2．小児の輸液

表1　維持輸液の計算式

体重 (kg)	1日必要量 (ml/day)	時間輸液量 (ml/hr)
＜10kg	100ml/X kg	4ml/kg/hr
10〜20kg	1000＋50ml/(X−10) kg	40＋2×(X−10) ml/hr
20＜	1500＋20ml/(X−20) kg	60＋1×(X−20) ml/hr

X：体重，必要水分と電解質：100mlの水分（不感蒸泄35ml，尿65ml，2〜4mEqのNa，K）100kcalの消費ごとに

和から代謝により産生される水分量を除いた量である。生理的に必要な水分および電解質を補うのが維持輸液である。表1に患者の体重に基づいた維持水分量の計算式を示した。この理論は約50年以上前にHollidayとSegar[1]が健康小児の毎日必要な水分はカロリー消費に基づき，100calごとに100mlの水分が必要であると提唱した。そして母乳および牛乳中の電解質成分をもとに電解質の維持量が決められた。ナトリウムの維持量3mEq/kg/dayで，すなわち濃度0.2％の食塩液の低張液となる。この低張液による維持輸液療法は今日まで標準とされてきた。

　ナトリウム，カリウム，クロールを維持輸液で投与する目的は，尿や便からの喪失量の補充である。通常は喪失量をある程度調節することができるので，維持電解質量は体内のホメオスタシス維持機序に影響しない程度に設定する。維持輸液に含まれる糖濃度は5％のブドウ糖が含まれている。これはエネルギーとして100mlあたり17kcalを含み，毎日必要なカロリーの約20％にあたり，蛋白異化によるケトーシスを抑えるのに必要な量である。

ナトリウムの代謝

　ナトリウムは細胞外液（extracellular fluid：ECF）にもっとも多く含まれる陽イオンであり，細胞外浸透圧濃度を規定する重要な因子でもある。細胞外液のナトリウムイオン濃度は140mEq/l程度である。ナトリウムは血管内容量の維持に必要なイオンである。細胞内に存在するナトリウムは3％未満で，体内ナトリウムの40％以上は骨に存在し，残りは間質腔や血管内腔に存在する。細胞内のナトリウム濃度は，細胞内のナトリウムと細胞外のカリウムを交換するNa-K-ATPaseにより約10mEq/lの低濃度に維持されている。

術中輸液の目的

　術中輸液の目的は，術前脱水に対する補液，維持輸液（水分，電解質の補充），サードスペースへの移行に対する補液，出血に対する血管内容量の減少に対しての補液，麻酔の影響による血管拡張に伴う循環血液量の低下，不感蒸泄などである。
　小児の適切な周術期の輸液の量や内容についての研究は少ない。1986年にBerryら[2]

表2　新生児および小児の周術期輸液ガイドライン

年齢	最初1時間の輸液量（ml/hr）欠乏量＋維持量	その後の輸液
新生児	25	維持輸液：4 ml/kg/hr 5〜10％糖含有0.75％生食＋20 mEq HCO_3 開腹手術：6〜10 ml/kg，開胸手術：4〜7 ml/kg/hr
＜3歳 3〜4歳 ＞4歳	25 20 15	維持輸液：4 ml/kg/hr 5％糖含有生食 軽度侵襲手術＝4＋2 ml/kg＝6 ml/kg/hr 中等度侵襲手術＝4＋4 ml/kg＝8 ml/kg/hr 高度侵襲手術＝4＋6 ml/kg＝10 ml/kg/hr

出血量に対しては3倍の量の晶質液で輸液する

が提唱した時間ごとの輸液計算式が現在よく使われている。それは以下の4つから成り立っている（表2）。

1. 維持輸液は，HollidayとSegarの年齢別の水分と電解質の必要量に基づく[1]。
2. 予測不足水分量の計算は，術前の経口摂取制限に伴う脱水分や胃腸からの漏出分を合計する。その不足分の1/3は手術の前半1時間で補充し，残りの2/3は残りの手術中に補充する。
3. 外科的侵襲や非外科手術による侵襲により，細胞外液から大量の体液が喪失し，血管外へ再分布する。
4. 術中の出血に対して血圧を維持する輸液を行う。

周術期の輸液の鍵は電解質値を正常に保ち，血管内容量を維持するような輸液管理である。ところが近年，周術期の小児患者は低ナトリウム血症を起こす多くの危険因子が存在することが注目されるようになった。低張液による術前からの輸液，嘔気，疼痛，外科侵襲によるストレスなどが原因で，外科手術中や術後に低容量状態でなくても抗利尿ホルモン（antidiuretic hormone：ADH）分泌が亢進している。それにより術後低ナトリウム血症から脳浮腫などの重篤な合併症のため，従来の維持輸液の考え方を疑問視する報告がされるようになった。

低ナトリウム血症と輸液療法との関連

1986年にArieffら[3]は，健康成人女性が術後低ナトリウム血症で脳障害を起こした15症例を報告した。その内容は術後49±7時間で血漿Na濃度が108±2mEq/lまで低下し痙攣を起こした。その後1992年には，小児患者24,412名の外科入院患者における後ろ向き研究で，83名（0.34％）の術後低ナトリウム血症と，7名（8.4％）の死亡患者を報告した。その原因は低張輸液による脳浮腫としている[4]。Tambeら[5]は，低ナトリウム血症の頻度は成人の整形外科の手術で2.8％と報告している。低ナトリウム血症となった32名のすべての患者で術後低張液の輸液を行っていた。

また、Gerigkら[6]は急性上気道炎、胃腸炎、細菌感染、ウイルス性疾患による発熱などの急性疾患患者で入院した103名の3ヵ月から16歳の小児患者のアルギニンバソプレシン（ADH）濃度が対照群に比して上昇し、血漿浸透圧が低下していることを証明した。非浸透圧性のアルギニンバソプレシンの活性化患者に低張液の輸液を行うと低ナトリウム血症の危険がある。Hoornら[7]は、後方視的に小児入院患者の低ナトリウム血症の危険因子を調査したところ、低張液輸液の投与そのものが危険因子で、ナトリウム濃度が138mol/l以下の患者では低張液の輸液を避けるべきとしている。

McJunkinら[8]とMoritzら[9]は、La Crosse脳炎の小児患者に低張輸液を行うと神経学的後遺症が悪化すると報告している。

Nevilleら[10]は、102人の胃腸炎で入院した患者を対象に2.5％ブドウ糖加生理食塩水（等張液）投与群と2.5％ブドウ糖加0.45％食塩液（低張液）の輸液投与群の2群に分けて比較したところ、2.5％ブドウ糖加0.45％食塩液の低張液投与群のほうが低ナトリウム血症を起こしやすかった。したがって、胃腸炎患者の輸液には低ナトリウム血症を防ぐために、等張液がより良く、高ナトリウム血症も起こさなかったと結論している。

Halberthalら[11]は、病院内で発症した低ナトリウム血症を後ろ向きに調査した結果、全23症例で低張輸液を行っており、13症例は術後の水分管理が不適切で低張輸液の後に症候性の低ナトリウム血症を起こしたと報告している。低ナトリウム血症は低張輸液とADHの過剰分泌によると推察される。以上のことより、小児の輸液で低張輸液は控えるべきとしている。

その一方で2004年にHollidayとSegarは、入院患者の低張液輸液による低ナトリウム血症に対して等張液の輸液による治療に反論した。彼らは手術中など体液喪失時には20〜40ml/kgの輸液を生理食塩液で補い、その後の維持液は低張液で維持量の半分量で開始し、ナトリウム濃度を測定することを推奨している。つまりADHの分泌過剰による尿量減少に合わせて輸液量を40〜50ml/kg/dayに制限することを推奨した[12]。その理由として、等張液輸液を維持輸液として継続することによる心肺や腎臓へのナトリウム負荷の問題を挙げた。またSteeleら[13]は、成人女性を対象に術後輸液に生理食塩液もしくは乳酸リンゲルの等張液を使用したにもかかわらず、低ナトリウム血症を起こしたと報告している。

小児では症候性低ナトリウム血症を起こすリスクが高く、同じ低いナトリウム濃度でより重症の脳障害を引き起こしやすい。その理由は、小児では脳実質の大きさが頭蓋骨の大きさに比して大きく、つまり脳・頭蓋骨比が高いため脳浮腫を起こすと余裕が少ないためと考えられている[14)15]。小児では6歳で成人の脳のサイズに達するが、頭蓋骨の大きさは16歳まで成長する。一方、思春期の女性および生殖年齢の女性は男性に比べて30倍低ナトリウム血症による脳障害を起こしやすく、それは低ナトリウムに対する脳浮腫を抑える能力がない結果とされている[14)16]。

小児における低ナトリウム性脳症を発見するのがときに困難なことがある。症状はさまざまで、ナトリウム濃度との関連は少なく、ナトリウム低下速度とも関係がない[5]。もっとも一定した症状は頭痛、嘔気、嘔吐、筋力低下である。症状が進行すると痙攣、呼吸停止、非心原性肺水腫などの脳ヘルニア症状を呈する。したがって、低ナトリウム性

表3 SIADHの原因

中枢神経疾患	肺疾患	薬物
新生児仮死（頭蓋内出血）	無気肺，気胸	ビンクリスチン
脳炎	陽圧人工呼吸	シクロホスファミド
髄膜炎（ウイルス性，細菌性，結核）	肺硝子膜症	カルバマゼピン
脳血管障害	肺炎（ウイルス性，細菌性）	選択的セロトニン拮抗薬
下垂体後葉手術	肺膿瘍	
脳腫瘍	肺結核	
脳膿瘍	アスペルギルス肺炎	
水頭症		
頭部外傷		
ギラン・バレー症候群		
ループス脳炎		

脳症の診断が遅れると神経学的予後は悪い。

　小児で外科手術を行ったときの低ナトリウム血症のリスクは高い。麻酔薬，麻薬による非浸透圧性のADH分泌が関係している。さらにBrazelら[17]は，脊椎手術の術前輸液に低張液を使用した群と等張液を使用した群とを比較すると，低張液群で抗利尿ホルモン分泌異常症候群（syndrome of inappropriate secretion of antidiuretic hormone：SIADH）を起こしやすいと報告している。Burrowsら[18]は，側彎症の手術においてSIADHが起こりやすく，低張液輸液群と等張輸液群とを比較したところ，両群で術後に血清ナトリウムの低下を認め，低張液輸液群でより低下が著しく，術後にも注意深い輸液と電解質管理を必要としている。表3に小児でSIADHを引き起こす疾患や薬物の一覧を示した。

なぜ等張輸液を使用すべきか

　小児で輸液療法を受けている場合に低ナトリウム血症の進行を予防するには等張輸液を使用するのがもっとも重要である。現在一般に使用されている維持輸液にはさまざまな量の自由水が含まれており，低ナトリウム血症の原因となりうる（表4）。そのため，常に輸液をするときには注意が必要である。表5に等張液にあたる現在市販されている細胞外液型の輸液製剤の組成を示した。尿の希釈能の障害されている場合に過剰の輸液を行うと等張の生理食塩液の輸液をしていても低ナトリウム血症になりうる。もしバソプレシンが過剰に分泌されている患者（SIADH）に等張の300 mOsm/kgH$_2$Oの輸液を行っているならば尿の浸透圧は500 mOsm/kgH$_2$Oに固定されNa排泄と自由水の貯留が起こり，低ナトリウム血症となる。等張輸液のナトリウムとカリウムの陽イオンを154 mEq含んでいる輸液は血漿の陽イオンの濃度154 mEq/lと等しい。1つの輸液製剤がすべてではないが，通常の脱水のない小児においては5％ブドウ糖加等張生理食塩液が望ましい輸液製剤であるといえる。また，適切な糖濃度に関しての最近の知見については後述する。

　Williamsら[19]は，乳酸リンゲルと0.9％生理食塩液の50 ml/kgの輸液による影響を成人ボランティアを対象に比較検討した。その結果，Na濃度，血清浸透圧は，有意に乳酸

表4　輸液製剤に含まれている電解質を含まない自由水の量

輸液製剤	Na (mEq/l)	浸透圧 (mOsm/kg/H$_2$O)	自由水の比率 (%)
5％ブドウ糖	0	252	100
5％ブドウ糖加 0.2％ NaCl	34	321	76
5％ブドウ糖加 0.45％ NaCl	77	406	50
乳酸リンゲル	130	273	16
5％ブドウ糖加乳酸リンゲル	130	525	16
5％ブドウ糖加 0.9％生食	154	560	0

表5　細胞外液型輸液製剤の比較

成分 (mEq/l)	Na	K	Ca	Mg	Cl	乳酸	酢酸	重炭酸	グルコン酸	クエン酸	糖 (%)	浸透圧 (mOsm/l)
生食	154				154							308
乳酸リンゲル	130	4	3		109	28						274
ヴィーンF	130	4	3		109		28					274
ヴィーンD	130	4	3		109		28				Glu 5	552
ポタコールR	130	4	3		109	28					Mal 5	404
フィジオ140	140	4	3	2	115		25		3	6	Glu 1	353.6
重炭酸リンゲル	135	4	3	1	113			25		5		286

Glu：glucose, Mal：maltose

リンゲルで低下し，血液pHは生理食塩液で有意に下がった。

　Auら[20]は，術後低ナトリウム血症の患者は低張液の輸液を行っていた患者の10.3％の患者で起こり，重篤なものは2.6％と比較的高頻度に見られたと報告した。また，ナトリウムが145以上の高ナトリウム血症は等張液輸液の7.5％に認められたことより，術後に注意深い血中ナトリウムのモニタリングを行うことが神経学的な合併症を防ぐ基本であるとしている。

　Wayら[21]は，低張液輸液による医原性低ナトリウム血症の調査を目的としてイギリス国内の477名の麻酔科医を対象に術中・術後輸液の使用調査を行った。その結果，全体の60.1％が術中に75.2％が術後に低張液輸液を使用していた。一方，小児麻酔科医は一般麻酔科医に比べて術中輸液に関しては等張液輸液を5.1倍の頻度で使用し，術後に輸液の制限を13.2倍行っていた。この低ナトリウム血症のリスクに対して，小児の周術期輸液の全国的ガイダンスが必要と結論している。

低ナトリウム血症の治療方法

　低ナトリウム血症の治療は病因や病態に基づいて行う。治療にかかわる主要な因子は急性か慢性を鑑別し，神経症状の有無である。慢性の低ナトリウム血症は48時間以上の病態のため，脳内にグルタミン，タウリン，ホスホクレアチン，ミオイノシトールなど

の浸透圧物質が上昇し，脳浮腫になりにくい。慢性患者での治療の注意点は低ナトリウムを急速に是正した場合の合併症として，橋中心髄鞘崩壊症（central pontine myelinolysis：CPM）を生じるおそれがあることである。また，橋以外でも基底核，内包，外側膝状体，皮質に脱髄が起こりうる。CPMの症状は意識障害，興奮，弛緩性または強直性四肢不全麻痺，呼吸筋麻痺，仮性球麻痺，最終的には死亡といった神経症状を呈する。CPMは低ナトリウム血症患者でも慢性症例の治療において見られる。発症機序は低ナトリウムの急速な是正により脳細胞が脱水になることと推察されている。そのため慢性の低ナトリウム血症の患者では，血清ナトリウム値の補正の最大速度を0.5mEq/l/hrを超えないようにすべきである。しかし，一方で急性の低ナトリウム血症では多くの場合，症候性で，CPMを起こすリスクよりも脳浮腫のリスクのほうが高いため，急速な補正を優先させる必要がある。

　低ナトリウム血症により，痙攣，意識障害，無呼吸などの重篤な症状を起こしている場合は，高張食塩液の輸液により血清ナトリウムの急速な補正が必要となる。その結果，脳浮腫を軽減させることになる。血清ナトリウムを10mEq/l上昇させるのに6mEq/kgのナトリウムが必要で，このナトリウム量を30〜60分で静注すると症状が改善する。6mEq/kgのナトリウム量は生理食塩液（154mEq/l）で38ml/kg，3％NaCl（513mEq/l）で12ml/kg，10％NaCl（1710mEq/l）で3.5ml/kgの量である。続いて急性期症状が改善したら，その後は徐々にナトリウム濃度を上昇させるように補正する。

　無症候性の低ナトリウム血症の場合は最初の治療目標は等張性輸液による循環血漿量の補正を行うことである。ナトリウムの欠乏量の計算は以下の式で求められる。

　ナトリウム欠乏量＝0.6×Wt×（Na目標値－現在のNa値）

未熟児および成熟新生児の周術期の輸液

　健常な新生児は尿細管が生理的に短いため再吸収能が未熟である。レニン・アンギオテンシン・アルドステロン系が活性化され，血中のADHの濃度が低いという特徴がある。したがって，健常な早産新生児で1,300g未満または在胎32週未満の患者ではナトリウムの排泄率（fractional extraction rates of Na）が高い。その数値は在胎28週で8.2％，32週2.1％であり，その後徐々に40週に近づくに従って1％に近づく。これらの数値はストレスが加わると15％まで上昇する。未熟児の近位尿細管におけるナトリウムの再吸収の低下および遠位尿細管におけるアルドステロンに対する反応が不良なことよりナトリウムの排泄率は高い。ナトリウム摂取の不足および集合管におけるADHに対する感受性の低下により1/3の患者が低ナトリウム血症に陥る。未熟児および成熟新生児において遠位尿細管におけるアルデステロンの感受性が低く，Kの排泄能力が弱い。そのため血清のK濃度は3.9〜5.9mEq/lと高めである。さらに未熟児や成熟児では尿濃縮力が弱い。したがって，低張液の大量の輸液は体水分の排泄力が低いため低ナトリウムになりやすい。未熟児では体水分の比率が70％と高く，代謝率が高い，アシドーシスや低カルシウムになりやすい傾向など，術中輸液の内容や用量に関係する重要な因子である。

輸液中の糖濃度について

　輸液に含まれる糖濃度に関しては5％グルコース濃度溶液が多いが，この濃度は5,000mg/dlで血漿の糖濃度の90～100mg/dlの50倍の濃度に匹敵する。10kgの乳児が1時間の外科手術中に必要な輸液量から計算されるカロリーは50kcal程度で，このエネルギーの供給は満期産新生児や未熟児の患者が低血糖に陥らないために必要であるが，年長の小児では0.5～2％の患者が高血糖になる可能性がある。Wellbornら[22]は，小児の小手術の術中輸液は2.5％グルコースの輸液で高血糖を認めず，この濃度の輸液を推奨している。

　Nishinaら[23]は，小児手術患者においてグルコース含まない乳酸リンゲルと2％グルコース含有乳酸リンゲルと5％グルコース加乳酸リンゲルとを比較した。6ml/kg/hrの輸液を術後1時間まで継続した結果，両群ともに50mg/dl以下の低血糖にはならなかったが，5％グルコース群では術中・術後に200mg/dl以上の高血糖となった。また，グルコースを含まない輸液をしていた群では脂質が代謝されていると思われる非エステル脂肪酸が上昇し，ケトン体が手術終了時に上昇していた。以上より，小外科手術における6ml/kg/hrの術中輸液における糖濃度は2％で十分と結論づけている。

　Berleurら[24]は，低血糖や高血糖を予防する周術期輸液の糖濃度について，4つの臨床トライアルで0.9％または1％のグルコース濃度の乳酸リンゲルが適切としている。

　阿部ら[25]は，術前2～4時間前まで糖質を含む飲水を積極的に行い，低血糖のリスクは少なく，術後も比較的早期に経口摂取が再開されるなど術中輸液にブドウ糖添加を安易に行う根拠はなく，全身状態や手術侵襲を考慮して決定すべきとしている。具体的には小児の小および中手術には高血糖を来さず，かつ脂肪の動因を防げる1～2％程度のブドウ糖を添加した輸液が望ましいとしている。

　医原性の高血糖は浸透圧利尿により輸液管理を困難にし，虚血性や外傷性の脳障害を悪化させるといわれている[26]。また，成人の重症患者や術後患者においてはインスリンにより血糖値を80～110mg/dlの狭い範囲にコントロールすることで死亡率や有病率が低下すると報告[27][28]された。成人の集中治療室において血糖を狭い範囲でコントロールすることにより，脳神経外科を含めたさまざまな疾患で予後が改善した[29]。また成人では，術中の血糖コントロールが悪いと心臓外科手術の予後が悪くなるとされている[30]。しかしその一方では，脳神経外科患者の術中の血糖コントロールに関してはエビデンスとなりうる研究結果に乏しい。

　米国の小児麻酔グループ57施設に対するアンケート調査において，新生児に対しては58％に術中に血糖測定が行われ，76％に糖質投与が行われているが，2歳以上になると，それぞれ2％，12％と著しく少ない。また高カロリー輸液を行っている患者では，維持量のままが33％，半減するが35％，別の輸液へ変更するが19％と各施設で対応は一定していない。つまりエビデンスが少なく，施設の考え方に任されているのが実態である[31]。

表6 脳神経外科疾患術後電解質異常

	尿崩症	SIADH	CSWS
病態	ADH分泌不全	ADH過剰分泌	ANPあるいはBNPの分泌
尿比重	< 1.002		
尿中Na	< 15 mEq/l	> 20 mEq/l	> 50 mEq/l
血清浸透圧	高ナトリウム血症 高浸透圧	低ナトリウム血症 低浸透圧尿	低ナトリウム血症
血管内容量	減少	正常から増加	減少

頭蓋内圧亢進患者での輸液

　頭蓋内圧亢進が疑われる患者では脳浮腫の治療のため，また続発するSIADHまたはcerebral salt wasting syndrome（CSWS）に対応するために血清ナトリウムを高めに保つ必要がある。血清ナトリウムを高く保つことにより浸透圧を維持し水分の細胞内への移動を防ぎ，脳浮腫の治療となる。血清浸透圧は以下の式に示されるようにナトリウムが大きく寄与している。

　　血清浸透圧（Osm）＝2×Na＋BUN/2.8＋血糖値/18

　頭部外傷患者などの脳圧の高い患者患者では，7.5％高張食塩液が有効という報告がある。また，脳神経外科術後の電解質異常として起こりうる病態として尿崩症（diabetes inspidus：DI），SIADH，CSWSの鑑別が必要となる（表6）。

　DIではADH分泌低下が原因となり，尿細管での再吸収の障害のため，尿濃縮障害を起こし，多尿，高ナトリウム血症，尿低比重（< 1.002），脱水を呈する。治療は中心静脈圧や時間尿量を参考に0.45％生理食塩液で補正を行い，バソプレシンの持続投与を行う。

　SIADHではADHの分泌過剰により，尿中ナトリウムの排泄増加，血清ナトリウムの低下，低浸透圧血症となる。治療の基本は水を制限し，等張液の輸液を行う。血清ナトリウム血が115 mEq/l以下の場合には補正の速度に注意しながら，高張食塩液で急速に補正治療する必要がある。

　CSWSは心房性ナトリウム利尿ペプチド（atrial natriuetic peptide：ANP）が関与している。尿中ナトリウム排泄増加，血清ナトリウム低下，脱水となる。根本的原因をできるかぎり治療し，生理食塩液などで尿中ナトリウム喪失量と同じ量を継続的に補充する。

まとめ

　外科的手術が必要な患者や急性期の小児患者では，低ナトリウム血症を起こすリスクがあるということが明らかになった。認識されていない脱水，自由水の輸液投与，ナトリウムの喪失，脳性ナトリウム喪失，アルギニンバソプレシン分泌，ECFの再分布，外科手術後の細胞ホメオスタシスの変化など，すべて低ナトリウム血症の誘引となる。現

状では周術期の輸液は等張液が基本である．また，適切な術中輸液中の糖濃度に関しては低血糖および高血糖を防ぐ，こまめな管理が必要となる．

■参考文献

1) Holliday MA, Segar WE. The maintenance need for water in parenteral fluid therapy. Pediatrics 1957 ; 19 ; 823-32.
2) Berry CA, Rector FC Jr. Renal transport of glucose, amino acids, sodium, chloride and water. In：Brenner BM, Rector FC Jr, editors. The kidney. Philadelphia, WB：Saunders ; 1991. p.245.
3) Arieff AI. Hyponatremia, convulsions, respiratory arrest, and permanent brain damge after elective surgery in healthy women. N Engl J Med 1986 ; 314：1529-35.
4) Arieff AI, Ayus JC, Fraster CL. Hyponatremia and death or permanent brain damage in healthy children. BMJ 1992 ; 304：1218-22.
5) Tambe AA, Hill R, Liveley PJ. Post-operative hyponatremia in orthopaedic injury. Injury 2003 ; 34：253-5.
6) Gerigk M, Gnehm HE, Rascher W. Arginne vasopressin and renin in acutely ill children： implication for fluid therapy. Acta Paediatr 1996 ; 85：550-3.
7) Hoorn EJ. Geary D, Robb M, et al. Acute hyponatremia related to intravenous fluid administration in hospital children：An observational study. Pediatrics 2004 ; 113：1279-84.
8) McJunkin JE, de los Reyes EC, Irazuzta JE, et al. La Crosse encephalitis in children. N Engl J Med 2001 ; 344：801-7.
9) Moritz ML, Ayus JC. Prevention of hospital acquired hyponatremmia：a case for using isotonic saline. Pediatrics 2003 ; 111：227-30.
10) Neville KA, Verge CF, Rosenberg AR, et al. Isotonic is better than hypotonic seline for intravenous rehydration of children with gastroenteritis：a prospective randomized study. Arch Dis Child 2006 ; 91：226-32.
11) Halberthal M, Halperin ML, Bohn D. Acute hyponatraemia in children admitted to hospital： retrospective analysis of factors contributing to its development and resolution. BMJ 2001 ; 322：780-2.
12) Holliday MA, Friedman AL, Segar WE, et al. Acute hospital-induced hyponatremia in children：physiologic approach. J Pediatr 2004 ; 145：584-7.
13) Steele A, Gowrishankar M, Abrahamson S, et al. Postoperative hyponatremia despite near-isotonic saline infusion. Ann Intern Med 1997 ; 126：20-5.
14) Arieff AI, Kozniewska E, Roberts TP, et al. Age, gender, and vaspressin affect survival and brain adaptation in rats with metabolic encephalopathy. Am J Physiol 1995 ; 268：R1143-52.
15) Moritz M, Ayus JC. Disorders of water metabolism on children：Hyponatremia and hypernatremia. Pediatr Rev 2002 ; 23：371-80.
16) Ayus JC, Wheeler JM, Arieff AI. Postoperative hyponatremmic encephalopathy in menstruant women. Ann Intern Med 1992 ; 117：891-7.
17) Brazel PW, McPhee IB. Inappropriate secretion of antidiuretic hormone in postoperative scoliosis patients：the role of fluid management. Spine 1996 ; 21：724-7.
18) Burrows FA, Shutack JG, Crone RK. Inappropriate secretion of antidiuretic hormone in a post-surgical pediatrics population. Crit Care Med 1983 ; 11：527-31.
19) Williams EL, Hildebrand KL, McCormick SA, et al. The effect of intravenous lactate Ringer's solution versus 0.9％ sodium chloride solution on serum osmolality in human volunteers. Anesth Analg 1999 ; 88：999-1003.

20) Au A, Ray PE, McBryde KD, et al. Incidence of postoperative hyponatremia and complications in critically-ill children treated with hypotonic and normotonic solutions. J Pediatr 2003 ; 152 : 4-6.
21) Way C, Dhamrait R, Wade A, et al. Perioperative fluid therapy in children : a survey of current prescribing practice. BMJ 2006 ; 97 : 371-9.
22) Welborn LG, Hannallah RS, McGill WA, et al. Glucose concentrations for routine intravenous infusion in pediatric outpatient surgery. Anesthesiology 1987 ; 67 : 427-30.
23) Nishina K, Mikawa K, Maekawa N, et al. Effects of exogenous intravenous glucose on plasma glucose and lipid homeostasis in anesthetied infants. Anesthesiology 1995 : 83 : 258-63.
24) Berleur MP, Dahan A, Murat I, et al. Perioperative infusions in pediatric patients : rationale for using Ringer-lactate solution with low dextrose concentration. J Clin Pharm Ther 2003 ; 28 : 31-40.
25) 阿部悠吾, 前川信博. 小児周術期輸液の見直し. 麻酔 2007 ; 56 : 526-33.
26) Lam AM, Winn HR, Cullen BF, et al. Hyperglycemia and neurological outcome in patients with head injury. J Neurosurg 1991 ; 75 : 545-51.
27) Van den Berghe G, Wouters PJ, Bouillon R, et al. Intensive insulin therapy in critically ill patients. N Engl J Med 2001 ; 345 : 1359-67.
28) Van den Berghe G, Wouters PJ, Bouillon R, et al. Outcome benefit of intensive insulin therapy in the critically ill : Insulin dose versus glycemic control. Crit Care Med 2003 ; 31 : 359-66.
29) Krinsley JS. Effect of an intensive glucose management protocol on the mortality of critically ill adult patients. Mayo Clin Proc 2004 ; 79 : 992-1000.
30) Ouattara A, Lecomte P, Le Manach Y, et al. Poor intraoperative blood glucose control is associated with a worsened hospital outcome after cardiac surgery in diabetic patients. Anesthesiology 2005 ; 103 : 687-94.
31) Ayers J, Graves SA. Perioperative management of total parenteral nutrition, glucose containing solutions, and intraoperative glucose monitoring in paediatric patients : a survey of clinical practice. Paediatr Anaesth 2001 ; 11 : 41-4.

(鈴木　康之)

臨床編

3 熱傷と輸液

はじめに

　Underhill[1] は，熱傷によるショックがヘマトクリット値と相関し，その主要要因が血漿の喪失にあると報告した。この報告が現在のこの領域における知見の基礎をなしているといえる。また1947年にCoopとMoore[2] はcoconut grove disasterの犠牲者の解析から，熱傷創だけでなく非熱傷創にも血漿と蛋白が移行するため血管内容量が減少することを指摘した。1952年にはEvansが熱傷範囲と体重から輸液量を設定する公式を考案した。その後さまざまな輸液公式が発表され，また体液変動に関する報告もなされてきた。今日，熱傷患者における体液変動の理解とそのコントロールこそが予後を左右する重要な因子であることは周知の事実といえよう。実際，熱傷の病態解明と急性期の輸液療法の発展により，受傷後48時間以内の広範囲熱傷患者における循環血漿量減少性ショックによる死亡率は減少してきた。しかし，依然として受傷後10日以内の死亡は全死亡の約50％になる。この原因として，急性期の不適切な輸液療法が関与していることが示唆されている[3]。不適切な輸液は受傷後10日間における創深度の進行，全身感染あるいは臓器障害にも影響を及ぼすと考えられている。熱傷急性期の輸液の目標は，循環血漿量の減少を是正しショックからの離脱を図り，臓器障害を予防し，さらに熱傷創の血行停止層（zone of stasis）の血流を維持することで壊死に陥らせないようにすることである。本章では，広範囲熱傷における体液変動を中心とした病態生理について整理するとともに，これを念頭に置いた輸液管理について述べる。

熱傷の病態生理

　熱傷とは熱などによる生体表層の組織障害であり，その面積が体表の30％を超えるものを広範囲熱傷あるいは重症熱傷と呼ぶ。広範囲熱傷では熱傷局所の損傷のみならず，全身に影響が波及する。病態のフェーズは，大きく受傷後24〜48時間以内のいわゆる"熱傷ショック期"と，それ以降のショック離脱期に大別することができる。

1：zone of coagulation
2：zone of stasis
3：zone of hyperemia

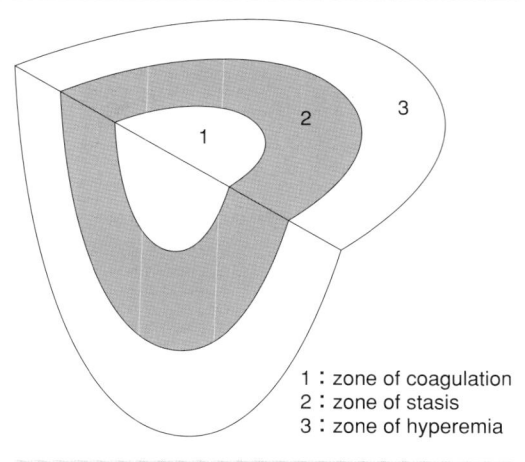

図1　熱傷創の構造
(Jackson DM. The diagnosis of the depth of burning. Br J Surg 1953；40：588-96より改変引用)

1 受傷後24～48時間以内の病態

　熱に接触することにより生体にはさまざまな反応が引き起こされる。この反応は大きく直接反応と間接反応に分類される[4]。直接反応とは熱が直接組織に作用し引き起こされるものであるのに対し，間接反応は熱により障害を受けた組織から放出されるさまざまな物質により引き起こされる反応をいう。

　生体に熱が作用すると，まず直接作用として表皮，真皮に組織障害が生じる。蛋白質や膜脂質の変性が生じ，細胞はその生物学的活性を失う。そして組織は凝固壊死を起こす。受傷部位はその血管や血行の状態から，①血管自体が壊死を生じている部分である凝固壊死層（zone of coagulation），②①の周囲で，まだ壊死には陥ってはないが，血小板による血栓と血管収縮を伴い血液のうっ帯を認める部分である血行停止層（zone of stasis），③さらにその外側で創傷治癒の原動力（炎症機転）となる生存細胞と拡張した血管からなる血管拡張層（zone of hyperemia）に分けられる（図1）[5]。直接作用による凝固壊死に続き，間接反応としての炎症作用が生じる。これには白血球，肥満細胞，内皮細胞などが関与し，種々の炎症性物質が放出される。受傷局所においては受傷後数分以内に肥満細胞からヒスタミンが放出され，セロトニン，ブラジキニン，プロスタグランジンなどの血管作動性物質が受傷後6時間以内に次々に放出される（図2）[6]。この過程でヒスタミンはキサンチンオキシダーゼ（xanthine oxidase：XOD）活性を増加させ，ヒドロキシラジカル（hydroxyl radical：OH^-）をはじめとする各種活性酸素種を放出，熱傷創における細胞膜脂質の過酸化と血管内皮細胞の細胞膜を変質させ血管透過性の亢進を促す[7]。その後，血管透過性亢進の場が全身に移行する。補体の活性化，特にC5aの産生がマクロファージの活性化，サイトカインの放出を促し，好中球の全身の血管内皮への凝集を活発にする。それに伴い好中球エラスターゼや活性酸素種が全身に放出され，受傷

3．熱傷と輸液

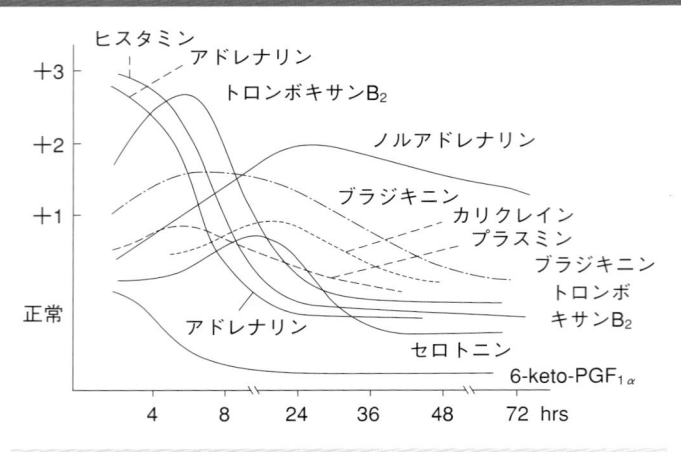

図2　熱傷後の各種ケミカルメディエータの対比
（田中秀治，島崎修次．重症熱傷．日本集中治療医学会編．集中治療医学．東京：秀潤社；2001. p.419-44 より引用）

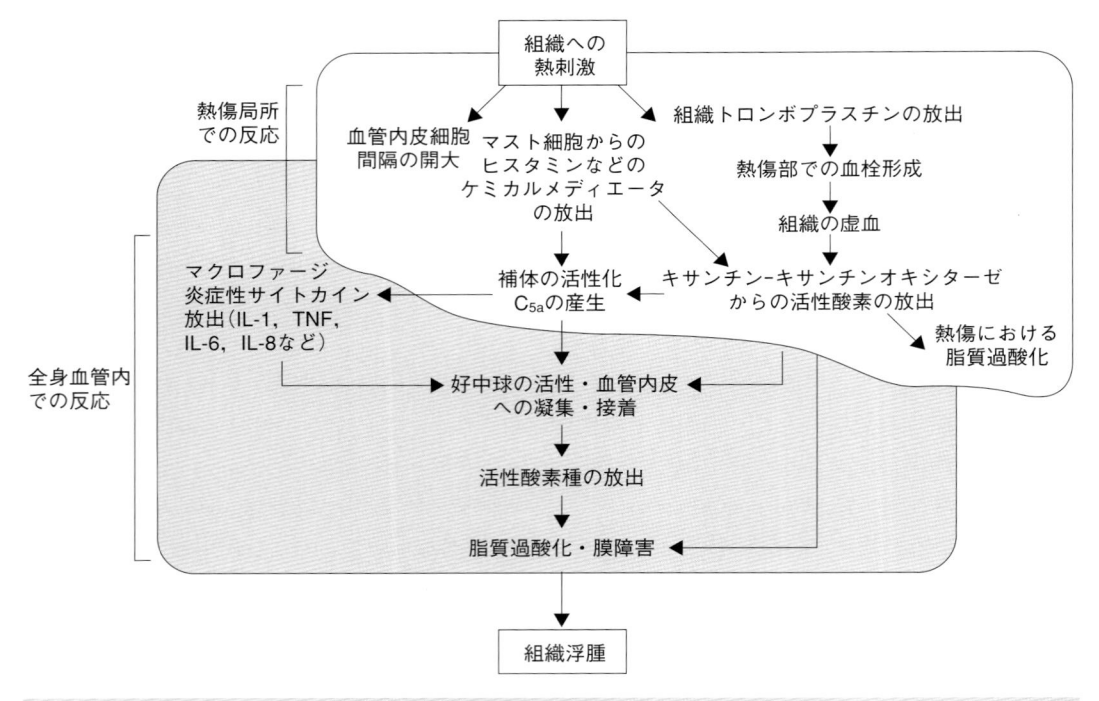

図3　熱傷後の血管透過性亢進のメカニズムと活性酸素
（田中秀治，松田隆昌，行岡哲男ほか．新しい薬物療法の試み．外科治療 1992；67：625-32 より引用）

後6～8時間をピークに血管透過性の亢進が全身に及ぶことになる（図3）。血管透過性亢進とは内皮細胞間隙の開大であり，通常では通過できない大分子量蛋白（血漿成分）の漏出と細胞外液の間質への移動を引き起こす。そのため循環血漿量が減少し，心拍出量の低下，脈圧の低下，尿量の減少などの循環障害，いわゆる"熱傷ショック"が出現することになる。そして細胞外液が間質に移動することで全身に浮腫が出現する。つまり細胞外液の非機能化が生じる。ただし，熱傷受傷直後の循環動態は，全身の血管透過性

亢進による循環血漿量減少のみによって規定されるものではない。熱傷に伴う循環血漿量減少の所見が明らかになるよりも前に，末梢血管抵抗上昇，心拍出量減少，心収縮力の低下が生じることが示されている。受傷直後，自律神経系の反射弓や各受容体を介して視床下部へ求心性刺激が伝達され，呈示された刺激の強度を反映する反応が，視床下部・下垂体・副腎系，レニン・アンギオテンシン・アルドステロン系を介して発現される。このような神経内分泌反応により，循環系では体液量や動脈圧の維持に向かう血流再分布が生じる。皮膚・腹部臓器血管の血流は，この中心化機序により減少する。侵襲の程度に対応して血中カテコラミン値は増加し，α_1・α_2受容体を介して，血管収縮，組織灌流の減少が進む。心収縮能の低下については，ヒトにおいては心収縮能を調べる適切な方法がないためもあり評価は分かれているが，動物実験では熱傷を受傷することにより心収縮能が障害されるというデータが圧倒的に多い。

2 受傷後48〜72時間前後の病態

この時期は浮腫の消退する時期である。浮腫液が機能化し循環系に再分布することで循環血漿量が増加し，心拍出量が正常以上に増加し，いわゆるhyperdynamicな状態となる。また，この時期に注意すべき病態としては，refillingに伴って見られるうっ血性心不全様の症状である。したがって，refillingが始まったら細胞外液の負荷をただちに止めなければならない。これを怠ると，循環系に過大な負荷が加わり肺水腫を誘発することになる。refillingは突然始まり，一両日で終わるので注意深い観察が必要である。refillingに伴い浮腫は急速に消退する（図4）。

3 急性期以降の病態

熱傷創の閉鎖が完了するまでは，高心拍出量状態が持続する。これは熱傷よる代謝の亢進によるものである。代謝亢進により酸素消費量が増加するが，酸素消費量は心拍出量と動静脈酸素含量較差の積で表される。増加した酸素消費量を賄うためには，心拍出量を増やすか，動静脈酸素含量較差を拡大させるかの選択肢が存在するが，熱傷時には静脈血の酸素分圧が上昇して動静脈酸素含量較差はかえって縮小するため，必然的に心拍出量が増加することとなる。心拍出量はときに$10l/min$を超える。

受傷後24〜48時間以内の輸液療法

1 輸液療法の目的

急性期の輸液療法の目的は，循環血漿量の減少を是正し臓器血流や組織灌流を維持することである。これは，単に生命維持のために必要なだけでなく，熱傷創部のzone of

3．熱傷と輸液

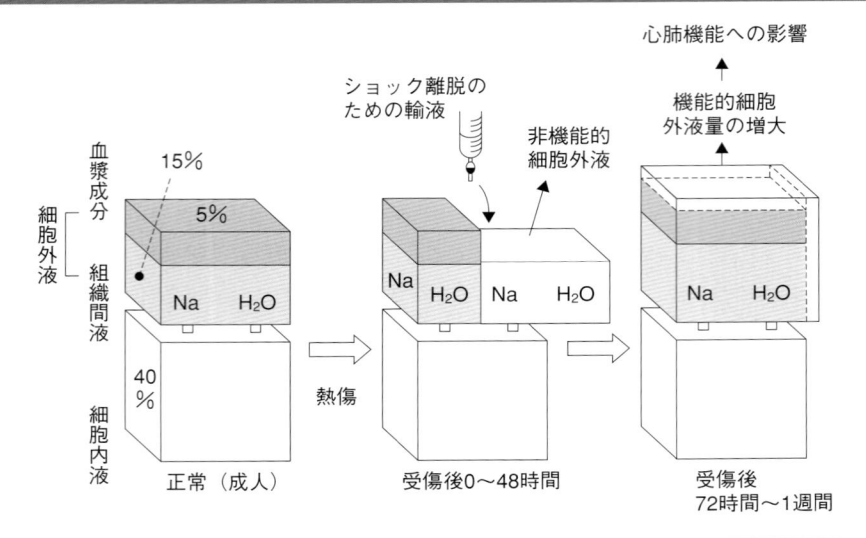

図4　体液変動より見た熱傷初期の基本的病態
成人の体液組成は体重の約60％を占め，40％が細胞内液，20％が細胞外液として存在する。熱傷によって血漿成分が組織間に漏出し，ショック状態となるため大量輸液が必要となる。しかし，その大部分もまた組織間に非機能的細胞外液（浮腫）として貯留する。血管透過性亢進の消退する受傷後約48時間ごろより，この非機能的細胞外液が再び循環系に分配されるため，心肺系に重篤な障害をもたらす。
（田中秀治，島崎修次．重症熱傷．日本集中治療医学会編．集中治療医学．東京：秀潤社；2001．p.419-44より引用）

stasisの組織血流を維持することで熱傷創が深部にまで到達することを予防するためでもある。また常に考えておかなければならないのは，過剰な輸液あるいは不十分な輸液が重大な弊害を招来するということである。輸液療法を行うことで浮腫を助長するのは避けられないことではあるが，必要最小量の輸液量で急性期を乗り切れば，心不全，呼吸不全の併発や四肢胸郭の減張切開を回避でき，また超早期手術（early excision）を容易にする。過剰輸液は浮腫を助長し，それに伴い局所への血流・酸素供給を障害し，熱傷創がより深部に達することにつながる。心不全，呼吸不全を招くことにもなる。一方，輸液量の不足も，組織への灌流障害から熱傷創の進展を招き，さらに，腎不全をはじめとした重要臓器不全を惹起する。実際の臨床では臓器血流，組織灌流を維持しようとするために，輸液の不足に対しては十分な注意を払うが，輸液量が過剰になることに対しては寛容なことが多い。輸液量の過不足の弊害を十分に認識し，適正な輸液管理に留意することが重要である。

2 熱傷急性期の輸液公式

急性期の輸液療法は，細胞外液と喪失したNaの補充が中心となる。急性期の熱傷公式は，①血漿成分の血管外漏出による循環血漿量減少の補正を第一に考え，受傷後24時間以内にコロイド液を中心として投与する公式と，②非機能化した細胞外液の補正も考慮し，24時間以内はコロイド液を使用せず，電解質輸液のみ行う公式の2つに大別される

表1 熱傷初期の輸液公式

		Evans	Brooke
受傷後初期24時間	コロイド液	1.0 ml/kg/%BSA	0.5 ml/kg/%BSA
	生理食塩液	1.0 ml/kg/%BSA	
	乳酸リンゲル液		1.5 ml/kg/%BSA
	5％ブドウ糖液	2000 ml	2000 ml
	投与方法	（受傷後初期8時間に1/2, 次の16時間に残り1/2）（50％以上のBSAは50％として計算する）	
受傷24〜48時間	コロイド液	初期24時間量の1/2量	初期24時間量の1/2〜3/4量
	生理食塩液	初期24時間量の1/2量	
	乳酸リンゲル液		初期24時間量の1/2〜3/4量
	5％ブドウ糖液	2000 ml	2000 ml

		Parkland（Baxter）	Modified Brooke
受傷後初期24時間	コロイド液		
	生理食塩液		
	乳酸リンゲル液	4 ml/kg/%BSA	成人：2 ml/kg/%BSA 小児：3 ml/kg/%BSA
	5％ブドウ糖液		
	投与方法	（受傷後初期8時間に1/2, 次の16時間に残り1/2）	（受傷後初期8時間に1/2, 次の16時間に残り1/2）
受傷24〜48時間	コロイド液	熱傷面積 40〜50%　250〜500 ml 50〜70%　500〜800 ml 70%〜　　800〜1200 ml	0.3〜0.5 ml/kg/%BSA
	生理食塩液		
	乳酸リンゲル液	必要に応じて	
	5％ブドウ糖液	2000〜6000 ml （血清Na値を正常に保つ）	必要に応じて （尿量を維持する）

（表1）。現在, Parklandの公式を基本として, 細胞外液補充を中心とした輸液管理を行っている施設が多数を占めている。その理由として, 急性期には血管透過性の亢進が分子量350,000にまで達するとの報告[8]があり, 早期にコロイド液を使用すると, 血管外に漏出し, そのコロイド分子の浸透圧増加作用で血管外に水分が引き込まれ浮腫が増強すると考えられていることによる。つまりコロイド液は血管内容量の維持に晶質液よりも優れた効果を示すことは考えにくいことから, コロイド液を使用する場合は受傷後24時間

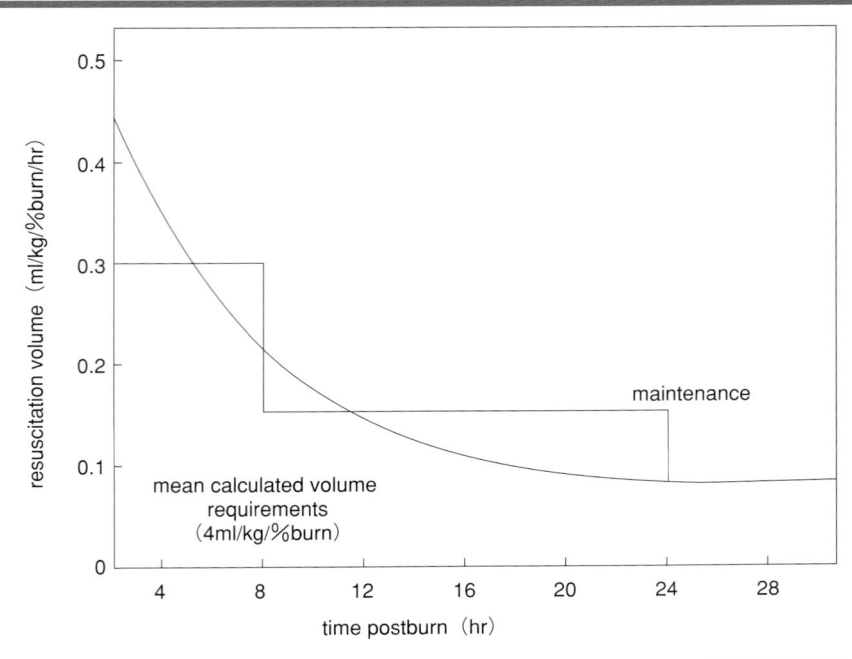

図5 臓器血流維持のための生体の必要輸液量とParkland公式による投与輸液量の違い
(Warden GD. Fluid resuscitation and early management. In：Herndon D, editor. Total burn care. 3rd ed. London：WB Sanders；2007. p.107-18より引用)

以降とするものが多い。

Parklandの公式は，熱傷創面から喪失するNaが約0.5〜0.6mEq/kg/％熱傷面積と推定され，このNa量を乳酸リンゲル液に換算すると4ml/kg/％熱傷面積に相当することが根拠となっている。多くの施設が，Parklandの公式をもとに輸液療法を施行しているが，この輸液量はあくまで最初の24時間に必要な予想量である。公式では受傷後8時間で輸液速度が1/2に減少するが，実際には必要な輸液量は急激な変化をするものではなく，なだらかな変化を示す（図5）[9]。さらに，輸液公式は受傷時からの輸液であり，治療開始時を基準としたものではないため，治療開始時にはすでに不足が生じている。また，細胞外液の喪失とともに生じる低蛋白血症の補正がないため，広範囲熱傷や気道熱傷の合併例では，ときとして水分の総投与量が過剰となり，浮腫を助長する結果を招く。つまり，輸液公式はあくまで初期における輸液投与量の目安にすぎない。

3 急性期におけるコロイド液の位置づけ

血管透過性のもっとも亢進している時期にコロイド液を使用すると，コロイド分子は容易に血管外に漏れ，その浸透圧増加作用で血管外に水分が引き込まれ浮腫が増強する。またCochrane Injuries Groupは熱傷におけるアルブミン投与の検討を行い，転帰の改善効果を認めず[10〜12]，むしろ死亡率が高くなる可能性があるとした。しかし前述のように，細胞外液の補充のみでは，細胞外液の喪失とともに生じる低蛋白血症が補正されない。

表2　熱傷初期の輸液管理の指標

尿量	0.5〜1.0 ml/kg/hr
収縮期血圧	100 mmHg 以上
脈拍	120 beats/min 以下（十分な鎮痛下で）
中心静脈圧	0〜7 cmH$_2$O
混合静脈血酸素分圧	35〜30 mmHg
Base excess	＞−5

　特に低蛋白血症が顕著となる広範囲熱傷や高齢者，小児，気道熱傷の合併症例では過剰輸液の傾向となり，これもまた浮腫を遷延させる原因となる。コロイド液は使用すべきなのか，使用するならどのタイミングで投与すればよいのか，これらの問題については解決されていない[3]。コロイド液については後ほど詳述する。

4 輸液療法の実際

　輸液療法を実際に施行する際の重要点を次に列挙する。
　1）熱傷急性期の輸液公式は，あくまで最初の24時間に必要な予想量であり，初期輸液量の目安にすぎない。
　2）輸液公式では熱傷の深達度に関しては考慮されていない。
　3）したがって，症例ごとに，その反応を見ながら，リアルタイムに輸液量を調節する必要がある。

　実際の臨床では，来院直後は公式で求めた輸液速度で輸液を開始するが，その後は患者の詳細なモニタリングを行い，輸液量を調節していく必要がある（表2）。

a. 尿量

　もっとも重要な指標となるのは尿量である。循環血液量が減少すると腎血流は他の臓器血流に比べ著明に低下するためである。成人では0.5〜1.0 ml/kg/hrを適正尿量範囲とし，時間尿量が0.5 ml/kg/hrを切れば時間輸液量を増量し，逆に1.0 ml/kg/hrを超えれば，過剰輸液になる可能性があるため減らす必要がある。また急性腎不全の早期発見には自由水クリアランス（C$_{H_2O}$）が有用である。C$_{H_2O}$は，腎尿細管での濃縮力を表す指標である。血清と尿の浸透圧を測定できれば比較的迅速に結果を得ることが可能で，また尿量の多寡にも影響を受けにくい。正常腎機能であれば仮に尿量が減少していても尿は濃縮されるので−0.5 ml/min以下となるが，これが0 ml/minに収束してくると，たとえ尿量が保たれていても，腎不全に陥りつつあると判断できる。

　（注）自由水クリアランス（C$_{H_2O}$）＝UV×（1−Uosm/Posm×1.48/TBSA）
　UV（ml）：尿量（1分間），Uosm：尿浸透圧，Posm：血清浸透圧，TBSA（m^2）：total body surface area

b. 血圧・心拍数

　熱傷早期の血圧は収縮期血圧で100 mmHg以上を保つ。ただし，この時期は内因性カ

テコラミンが大量に放出されるため，末梢血管抵抗は高く，循環血液量減少の状態がマスクされるため，血圧はあまり正確な循環動態の指標とはならない。脈圧が狭小化していたり拡張期血圧が高い場合などは，輸液不足を考慮する相対的変化の判断材料になりうる。この時期の循環動態を評価するうえでは，むしろ心拍数のほうが有用である。十分な鎮痛が得られた状態で100〜110 beats/min程度であれば適切で，120 beats/min以上であれば循環血液量減少が示唆される。

c. 中心静脈圧，肺動脈楔入圧，心拍出量

受傷後早期は循環血漿量の減少や末梢血管抵抗の増大，心筋抑制などにより，通常，中心静脈圧や肺動脈楔入圧，心拍出量は低値を示す。そのため，これらの指標の適正化を目指すと過剰輸液になることが多く，適正尿量が得られ，収縮期血圧100 mmHg以上，脈拍120 beats/min以下，代謝性アシドーシスや著明な血液濃縮の進行がなければ，中心静脈圧，肺動脈楔入圧，心拍出量の低値は許容する。

d. パルスオキシメータによる連続的酸素飽和度モニター

パルスオキシメータは収縮期血圧が80 mmHg以上なければ脈拍を感知できないことから，組織の酸素化のみならず，組織循環のモニターとしても利用できる。

e. 混合静脈血酸素飽和度

熱傷初期24時間以内では，混合静脈血酸素飽和度が60〜75％程度なら適正な末梢酸素供給が保たれていることを示唆する。この値が低下することは組織への酸素供給と酸素需要との差が小さくなっていることを意味するが，熱傷創では酸素消費量が増加していることから，これに見合う酸素が供給されなければ混合静脈血酸素飽和度は低下する。つまり60％以下になるということは，末梢組織の循環不全状態を示す。このような状態では嫌気性代謝が進行する結果，血清乳酸値が上昇する。

f. 塩基過剰（base excess）

通常，呼吸状態が一定であれば，末梢組織代謝のよい指標となる。熱傷初期に−10を超える状態は，末梢組織の血液循環が不適当であることを示し，−5以下となったときから警戒する必要がある。

血液製剤

血液製剤は，広範囲熱傷の治療に必要不可欠である。早期焼痂切除が積極的に導入されるほど，赤血球輸血による貧血の補正や，新鮮凍結血漿で凝固因子を補充する必要が生じる。また体液の喪失と血管透過性亢進による熱傷ショックを乗り切るためには，アルブミン製剤の使用も重要になってくる。しかし，これら血液製剤の使用に関しては，さまざまな議論がある。

厚生労働省は2005年9月に発行した"血液製剤の使用指針"（以下，厚労省指針）の中で血液製剤の安全かつ適切な使用の推進を目指して，製剤の使用基準に関して具体的な指針を呈示している[13]。

1 赤血球濃厚液 (red cell concentrates-leukocytes reduced : RCC-LR)

広範囲熱傷では，局所からの出血や溶血，外科的処置などにより貧血を呈することから，熱傷に対して赤血球濃厚液を使用する目的はもちろん貧血を改善し，末梢組織への酸素運搬能を維持することにある。しかし，輸血には，移植片対宿主病（graft versus host disease : GVHD）や輸血関連肺障害（transfusion-related acute lung injury : TRALI）などの合併症があるため，その使用量を最小限に抑えるべきであることはいうまでもない。熱傷患者を対象とした研究でも，輸血量は重症度と無関係に，死亡率を増すとの報告[14]がある。厚労省指針では，通常はHb 7～8g/dl程度あれば末梢組織へ十分な酸素の供給が可能で，Hb 6g/dl以下の場合に輸血を必須としている。ただし冠動脈疾患などの心疾患，または肺機能障害や脳循環障害のある場合はHbを10g/dl程度に維持することも同時に推奨している。

2 新鮮凍結血漿 (fresh frozen plasma : FFP)

前述のとおり，熱は皮膚，皮下組織を破壊し細胞内蛋白の崩壊を導く。障害された組織から大量の組織因子（tissue factor : TF）が血中に流入し外因系凝固が活性化され，炎症性サイトカインが放出される。凝固活性の亢進と血管内脱水が重なり血管内での血栓形成傾向が加速され，消費による血小板の減少，凝固因子の低下，thrombin-antithrombin III complex（TAT）やfibrinogen/fibrin degradation product（FDP）の上昇をみる，いわゆる過凝固・線溶亢進状態である。熱傷による凝固線溶異常に対する治療法は消費性凝固障害を是正する補充療法と抗凝固療法に大別される。ここではFFPの投与について述べる。厚労省指針によると，FFPの投与目的は凝固因子の補充であり，循環血漿量減少に対する投与は不適切とある。また，播種性血管内凝固（disseminated intravascular coagulation : DIC）を伴わない熱傷の治療にも適応とはならないと記載されている。FFPの血漿膠質浸透圧は正常血漿と同じであり，血漿増量効果はアルブミン製剤のように強力ではない。その血漿増量効果は血液保存液中のクエン酸ナトリウムの添加により，Na濃度が170mEq/l程度にまで増加しているためである。FFPは，感染性病原体に対する不活化処理がなされていないことから，感染症合併の危険を伴う。積極的な凝固因子の補充を目的としないかぎりは使用を控えるべきであろう。厚労省指針では，プロトロンビン時間30％以下またはinternational normalized ratio（INR）2.0以上，あるいは活性化部分トロンボプラスチン時間が，各医療機関における基準上限の2倍以上または25％以下を凝固因子欠乏と判断し，FFPの適応としている。しかしながら投与開始のタイミングを誤り，一度希釈性凝固障害に陥ってしまうと，挽回がきわめて困難であることから，FFPは状況を見ながら計画的に投与する必要がある。

3 血小板製剤（platelet concentrate：PC）

PCは血小板成分を補充することにより止血を図ることを目的としている。先に述べたように血小板も血管内での血栓形成に伴い消費される。厚労省指針では，5万/μl未満で外科的処置や止血困難な場合に適応があるとしている。

4 アルブミン製剤

アルブミン1gは血漿18mlを保持する効果があり，5g/dlのアルブミン液は100mlの輸液の効果と同等である。広範囲熱傷におけるアルブミン製剤投与の目的は，①膠質浸透圧の改善，②循環血液量の是正であり，①に対しては高張アルブミン製剤を，②に対しては等張アルブミン製剤を選択する。受傷後早期は全身の血管透過性が亢進しており，循環血液量の減少が起こるため等張アルブミン製剤を使用し，またrefilling期では循環血液量が増加することで血液希釈が生じるため，膠質浸透圧は低下することから高張アルブミン製剤を使用する。厚労省指針では，熱傷面積50%以上を適応とし，また血管透過性の亢進によるcapillary leak syndromeを避けるために，受傷後18時間以内の使用は控えるべきとした。ただし，18時間以内であっても血清アルブミン濃度が1.5g/dl未満のときは適応を考慮する。

a. アルブミン製剤の投与時期

急性期で血管透過性が最大限に亢進している時期においては，アルブミン製剤でさえ血管外に漏出すると考えられている。漏出したアルブミンは，間質にとどまり，浮腫や肺水腫の遷延の原因となる。したがって，熱傷ショック時におけるアルブミン製剤の使用は，その投与のタイミングがもっとも重要であり，これについてはさまざまな議論がなされている。

1998年 Cochrane Injuries Group[15]はアルブミンの臨床使用に関して，32の臨床研究を対象に，アルブミンの死亡率に対する相対危険度を算出し報告した。全症例の累計で，アルブミン使用群の対照群に対する相対危険度は1.68と有意に高かったが，熱傷に関する3つの論文[10]〜[12]に限れば相対危険度は2.40とさらに高値であり，アルブミンの使用は有害であると結論づけられた。だが，これらの報告の症例では，アルブミンが血管透過性亢進時から使用されているものが多く，これが結果に影響しているものと考えられる。では血管透過性亢進はいつごろ落ち着くのか。Baxterは，アルブミン投与による循環血漿量増加効果は受傷後24時間以降に投与することで観察されるとしており，以前は受傷後24時間以降に投与されていた。しかし最近では，血管透過性の亢進は受傷後8〜12時間がピークと考えられている[16]ことから，この時期から必要に応じて使用する施設が多い。今後は投与時期を考慮に入れた臨床研究で検討することが，熱傷早期のアルブミン使用の是非を問うために必要と考えられる。

表3 HTS療法のスケジュール

HTS 300	（乳酸リンゲル500 ml ＋ 1モル乳酸ナトリウム 121 ml）	2,000 ml 投与
HTS 250	（乳酸リンゲル500 ml ＋ 1モル乳酸ナトリウム 80 ml）	1,000 ml 投与
HTS 200	（乳酸リンゲル500 ml ＋ 1モル乳酸ナトリウム 43 ml）	1,000 ml 投与
HTS 150	（乳酸リンゲル500 ml ＋ 1モル乳酸ナトリウム 11 ml）	1,000 ml 投与

尿量0.5〜1.0 ml/kg/hrを維持するよう輸液速度を調節，48時間まで投与。
注意点：①血清Na，K値をチェック。②血清Na値170 mEq/lまたは血清浸透圧360 mOsm/l以上になる場合，HTS投与量を半分に減量しHTS 150まで速やかに下げる。③コロイド液の投与に関しては受傷後24時間前後より考慮する。

過剰輸液の弊害を回避するための工夫

近年，過剰輸液による弊害を回避するために，いかに少ない輸液量で有効なNa量と循環血漿量を維持することができるか，あるいは腎機能の補助について，さまざまな検討がなされている。

1 高張Na輸液（hypertonic saline：HTS）

高張Na輸液（hypertonic saline：HTS）は1970年代にMonafoら[17]が熱傷急性期の輸液方法として提唱し，その後Shimazakiら[18]がその理論体系を構築するとともに臨床使用を開始したものである。熱傷初期輸液の基本は機能的Na（Naと水）の補充であるが，HTSを行えば，血清浸透圧により水分が細胞間液より体内補充されるという考え方である。Na濃度が300〜150 mEq/lの高張Na液をあらかじめ決められた計画に基づいて投与していく（表3）。Monafo[17]は，HTSにより投与水分量をParkland法の約半分に抑え，呼吸器合併症の頻度を減少させうることを報告している。しかし，実際の臨床ではその管理の煩雑さから，あまり利用されていないのが実情である。最近，基礎研究においてHTSに免疫抑制，抗炎症作用があることも明らかにされた[19]。重症熱傷治療の新たな戦略として，今後さらなる研究成果が待たれるところである。

2 抗酸化療法

生体侵襲時に発生する活性酸素は体内における殺菌・防御の役割を担っている反面，過剰に発生すると細胞膜障害を来す。1989年Friedleら[20]が熱傷後の血管透過性亢進とその後の全身反応の原因はヒスタミン放出によるキサンチンオキシダーゼ（XOD）活性の増加とそれによる熱傷組織中の活性酸素の産生増加にあることを報告して以来，多くの研究者が熱傷直後の血管透過性亢進抑制を試みてフリーラジカルスカベンジャーを投与してきた。現在その有効性に注目が集まっているのが，細胞内外に分布しやすく臨床的にも普及しており副作用がきわめて少ないビタミンCである。ビタミンCはスーパーオキシド（O^-）やヒドロキシオキサイド（OH^-）を直接捕捉し，用量依存的・時間依存的

3．熱傷と輸液

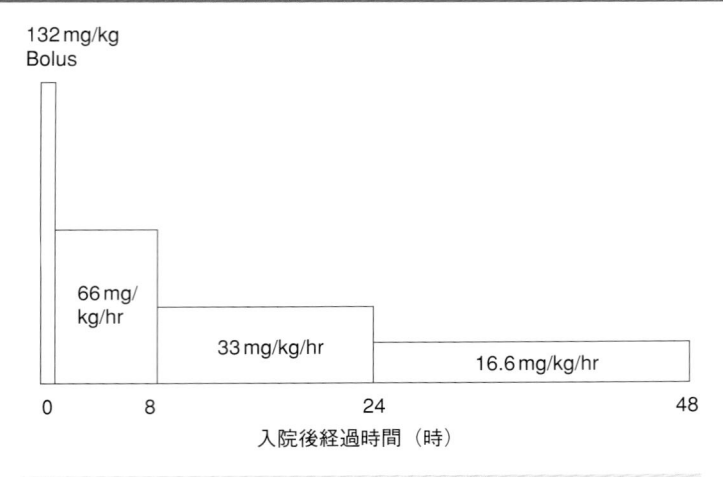

```
132 mg/kg
Bolus

66 mg/kg/hr    33 mg/kg/hr    16.6 mg/kg/hr
0      8           24              48
入院後経過時間（時）
```

図6　当施設におけるビタミンCの投与スケジュール

に血管透過性亢進を抑制，細胞外液喪失を防ぐことが報告[21]されている。われわれの施設では，熱傷面積30％以上の広範囲熱傷，またはburn index 20以上の重症熱傷を対象にビタミンCの大量療法を取り入れており，1991〜2001年の比較で，対Parkland計算量比でParkland法に基づいた輸液群が116±74％であったのに対し，ビタミンC併用群では77±38％と輸液量を有意（$P < 0.05$）に減量することが可能であった（図6）[22]。

3 血液浄化法

重症熱傷の治療成績が向上してきた理由として，輸液療法のさまざまな進歩のほか，それを支えるものとして，血液浄化療法の進歩が挙げられる。ショック期に腎前性腎不全や急性尿細管壊死による腎性腎不全に陥ると，ショック離脱期のrefilling現象により急激に増加した循環血漿量に見合った尿量が得られなくなる。それに伴ううっ血性心不全に陥り，重篤な呼吸不全が発生することになる。十分な尿量とクリアランスが得られなければ，できるだけ早期に血液浄化法を開始する必要がある。この時期の血液浄化法としては除水および電解質異常の補正を目的とし，循環に与える影響が少なく，調節性に優れた持続的血液透析濾過（continuous hemodiafiltration：CHDF）が第一選択となる。

受傷後48〜72時間前後の輸液療法

広範囲熱傷初期の循環動態は，循環血漿量の減少，熱傷ショックを経て，血管透過性亢進の沈静後に，間質の水分が血管内に戻ってくるrefilling期に移行する。ショック期には循環を維持するために大量の輸液を行うのが基本となるのに対して，refilling期には循環血液量が過剰にならないよう注意する必要がある。つまり経過中に水分管理の基本方針が大きく変換することになる。この移行期の輸液がある意味でもっとも難しい。この時期には，全身水分量を綿密に評価する必要がある。

1 水分出納の評価

身体から排泄される水分は，①創部からの滲出液，②尿，③不感蒸泄に分類できる。これらの算定量を基に投与水分量を設定する。そのためには，これらの成分の把握もまた重要である。滲出液はNa濃度140mEq/l程度で多量の蛋白を含む血漿とほぼ同一の成分の水であり，尿はNa濃度50〜100mEq/l程度で蛋白を含まない水であり，不感蒸泄は自由水である。熱傷創部を完全開放し外気下に曝露した際，創部から蒸発する水分組成は自由水である。しかし，実際には創面を被覆材などで閉鎖保護し，蒸散を極力防止するため，熱傷創部からの水分喪失はいわゆる不感蒸泄としてよりも，Naと蛋白の喪失を伴う滲出液としての側面がはるかに強い。排泄水分量の正確な把握は困難なため，概算と体重変化などの身体状況から総合的に判断する。

2 輸液の実際

どの輸液公式にも受傷後24時間以降の輸液量も設定されている。実際には，滲出液に対しては細胞外液（乳酸リンゲル），または膠質液（等張アルブミン製剤）を用い，尿と不感蒸泄に対しては5％ブドウ糖液や維持液を用い自由水を補充する。ショック離脱期からrefilling期までの間の移行期には，refilling期への移行を意識し，先行するショック期に投与した水分の過剰量も合わせて考慮する。ショック期に投与した輸液は細胞外液として分布するので，ショック期総投与量の1/2〜2/3は全身の間質に貯留していると考えてよい。これがrefilling期に機能化し循環系に再分配されるため，細胞外液が増加し循環血漿量が過多の状態になる。心機能，腎機能に十分な予備能があれば，この過多の水分は多量の尿として排泄されるが，この反応尿量が不十分であると，うっ血性心不全，呼吸不全などの溢水状態を来すこととなる。利尿薬の投与や場合によっては血液浄化療法が必要となる。

おわりに

広範囲熱傷における体液変動を中心とした病態生理および輸液管理について解説した。
熱傷の病態は非常にダイナミックであり，病態の変化に応じて輸液療法も時々刻々変えていかなければならない。そのためには常に"今，どのフェーズにいるのか"を見極めるのと同時に，二手三手先を見据えた対応が肝要である。

■参考文献
1) Underhill FP. The significance of anhydremia in extensive surface burn. JAMA 1930；95：852-7.
2) Coop O, Moore FD. The redistribution of body water and fluid therapy of the burned patient. Ann Surg 1947；126：1010-45.
3) Warden GD. Fluid resuscitation and early management. In：Herndon D, editor. Total Burn

Care. 3rd ed. London：W.B. Sanders；2007. p.107-18.
4) 行岡哲男, 田中秀治, 島崎修次ほか. 熱の生体に及ぼす影響, 熱傷の病態. 平山　俊, 島崎修次編. 最新の熱傷臨床―その理論と実際. 東京：克誠堂出版；1994. p.23-8.
5) Jackson DM. The diagnosis of the depth of burning. Br J Surg 1953；40：588-96.
6) 田中秀治, 島崎修次. 重症熱傷. 日本集中治療医学会編. 集中治療医学. 東京：秀潤社；2001. p.419-44.
7) 田中秀治, 松田隆昌, 行岡哲男ほか. 新しい薬物療法の試み. 外科治療 1992；67：625-32.
8) Arturson G. Microvascular permeability to macromolecules in thermal injury. Acta Physiol Scand 1979；463 Suppl：111-22.
9) Warden GD. Burn shock resuscitation. World J Sung 1992；16：16-23.
10) Jelenko C 3rd, Wheeler ML, Callaway BD, et al. Shock and resuscitation. Ⅱ：Volume repletion with minimal edema using the "HALFD" (hypertonic albuminated fluid demand) regimen. JACEP 1978；7：326-33.
11) Goodwin CW, Dorethy J, Lam V, et al. Randomized trial of efficacy of crystalloid and colloid resuscitation on hemodynamic response and lung water following thermal injury. Ann Surg 1983；197：520-31.
12) Greenhalgh DG, Housinger TA, Kagan RJ, et al. Maintenance of serum albumin levels in pediatric burn patients：a prospective, randomized trial. J Trauma 1995；39：67-74.
13) 厚生労働省医薬食品局血液対策課. 血液製剤の使用指針改訂版. 平成17年9月.
14) Palmieri TL, Caruso DM, Foster KN, et al. ABA burn multicenter trials group. Effect of blood transfusion on outcome after major burn injury：a multicenter study. Crit Care Med 2006；34：1602-7.
15) Cochrane Injuries Group Alubumin Reviewers. Human albumin administration in critically ill patients：systemic review of randomized controlled trials. Br Med J 1998；317：235-40.
16) Wagner BK, D'Amelio LF. Pharmacologic and clinical considerations in selecting crystalloid, colloidal, and oxygen-carrying resuscitation fluids, Part 2. Clin Pharm 1993；12：415-28.
17) Monafo MM. The treatment of burn shock by the intravenous and oral administration of hypertonic lactated saline solution. J Trauma 1970；10：575-86.
18) Shimazaki S, Yoshioka T, Tanaka N, et al. Body fluid changes during hypertonic lactated saline solution therapy for burn shock. J Trauma 1977；17：38-43.
19) Angel N, Hoyt DB, Coimbra R, et al. Hypertonic saline resuscitation diminishes lung injury by suppressing neutrophil activation after hemorrhagic shock. Shock 1998；9：164-70.
20) Friedle HP, Till GO, Trenz O, et al. Role of histamine, complement and xanthine oxidase in thermal injury of skin. Am J Psthol 1989；135：203-17.
21) Tanaka H, Lund T, Wiig H, et al. High dose vitamin C counteracts the negative interstitial fluid hydrostatic pressure and early edema generation in thermally injured rats. Burns 1999；25：569-74.
22) 田中秀治, 山口芳裕, 和田貴子ほか. 広範囲熱傷患者に対する初期輸液法の検討；High dose vitamin Cの効果と初期輸液法の選択―基礎から臨床まで―. 形成外科 2002；45：721-31.

〈玉田　尚, 山口　芳裕〉

臨床編

4 拡大手術と輸液

はじめに

　周術期の輸液管理はエビデンスとなる研究に乏しく，理論あるいは動物実験に基づいた既存の方法論に依存する部分が大きい。この既存の方法論ですら時代によって流行がある。個々の症例において適切な輸液であったかどうかを客観的に判断することすら困難な場合がある。また，術後の合併症を輸液管理の不適切さに結びつけられやすいこともあり，しばしば紛糾する原因ともなりうる。これらの問題点に対して，Texas大学のPrough教授は周術期輸液に関する中心的な課題を表1のようにまとめている。本章でも，これにならって拡大手術の輸液のあり方について検討することを目的としたい。

輸液療法のcontroversy

　輸液の重要性は以前から指摘されているにもかかわらず，客観的な評価が困難な分野であった。これには後述するように適当なモニターが利用できなかったことが大きく関与しているものと思われる。英国での調査結果では，周術期の輸液に関する記録が不十分，経験の少ない医師が輸液計画を立案している，といった問題点も指摘されている（www.ncepod.org.uk-99eld.pdf）。

表1　周術期輸液に関する中心的課題

周術期輸液を考える際に考慮するべき因子
　　手術内容？
　　麻酔方法や併用薬の影響？
　　患者側の因子？
周術期輸液の根拠
　　水分出納から算出した投与量？
　　生理学的な目標値？
　　いずれの生理学的指標？

（Prough DS. Perioperative fluid management. IARS refresher course lectures 2006 より引用）

1 輸液量に関するcontroversy[1]

適正な輸液量とは，という問題が，最近また活発に議論されている。以下に積極的な輸液療法と制限的な輸液療法に関する最近の報告を取り上げ，考察を試みることとする。

a. 積極的輸液療法によるメリット

積極的輸液療法によるメリットとしては薬理学的手段に依存せず心拍出量，ひいては酸素供給量を増加させられる点と，腎機能に対する循環血液量不足の悪影響を回避できる点が考えられる。

1) 重症病態に対する積極的輸液療法のメリット

積極的な輸液計画の背景には，重症病態において酸素需給バランスの異常と，血管透過性亢進亢進による血管内水分量の減少が高頻度に認められ，この病態を解消するためには積極的な輸液療法と心血管作動薬による酸素供給量の増加が有効であると考えられた点に由来する。古くはShoemakerらが拡大手術を含む高リスク外科手術患者においてsupranormal O_2 deliveryを提唱したことに始まっている。この概念の正当性に関してはその後疑問も呈されているが，心臓外科手術術後[2,3]あるいは敗血症性ショック患者において，CVP 8～12mmHgを目標として早期に輸液を行うことを含めたearly goal-directed therapy（EGDT）[4]が有効であった点から，血管内水分量減少とそれに伴う酸素供給量低下がある症例では有用である可能性が高い。

2) 在院日数，消化管機能から見た積極的輸液療法のメリット

前述した患者すなわち，心臓外科術後患者，敗血症性ショック患者は，循環血液量減少が高い確率で認められる患者群であり，積極的輸液療法によるメリットは受け入れやすい。しかし，最近の報告ではこれほど重症度の高くない，循環血液量減少が明白でない症例群においても積極的輸液療法の有用性が示されている。具体的には大腿骨頸部骨折[5,6]あるいは大腸癌手術を含む外科手術[7,8]を対象として検討した報告が多い。いずれの群でも退院可能な状態までの回復期間あるいは入院期間が短縮できた，経口摂取可能になるまでの時間が短縮できた，術後嘔気・嘔吐の頻度が少なかったなどの利点を報告している。積極的な輸液計画における代表的なプロトコールは経食道ドプラー法による心拍出量モニターを用いて1回心拍出量＞対照値の90％以上あるいは＞35ml/m^2，corrected flow time（FTc）＞0.35が維持できるように合成膠質液を投与したものが多い（図1）。積極的輸液方針によって特に消化管領域でのメリットが大きく示されている理由として，消化管領域は本来酸素需給バランスに余裕がなく，血流の自動調節能もないため，全身的な血行動態に異常が認められなくても血流の低下が生じている可能性があり，この状態が術後の消化管機能不全の原因となっている可能性が指摘されている[9]。おそらく上述のプロトコールによって消化管への血流が維持され消化管機能の低下防止および在院期間の短縮が示されたものと考えられる。また人工膝関節置換術患者を対象として輸

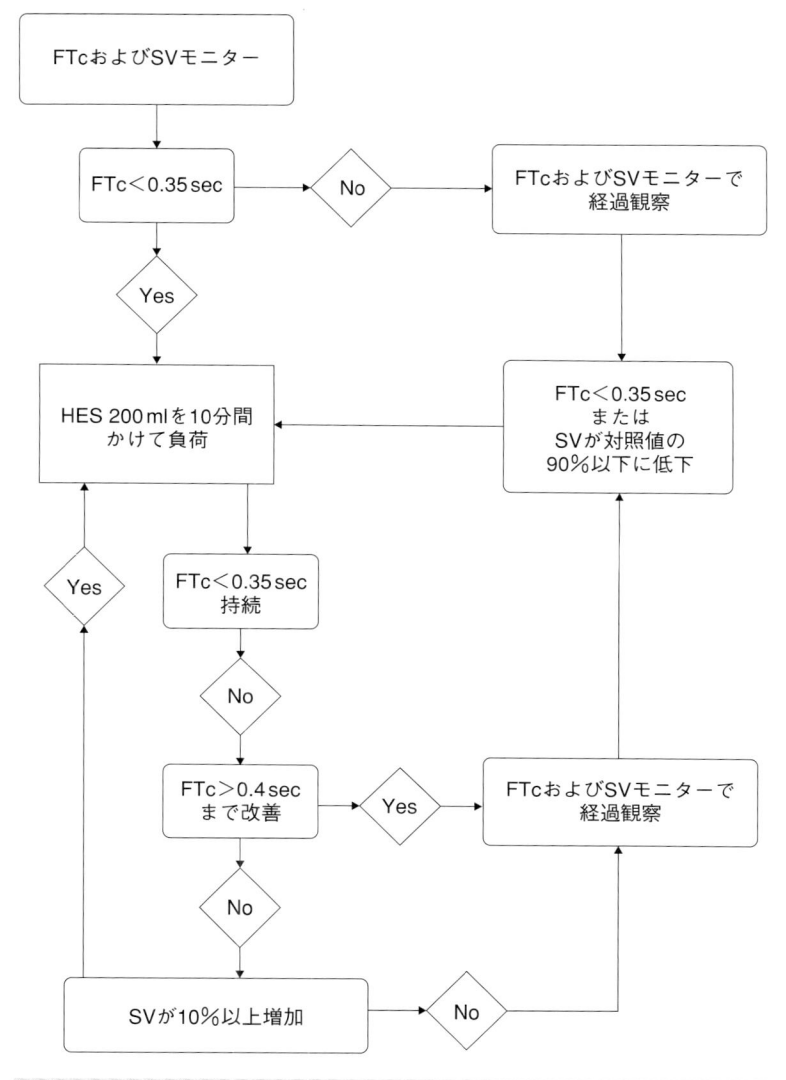

図1 経食道ドプラー法による1回心拍出量測定を用いた術中輸液プロトコール

FTc : corrected flow time（心拍数で補正した収縮期時相），SV : stroke volume（1回心拍出量）

（Gan TJ, Soppitt A, Maroof M, et al. Goal-directed intraoperative fluid administration reduces length of hospital stay after major surgery. Anesthesiology 2002 ; 97 : 820-6より引用）

液投与制限の有無で比較した検討でも，輸液投与を制限しなかった群において術後の呼吸機能および嘔気・嘔吐の頻度が減少したと報告[10]されている．本研究も人工膝関節置換程度の手術でも輸液によって消化管機能に影響が生じることを示したものと考える．

3）循環管理における心拍数の重要性

最近では重症患者において，頻脈が心事故を増加させる原因として注目されており，

周術期の心拍数コントロールの重要性が強調されている[11]。循環血液量不足の是正なしに薬理学的手法のみで心拍出量，酸素供給量を増加させることは頻脈につながりやすい。実際に高リスク外科手術患者において酸素供給量を増加させた報告[12]では40％以上の患者において頻脈性の不整脈が生じており，このために予後の改善につながらなかった可能性が指摘されている。この点でも循環血液量不足による頻脈を回避するための積極的輸液はおそらく有用であろう。

4）積極的輸液方針に関する報告のまとめ

低侵襲心拍出量モニターを用いて1回心拍出係数＞35ml/m^2，あるいは手術開始前の対照値の90％程度を維持できるように膠質輸液剤の負荷を行うとICUおよび病院の在室日数の短縮が可能となる。また嘔気・嘔吐の頻度が減少すると報告されている。これらの研究の特徴として低侵襲心拍出量モニターを用いた客観的評価が行われている点が挙げられる。図1に示したFTcは後述するfluid responsivenessの指標のひとつとされており[13]，fluid responsivenessを参考に，1回心拍出量を維持できるように合成膠質液を投与すると予後が改善することが示された報告である。また1回心拍出量およびFTcに注目したプロトコールは心拍数を考慮した管理を必要とするため，頻脈による問題点を回避しやすいと考えられる。ただし，頻繁に用いられている経食道ドプラー法はわが国では一般的とはいえない。多くの報告で輸液負荷に合成膠質液が用いられているが，わが国で入手できる合成膠質液とは分子量，血漿増量効果の点で大きく異なる。同様の輸液負荷を晶質液あるいは分子量の小さな膠質液で行った場合には，後述する輸液過剰の問題点が生じてしまう可能性が否定できない。

b．輸液過剰の問題点と制限的輸液療法によるメリット

輸液過剰による問題点としては心不全，肺合併症の増加，腎臓への過剰な負担と尿貯留，腹部コンパートメント症候群と消化管浮腫による消化管機能低下と縫合不全，浮腫，創傷治癒および組織酸素化の低下などが挙げられている[14]。さらに周術期輸液にもっとも頻繁に用いられているであろう乳酸リンゲル液自体にも免疫系，炎症反応の点で問題点が指摘されている[15]。制限的輸液療法によってメリットが証明された報告を術式別に示す。

1）開胸手術

従来より開胸手術では，輸液量と術後の肺機能の低下との間に関連が認められており[16]，制限的な輸液方針がとられることが一般的である。

2）食道癌手術[17]

食道癌手術では開胸操作と開腹操作の両方があり，制限的な輸液方針がとられる開胸手術と比較的積極的に輸液を行う開腹手術の双方の側面がある。また手術侵襲が大きく，大きな炎症反応が惹起される点も特徴のひとつである。したがって，開胸手術ほど単純に制限的輸液方針を適応するのは困難であるが，膠質輸液剤を併用して輸液過剰となる

表2 制限的輸液方針で用いられているプロトコール

	制限的輸液方針	標準的輸液方針
硬膜外ブロック施行時の負荷	行わない	HES 500 ml
third space loss 補充	行わない	加刀1時間まで生食7 ml/kg/hr, 加刀2時間目および3時間目5 ml/kg/hr, 以後3 ml/kg/hr
禁食中の脱水補正	5%糖液, 500 mlから飲水量を引いた量	飲水量にかかわらず生食500 ml
出血に対する対応	出血量と等量もしくは500 mlプラスまでのHESで対応。出血量>1,500 mlの場合はHctを見たうえで輸血	出血<500 mlまでは生食1,000～1,500 mlで対処。出血>500 mlの場合はHES追加。出血量>1,500 mlの場合はHctを見たうえで輸血

(Brandstrup B, Tonnesen H, Beier-Holgersen R, et al. Effects of intravenous fluid restriction on postoperative complications：comparison of two perioperative fluid regimens：a randomized assessor-blinded multicenter trial. Ann Surg 2003；238：641-8より引用)

のを防ぐ方針をとっている施設が多いようである。また炎症反応とそれに伴う血管透過性亢進を予防するため，副腎皮質ステロイドの投与も有用性が示されている[18]。

3）大腸癌手術を含む消化器外科手術[19]～[21]

最近，開胸手術に加えてこの領域でも制限的な輸液方針の有用性が報告されている。Loboら[22]は大腸癌患者を対象とし，術中輸液量の大小が術後の消化管機能に及ぼす影響を検討している。本研究では従来どおりの輸液計画を用いた群では制限的な輸液群と比較して，術後の胃内容排泄時間が延長し，機能的イレウスからの回復が遷延したと報告されている。Brandstrapら[23]は大腸癌患者を対象とし，標準的な輸液方針と制限的な輸液方針の間でランダム化比較試験を施行している。輸液方針の具体的な差は，硬膜外ブロック施行時の輸液負荷を省略，標準的輸液群で行っている3～7 ml/kg/hrのthird space lossの補充を省略，出血に対する補充として標準輸液群では500 mlまでの出血に対して当初2～3倍量の生食で対応し，それ以上の場合は合成膠質液を投与するのに対して，制限的輸液群では当初より合成膠質液を出血量と等量投与するという点である（表2）。結果として制限的輸液群のほうが総輸液投与量，生食投与量，体重増加量，術中尿量が少なく，術直後の血清クレアチニンが高かったが，術中低血圧の発生頻度，術後の尿量，術後の血清クレアチニンには差がなかったとしている。また制限的輸液群では縫合不全，肺水腫，肺うっ血，肺炎などを含む合併症が有意に少なかったと報告している。

同様にNisanevichら[24]は，消化器外科手術患者を対象として同様の検討を加えている。本研究のプロトコールは許容的輸液群として加刀前に10 ml/kgの乳酸リンゲル液を付加したのち，12 ml/kg/hrで投与する群と，制限的輸液群としては4 ml/kg/hrの乳酸リンゲル液を基本とし，低血圧，頻脈，尿量<0.5 ml/kg/hrが2時間持続した場合に乳酸リンゲ

4. 拡大手術と輸液

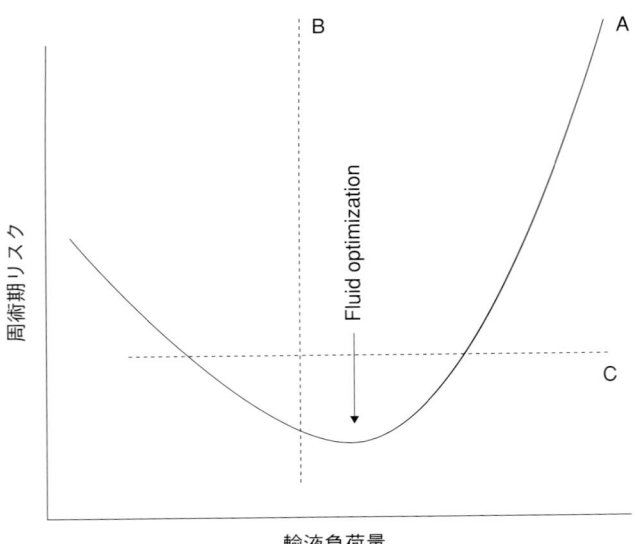

図2　周術期輸液とアウトカムの関連
輸液量と周術期のリスクの関係を実線Aで表示。点線Bは既報の積極的輸液方針群と制限的輸液方針群のおおよその境界線，点線Cはoptimizedされた状態と非optimizedな状態の境界線。
（Bellamy MC. Wet, dry or something else? Br J Anaesth 2006；97：755-7より引用）

ル液を250mlずつ付加していくというプロトコールを用いている。結果として制限的輸液群で術中低血圧の発生頻度が多く，約1/3の症例で乳酸リンゲルの負荷を必要としたが，総輸液量は制限的輸液群で有意に少なかったと報告している。また制限的輸液群では合併症を来した患者数が有意に少なく，術後機能的イレウスからの回復が早く，在院期間が短縮したと報告している。

4）制限的輸液方針に関する報告のまとめ

制限的輸液方針では，肺合併症の減少および縫合不全の発生率低下がメリットとして挙げられている報告が多い。これらの報告に基づいて制限的輸液方針を推奨する意見が増えつつある[25]。具体的な輸液に関する提案の骨子はBrandstupの報告と類似しているが，術後に1kg以上の体重増加が見られた際に利尿薬投与を推奨している点が新しい。積極的輸液方針を支持する研究と比較して，客観的なモニターを用いた報告がない点に注意が必要である。一方，尿量が0.5ml/kg/hr以下であることを許容しても非可逆的な腎機能低下を来さないことが明らかとなり，尿量を基準とした輸液管理の限界を示しているものと考える。

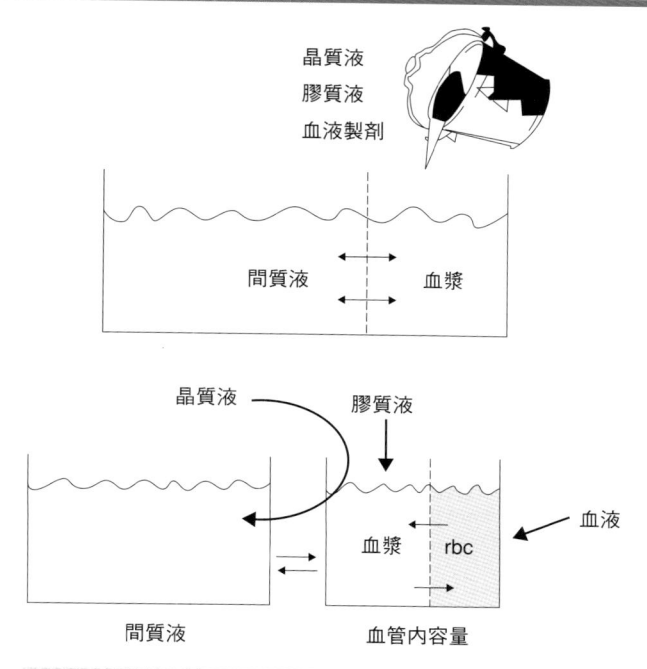

図3 生体内コンパートメントと輸液

上段は従来の輸液の考え方を示し，晶質液，膠質液，血液製剤はすべて血漿区画に投与され，スターリングの式に従って，間質区画へ移行すると考えられている。したがって，晶質液主体の輸液計画では輸液量が多くならざるをえない。下段は該当論文の著者の提唱する概念を示しており，間質液の不足は晶質液，血漿の補充は膠質液，赤血球の不足は輸血によって補充するとする。血漿中にとどまる能力の高い膠質液を用いることによって過剰な晶質液の投与の必要性が減り，制限的輸液方針の施行が容易になる。

（Johnston WE. PRO：Fluid restriction in cardiac patients for noncardiac surgery is beneficial. Anesth Analg 2006；102：340-3より引用）

c. 積極的輸液方針 vs. 制限的輸液方針

これまでの2つの方針に関する報告をまとめてきたが，いずれの方針も消化管機能の回復が早く，ICU在室期間，入院期間の短縮が図れたと報告している。したがって，具体的にいずれの方針をとるべきか判断に苦しむ点も多いのが実情である。現時点でもっとも的確に輸液療法，特に周術期輸液の量に関する課題を示した文献としてBr J Anaesthに掲載されたBellamy[26]の論説を挙げておきたい。これによると周術期のmorbidityと輸液の関係はU字型を示し，輸液量が過小でも過大でもmorbidityが増加すると考えている（図2）。積極的な輸液計画によるメリットは図の左側から中央部への移動を示し，一方，制限的な輸液計画によるメリットは図の右側から中央部への移動を示しているものと考える。同様にJohnston[20]は，周術期に発生する水分の変動を赤血球，血漿，間質の3つのコンパートメントにおいて独立して管理し，理想的には手術終了時に上記のコンパー

4. 拡大手術と輸液

表3 欧米で用いられている輸液剤の種類と内容

細胞外液組成の輸液剤	Osmolarity (mOsm/l)	Na$^+$ (mmol/l)	Cl$^-$ (mmol/l)	K$^+$ (mmol/l)	Ca^{2+} (mmol/l)	Glucose (mg/l)	HCO$_3$ (mmol/l)	Lactate (mmol/l)	Energy (kcal/l)
Glucose 5%	252	—	—	—	—	50	—	—	400
Glucose 25%	1260	—	—	—	—	250	—	—	2000
Glucose 50%	2520	—	—	—	—	500	—	—	4000
Sodium chloride 0.9%	308	154.0	154.0	—	—	—	—	—	—
Sodium chloride and glucose	264	31.0	31.0	—	—	40	—	—	320
Ringer's solution	309	147.0	156.0	4.0	2.2	—	—	—	—
Compound sodium lactate	278	131.0	111.0	5.0	2.0	—	—	29.0	—
Plasmalyte B	298.5	140	98	5	—	—	50	—	—
Normasol	280	140	98	5	—	—	—	—	—

注：Compound sodium lactate 溶液は乳酸リンゲル液に相当
　　Normasol は酢酸 27 mmol/l およびグルコン酸 23 mmol/l を含有

膠質輸液剤	Colloid	MWw (Da)	MWn (Da)	Degree of substitution	Na$^+$ (mmol/l)	Cl$^-$ (mmol/l)	K$^+$ (mmol/l)	Ca^{2+} (mmol/l)	Mg^{2+} (mmol/l)	Glucose (mg/l)
Gelofusine (4%)	Succinylated gelatin	30,000	22,600	—	154	125	—	—	—	—
Haemaccel (3.5%)	Polygeline	35,000	24,300	—	145	145	5.1	6.25	—	—
Voluven	Tetrastarch	130,000	60,000	0.4	154	154	—	—	—	—
Pentaspan	Pentastarch	264,000	63,000	0.45	154	154	—	—	—	—
HAES-steril 6% or 10%	Pentastarch	200,000	60,000	0.5	154	154	—	—	—	—
EloHase 6%	Hexastarch	200,000	60,000	0.6	154	154	—	—	—	—
Hespan 6%	Hetastarch	450,000	70,000	0.7	150	150	—	—	—	—
Hextend	Hetastarch	670,000	70,000	0.7	143	124	3	5	0.9	99
Gentran 40	Dextran 40	40,000	25,000	—	154	154	—	—	—	—
Gentran 70	Dextran 70	70,000	39,000	—	154	154	—	—	—	—
Rheomacrodex	Dextran 40	40,000	25,000	—	154	154	—	—	—	—
Macrodex	Dextran 70	70,000	39,000	—	154	154	—	—	—	—

MWw = weight averaged mean molecular weight：重量平均分子量
MWn = number averaged mean molecular weight：分子数平均分子量
Degree of substitution：置換度

(Grocott MP, Mythen MG, Gan TJ. Perioperative fluid management and clinical outcomes in adults. Anesth Analg 2005；100：1093-106 より改変引用)

トメントが正常化することを目的とすべきであると述べている（図3）。積極的な輸液計画による成功例は血管内水分量の減少に対して膠質液を用いて是正することによって過剰な晶質液投与による間質水分量の増加を回避しつつ，体内水分量の適正化が図れたと解釈すべきであろう。また制限的輸液方針でも表2に示したように，出血をvolume-by-volumeで補充する点で，こちらもJohnstonの意見に結果として合致したと考えることができる。

2 輸液剤の種類に関するcontroversy

前項で述べたように周術期輸液においては適切な輸液レベルがあり，過小でも過剰で

も周術期合併症のリスクが増加することが理解していただけたと思われる。また輸液方針に関して頻脈を回避しつつ1回心拍出量を維持すること，血管内水分量を維持し，過剰な間質液の貯留を回避することが重要であろう。

この目的を達成するためには，膠質液の役割が重要であることは明らかである。ところが日本において現時点で入手できる膠質液が欧米で使用されているものと大きく異なる点が問題である。表3に示したように，欧米ではHespan，HextendあるいはVoluvenといった合成膠質液が用いられており，これらは日本で用いられているサリンヘス，ヘスパンダーよりも分子量が大きく，血管内に貯留する能力が高い[27]。本邦においては現時点で膠質液の選択肢が少ないため，欧米と比較して，さらにoptimizationの許容範囲が狭く，より慎重な輸液管理が必要であると考える。したがって，fluid optimizationを図るうえでは適当なガイドが必要である。以下の項では，これまでに用いられてきた輸液の指標の有用性を見直してみることとしたい。

周術期輸液のガイド

周術期の輸液計画を立案するうえでこれまでに用いられてきた方法論はいくつかある（表4）。これらの項目のうち（1）〜（4）まではある意味古典的な手法といってもよいであろう。一方，（5）（6）の項目は最近注目されている方法である。本項ではまず古典的な方法の問題点について言及する。

1 古典的な周術期輸液のガイド

a. textbook方式

輸液によって補充すべき項目を分けて，それぞれを計算する方法である。具体例を表5上段に示した。表では維持量（maintenance），術前の脱水補正（deficit），麻酔導入による血管拡張に対する対応（compensatory），third spaceへの移行（third space）に分けてそれぞれを推定し，輸液計画を算定する方法である。実際にはここまで詳細な計画に従って輸液を実行することはまれで，表5下段に示したような簡易的な輸液計画を用いている場合が多いものと考える。textbook方式の問題点はそれぞれの量があくまで推定にすぎない点である。術前からの脱水量，麻酔による血管拡張への対応，third spaceへの移行分を正確に推定することは困難であるとされている[28]。さらに輸液についてもcontext-sensitiveである，すなわち，それまでの経過に影響を受ける可能性が指摘されている。すなわち，投与した輸液が血管内にとどまり，心拍出量，ひいては臓器血流に関与するかどうかは，投与するタイミングにも影響を受ける可能性が高いことが明らかになってきた（図4）[29]。換言すると出血している最中の輸液と出血が収拾したあとで行う輸液とでは循環血液量に及ぼす影響が異なることを意味するといってもよい。RiversらのEGDTにおいても早期に積極的輸液を行い，血行動態の安定化が図れた症例ではその後の輸液量がかえって減少したとしている点も，この考え方を支持する結果である可能性が高い

4. 拡大手術と輸液

表4 周術期輸液のガイド

(1) Textbook方式
(2) 末梢臓器の灌流から推定
(3) 血管内圧情報からの推定
(4) 容量情報からの推定
(5) 心拍出量自体からの推定
(6) Dynamic monitoring

表5 しばしば用いられる輸液計画

	導入時負荷	脱水補正	維持	出血(ml)	third space (ml)	時間あたり投与量(ml)	累積投与量(ml)
導入前	350	220	110	0	0	680	680
導入後		220	110	0	0	330	1010
1時間目		220	110	300	350	980	1990
2時間目		220	110	300	350	980	1970
3時間目		220	110	150	350	980	3800
4時間目		0	110	0	200	330	4130

体重70kg，術前禁水10時間として計算。
(Kaye AD, Kucera IJ. Intravascular fluid and electrolyte physiology. In：Miller RD, editor. Miller's anesthesia. Vol.2. 6th ed. New York：Churchill Livingstone；2005. p.1790 より引用)

維持輸液必要量		術中晶質液補充量	
体重10kgまで	4ml/kg/hr	不感蒸発分	2ml/kg/hr
体重10〜20kgの増分に対して	2ml/kg/hr	軽度外傷，小手術	3〜4ml/kg/hr
体重20kg以上の増分	1ml/kg/hr	中程度外傷，中手術	5〜6ml/kg/hr
		大外傷，大手術	7〜8ml/kg/hr

(Hayes GR. Evidence-based fluid management strategies. ASA refresher course lectures 2006 より引用)

と考える。これらの点からも単純なtextbook方式には限界があることは明らかである。

b. 臓器機能（end-organ function）による評価

臓器機能の評価をもって酸素供給量の指標とするためには，臓器機能の変化が把握しやすく，酸素供給量の変化に対して臓器機能が敏感かつ迅速に変化することが前提条件である。この条件を満たすものとして救急あるいは集中治療の場においては中枢神経機能（意識）あるいは腎機能（尿量）が用いられている。麻酔中には意識をもって脳への酸素供給量の評価をすることは適当とはいえず，一般的に尿量が用いられている。また，尿量は循環血液量を反映して変動すると考えられることから，尿量が多いことは腎臓への酸素供給量が十分あり，さらに腎における濃縮機能を機能させる必要がない，すなわち，循環血液量減少状態ではない可能性を示唆していると考えられている。一方，尿量を指標とした輸液管理の問題点は循環血液量と尿量の関係に直線性がないことと，尿量が少ないことの解釈が困難な点が挙げられる。尿量が少ないことが必ずしも腎前性腎不全の頻度を増やさないことが明らかになっており，また輸液量の大小と尿量の間に関連

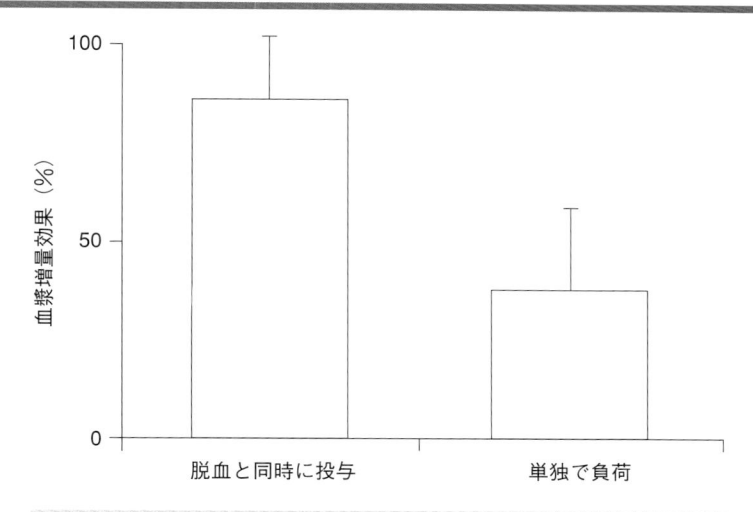

図4 出血に対する輸液のcontext-sensitivity
(Rehm M, Orth V, Kreimeier U, et al. Changes in intravascular volume during acute normovolemic hemodilution and intraoperative retransfusion in patients with radical hysterectomy. Anesthesiology 2000；92：657-64 および Jacob M, Chappell D, Rehm M. Clinical update：perioperative fluid management. Lancet 2007；369：1984-6 より引用)

を見い出していない報告[30]も見られる。

c. 血管内圧情報からの推定

　フランク・スターリング曲線(以下，FS曲線)における前負荷は左室拡張末期容量である(図5)。しかし，容量を測定することは技術的に困難であり，圧力を測定するほうが容易であったため，多くの場合，右室の前負荷としての中心静脈圧，あるいは左室の前負荷としての肺動脈楔入圧(pulmonary artery wedge pressure：PAWP)が用いられている。理論的には左室の前負荷である肺動脈楔入圧を用いるほうが合理的であるが，侵襲度の高い肺動脈カテーテルを必要とする。急性肺障害患者においても患者の予後から見るかぎり，肺動脈楔入圧を用いるベネフィットは証明できていないことから[31]，心機能に問題のない，拡大手術の輸液管理に肺動脈楔入圧を用いる意義は薄いと考えられる。したがって，拡大手術の輸液管理に用いる血管内圧情報は中心静脈圧(central venous pressure：CVP)であるといって構わないが，以下のような問題点がある[32]。

　1) 直線性がない

　図6に示したように，左室あるいは右室の拡張末期容量と拡張末期圧，すなわちCVPまたはPAWPの間の関係は直線的ではない。すなわち拡張末期容量が低いレベルではコンプライアンスが高く，圧の上昇がわずかである(図6-A)。一方，拡張末期容量が増加してくると，コンプライアンスが減少し，わずかな容量の増加に対して拡張末期圧の増加が著しくなる(図6-B)。心室のコンプライアンスが低下し始めるレベルでは拡張末期圧の増加のため，静脈還流が減少し始める，すなわち拡張期の圧を低下させ，静脈還流

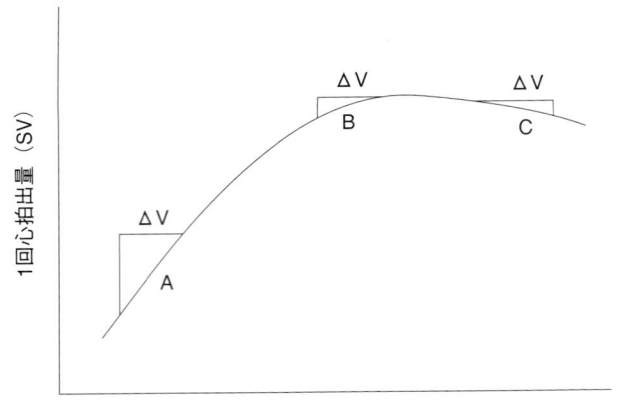

図5　フランク・スターリング曲線と fluid responsiveness

横軸に拡張末期容量，縦軸に1回心拍出量をプロットしたオリジナルのフランク・スターリング曲線。拡張末期容量の絶対値を測定するのは困難だが，曲線の傾きに特徴があるため，同じ容量の変化（ΔV）に対して1回心拍出量がどの程度変化するかが分かれば，曲線上のA，B，Cいずれの位置にいるかが推定できる。Aの位置では輸液による拡張末期容量の増加が1回心拍出量の有意な増加につながるため，fluid responsivenessがあると評価する。一方，Bの位置では輸液による拡張末期容量の増加による1回心拍出量の増加がわずかであり，fluid responsivenessがないと評価する。

（Grocott MP, Mythen MG, Gan TJ. Perioperative fluid management and clinical outcomes in adults. Anesth Analg 2005；100：1093-106より改変引用）

を促進させる機能が低下し始めることを意味する。静脈還流の観点からは心室コンプライアンスが高い，換言すれば図6に示した曲線が平坦なゾーン（図6-A）にとどまることが望ましい。

2）fluid responsivenessの評価が困難

　輸液管理にあたっては，輸液投与によって心拍出量が増加するかどうか，換言するなら心拍出量を増加させたい場合，輸液投与がどの程度有効かの判断が重要である。心拍出量増加のために輸液投与が有効である状態をfluid responsivenessがあるといい，逆に心拍出量増加のために輸液投与が有効でない状態をfluid responsivenessがない状態と考える。fluid responsivenessがある状態ではFS曲線の傾きが大きく（図5-A），一方，fluid responsivenessがない状態はFS曲線の傾きが小さいといってよい（図5-B）。このように血管内容量をx軸においた場合，fluid responsivenessの評価は比較的容易であるが，前述したように血管内容量とCVPの関係には直線性がないため，CVPの値からfluid responsivenessすなわちFS曲線上での位置を推定することは困難である。実際にOsmanら[33]は敗血症患者を対象として，fluid responsivenessの有無とCVPの関連を検討しており，

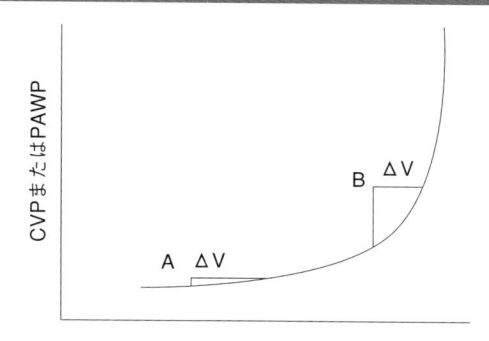

図6 心室のコンプライアンス曲線

拡張末期容量と圧情報（CVPあるいはPAWP）の関係を示した図で，曲線の傾きの逆数が心室のコンプライアンスに相当する．図5でみたfluid responsivenessのある領域Aでは心室コンプライアンスが高く，拡張末期容量の増加（ΔV）に対して圧の増加はわずかである．fluid responsivenessのない領域Bでは心室コンプライアンスが低下し，容量の増加に対して圧の増加が著しく，静脈還流の障害となりうる可能性がある．
（Grocott MP, Mythen MG, Gan TJ. Perioperative fluid management and clinical outcomes in adults. Anesth Analg 2005；100：1093-106より改変引用）

fluid responsivenessのあった症例群となかった症例群でのCVPがそれぞれ8±4mmHg，9±4mmHgであり，CVPによって両者を区別することは不可能であったと報告している．

d. 容量情報からの推定[34]

現時点で利用可能な容量情報には標識希釈法によって得られる循環血液量およびその関連パラメータ，経肺熱希釈法によって得られる胸腔内水分量（intrathoracic blood volume：ITBV），心臓拡張末期血液容量（global end-diastolic volume：GEDV），肺動脈カテーテルによって得られる右室拡張末期容積（right ventricular end-diastolic volume：RVEDV），心エコーによって得られる心室容量およびその関連パラメータなどがある．理論的には血管内圧による評価よりも的確な評価が可能なはずではあるが，それぞれ，間欠的測定にとどまる，特殊なカテーテル，測定装置を必要とする，臨床的な有用性が示されていない，などの点から一般的に用いられているとはいい難い．

2 新しい周術期輸液のガイド

前項で古典的な輸液のガイドがfluid optimizationに必ずしも適当ではないことを述べてきた．では，fluid optimizationのガイドとして用いるうえで有用なモニターはどのようなものであろうか？

a. 新しい周術期輸液に関するガイドの条件

1）1回心拍出量を低侵襲で測定できる

　積極的輸液方針を用いた研究のほとんどは経食道ドプラー法によって得られた1回心拍出量あるいは収縮期時相（FTc）を用いて膠質液の投与を行った結果，予後の改善を認めている。すなわち一般に用いられている循環系の指標である心拍数，血圧からでは判断できない低灌流状態を心拍出量モニターによって明らかにし，輸液による対応をすることの重要性が示唆される。またl/minで表される心拍出量より1回心拍出量またはその係数を目標にすることによって頻脈が放置されにくい点も利点と考えられる。

2）fluid responsivenessに関する指標が得られる

　fluid responsivenessの概念に関しては，すでにCVPを指標とした輸液計画の問題点の項で述べたので，ご参照いただきたい。

　積極的輸液計画の利点を示した研究では，経食道ドプラーの収縮期時相（FTc）の減少をもってfluid responsivenessの指標としていた。この他に用いられるfluid responsivenessの指標としては，輸液負荷による心拍出量の増加，下肢挙上（passive leg raise：PLR）による心拍出量の増加，収縮期圧の呼吸性変動（systolic pressure variation：SPV），脈圧の呼吸性変動（pulse pressure variation：PPV），1回心拍出量の呼吸性変動（stroke volume variation：SVV）などがある。これらのパラメータの中で最近SPV，PPV，SVVなどの呼吸性変動に関するパラメータが注目されている[35]。これらのパラメータの利点は，陽圧呼吸中という条件下でfluid responsivenessの有無を自動的，連続的に評価できる点である。

　fluid responsivenessの有無は，患者の心機能の状態がFSの関係式の傾きが大きい部分か，あるいは傾きが小さい部分のいずれにあるか，と同義であることはすでに述べたとおりである。この位置を確認する方法のうち，もっとも簡単なのは輸液負荷あるいは下肢挙上によって静脈還流を増加させ，左室の拡張末期容量が増加するのに応じてどの程度心拍出量が増加するかで評価する方法である。しかし，輸液負荷，下肢挙上のいずれも自動的，連続的な評価が不可能である点が欠点である。これに対して，陽圧呼吸中の患者では気道内圧変化に伴って生じる胸腔内圧の変化が静脈還流を周期的に変化させる結果，左室拡張末期容量も周期的な変化を示すことになる。この変化に対して生じる1回心拍出量の変化分が大きければFS曲線の傾きが大きい部分（図5-A）にいる，すなわちfluid responsivenessがある状態といえる。逆に胸腔内圧変化による左室拡張末期容量の変化に対して1回心拍出量の変化が小さい場合はFS曲線の傾きが小さい部分（図5-B）にいる，すなわちfluid responsivenessがない状態であり，輸液投与が有効ではないことが示唆される。胸腔内圧の変化が一定であり，不整脈がなければ，呼吸性変動をトレンドとして評価することが可能となる。

b. 具体的なモニター

1）肺動脈カテーテル

　輸液に用いるガイドとしての観点からは，肺動脈カテーテルの欠点は侵襲度が高く，合併症の頻度が高いこと，1回心拍出量が明示的でないこと，輸液のガイドが血管内圧情報である点，心拍出量の変化に対する反応時間が長く，fluid responsivenessの評価が困難である点である。逆に利点としては混合静脈血酸素飽和度モニターが可能であり，酸素受給バランスの評価が可能である点が挙げられる。これらの特徴から現時点での肺動脈カテーテルの適応は術前から心機能が低下している患者，ショック患者，大量のfluid shiftが予想される患者などに限定されるとする考え方が一般的である。

2）心エコー

　心エコー，特に経食道心エコーの非心臓手術における使用が注目されている。大きな利点は輸液に関する情報が容量として得られる点，診断機能がある点である。一方，心拍出量を連続的に測定するのは一般的でない点，装置が高価であり，連続モニターのために特定の患者で占有するのが困難な点などが挙げられる。

3）その他の低侵襲心拍出量モニター

　低侵襲心拍出量モニターとして利用可能な技術には，動脈圧波形解析，経食道ドプラー，CO_2再呼吸，胸郭バイオインピーダンスなどがある。これらの低侵襲心拍出量モニターでは酸素需給バランスの適否を評価することができない点に注意が必要である。酸素需給バランスを評価する方法として，全身レベルにおいては中心静脈酸素飽和度（$ScvO_2$）あるいは血中乳酸値，局所レベルでは胃粘膜内CO_2（$PrCO_2$），ICG血漿消失率（ICG-PDR），近赤外線スペクトロメトリー（near infrared spectrometry：NIRS）などが注目されている。なかでも$ScvO_2$は，RiversらのEGDTに組み込まれていることから注目が集まっているパラメータである。周術期の使用に関しても$ScvO_2$が低値を取った症例では術後合併症の頻度が増加し，その閾値は73％であると報告[36]されている。いずれにしても低侵襲心拍出量モニターを用いる場合，1回心拍出量の絶対値，fluid responsivenessの有無に加えて，酸素需給バランスの適否についても，なんらかの方法で評価することが有用であると考える。

おわりに

　拡大手術の輸液管理に関してはfluid optimizationという考え方が重要になってきた。特に術後嘔気・嘔吐の頻度，術後イレウス，消化管縫合不全といった消化器系への影響が無視できないようである。このoptimizationを実現するにあたって，教科書的な輸液処方あるいはCVP，尿量といった古典的なモニター項目を参照するのみでは困難であり，低侵襲な心拍出量モニターを使用し，1回心拍出量およびfluid responsivenessの有無を参照しつつ輸液管理を行うのが有用と思われる。特に膠質輸液剤の選択肢が限られているわ

が国の現状では，より客観的なデータに基づいた輸液管理を推奨したい。

■参考文献

1) Lobo DN, Macafee DA, Allison SP. How perioperative fluid balance influences postoperative outcomes. Best Pract Res Clin Anaesthesiol 2006 ; 20 : 439-55.
2) Mythen MG, Webb AR. Perioperative plasma volume expansion reduces the incidence of gut mucosal hypoperfusion during cardiac surgery. Arch Surg 1995 ; 130 : 423-9.
3) Polonen P, Ruokonen E, Hippelainen M, et al. A prospective, randomized study of goal-oriented hemodynamic therapy in cardiac surgical patients. Anesth Analg 2000 ; 90 : 1052-9.
4) Rivers E, Nguyen B, Havstad S, et al. Early goal-directed therapy in the treatment of severe sepsis and septic shock. N Engl J Med 2001 ; 345 : 1368-77.
5) Sinclair S, James S, Singer M. Intraoperative intravascular volume optimisation and length of hospital stay after repair of proximal femoral fracture : randomised controlled trial. BMJ 1997 ; 315 : 909-12.
6) Venn R, Steele A, Richardson P, et al. Randomized controlled trial to investigate influence of the fluid challenge on duration of hospital stay and perioperative morbidity in patients with hip fractures. Br J Anaesth 2002 ; 88 : 65-71.
7) Gan TJ, Soppitt A, Maroof M, et al. Goal-directed intraoperative fluid administration reduces length of hospital stay after major surgery. Anesthesiology 2002 ; 97 : 820-6.
8) Noblett SE, Snowden CP, Shenton BK, et al. Randomized clinical trial assessing the effect of Doppler-optimized fluid management on outcome after elective colorectal resection. Br J Surg 2006 ; 93 : 1069-76.
9) Mythen MG. Postoperative gastrointestinal tract dysfunction. Anesth Analg 2005 ; 100 : 196-204.
10) Holte K, Kristensen BB, Valentiner L, et al. Liberal versus restrictive fluid management in knee arthroplasty : a randomized, double-blind study. Anesth Analg 2007 ; 105 : 465-74.
11) Sander O, Welters ID, Foex P, et al. Impact of prolonged elevated heart rate on incidence of major cardiac events in critically ill patients with a high risk of cardiac complications. Crit Care Med 2005 ; 33 : 81-8.
12) Boyd O, Grounds RM, Bennett ED. A randomized clinical trial of the effect of deliberate perioperative increase of oxygen delivery on mortality in high-risk surgical patients. JAMA 1993 ; 270 : 2699-707.
13) Lee JH, Kim JT, Yoon SZ, et al. Evaluation of corrected flow time in oesophageal Doppler as a predictor of fluid responsiveness. Br J Anaesth 2007 ; 99 : 343-8.
14) Holte K, Sharrock NE, Kehlet H. Pathophysiology and clinical implications of perioperative fluid excess. Br J Anaesth 2002 ; 89 : 622-32.
15) Cotton BA, Guy JS, Morris JA Jr, et al. The cellular, metabolic, and systemic consequences of aggressive fluid resuscitation strategies. Shock 2006 ; 26 : 115-21.
16) Baudouin SV. Lung injury after thoracotomy. Br J Anaesth 2003 ; 91 : 132-42.
17) Tandon S, Batchelor A, Bullock R, et al. Peri-operative risk factors for acute lung injury after elective oesophagectomy. Br J Anaesth 2001 ; 86 : 633-8.
18) Shimada H, Ochiai T, Okazumi S, et al. Clinical benefits of steroid therapy on surgical stress in patients with esophageal cancer. Surgery 2000 ; 128 : 791-8.
19) Spahn DR, Chassot PG. CON : Fluid restriction for cardiac patients during major noncardiac surgery should be replaced by goal-directed intravascular fluid administration. Anesth Analg 2006 ; 102 : 344-6.
20) Johnston WE. PRO : Fluid restriction in cardiac patients for noncardiac surgery is beneficial.

Anesth Analg 2006 ; 102 : 340-3.
21) Khoo CK, Vickery CJ, Forsyth N, et al. A prospective randomized controlled trial of multimodal perioperative management protocol in patients undergoing elective colorectal resection for cancer. Ann Surg 2007 ; 245 : 867-72.
22) Lobo DN, Bostock KA, Neal KR, et al. Effect of salt and water balance on recovery of gastrointestinal function after elective colonic resection : a randomised controlled trial. Lancet 2002 ; 359 : 1812-8.
23) Brandstrup B, Tonnesen H, Beier-Holgersen R, et al. Effects of intravenous fluid restriction on postoperative complications : comparison of two perioperative fluid regimens : a randomized assessor-blinded multicenter trial. Ann Surg 2003 ; 238 : 641-8.
24) Nisanevich V, Felsenstein I, Almogy G, et al. Effect of intraoperative fluid management on outcome after intraabdominal surgery. Anesthesiology 2005 ; 103 : 25-32.
25) Joshi GP. Intraoperative fluid restriction improves outcome after major elective gastrointestinal surgery. Anesth Analg 2005 ; 101 : 601-5.
26) Bellamy MC. Wet, dry or something else? Br J Anaesth 2006 ; 97 : 755-7.
27) Verheij J, van Lingen A, Beishuizen A, et al. Cardiac response is greater for colloid than saline fluid loading after cardiac or vascular surgery. Intensive Care Med 2006 ; 32 : 1030-8.
28) Jacob M, Chappell D, Rehm M. Clinical update : perioperative fluid management. Lancet 2007 ; 369 : 1984-6.
29) Rehm M, Orth V, Kreimeier U, et al. Changes in intravascular volume during acute normovolemic hemodilution and intraoperative retransfusion in patients with radical hysterectomy. Anesthesiology 2000 ; 92 : 657-64.
30) Priano LL, Smith JD, Cohen JI, et al. Intravenous fluid administration and urine output during radical neck surgery. Head Neck 1993 ; 15 : 208-15.
31) Wheeler AP, Bernard GR, Thompson BT, et al. Pulmonary-artery versus central venous catheter to guide treatment of acute lung injury. N Engl J Med 2006 ; 354 : 2213-24.
32) Magder S. Central venous pressure : A useful but not so simple measurement. Crit Care Med 2006 ; 34 : 2224-7.
33) Osman D, Ridel C, Ray P, et al. Cardiac filling pressures are not appropriate to predict hemodynamic response to volume challenge. Crit Care Med 2007 ; 35 : 64-8.
34) Goepfert MS, Reuter DA, Akyol D, et al. Goal-directed fluid management reduces vasopressor and catecholamine use in cardiac surgery patients. Intensive Care Med 2007 ; 33 : 96-103.
35) Michard F. Changes in arterial pressure during mechanical ventilation. Anesthesiology 2005 ; 103 : 419-28.
36) Collaborative study group on perioperative ScvO$_2$ monitoring : Multicentre study on peri- and postoperative central venous oxygen saturation in high-risk surgical patients. Crit Care 2006 ; 10 : R158.

〈小竹　良文〉

臨床編

5 産科麻酔と輸液

はじめに

　これまで，区域麻酔下に行われる帝王切開では，血圧低下を予防するため大量の輸液投与が推奨されてきた。妊婦の大部分は健康なため，大量の輸液負荷に耐えることができるが，β刺激薬の投与症例や妊娠性高血圧症のように輸液管理に注意を要する病態がある。本章では，産科麻酔における輸液の問題点だけでなく，代謝・電解質管理についても言及する。

妊娠に伴う体液の生理学的変化と出血

　妊婦では，妊娠経過とともに血液量は徐々に増加し，妊娠末期には非妊娠時の30～50％増となる。この血液量の増加は赤血球より血漿成分の増加が主であるため，妊娠末期のヘモグロビン（hemoglobin：Hb）値は10～11g/dl前後，ヘマトクリット（hematocrit：Ht）値は30～35％にまで低下する。血漿量の増加による血液希釈は，胎盤の微小血管の血栓や梗塞を予防する点でも重要であるが，出血に対する抵抗力としても重要であり，妊婦では短時間に1～2lに及ぶ出血があって血圧低下を来しにくい。したがって，出血による血圧低下症例では少なくとも2l以上の出血があったと考えてよい。
　産褥期の1l未満の出血は全妊娠の10％，1l以上の出血は全妊娠の1％に発生する。産褥期出血の原因は，胎盤娩出後の子宮収縮不良により発生する弛緩出血，分娩時外傷，子宮内反症などである。経腟分娩での出血量は羊水（500～1,000ml），子宮・腟内の凝血塊，床への血液の飛散により正確なカウントは困難であり，過小評価されることが多い。また，院外発症例では搬送中の出血量も無視できない。このような症例において，止血困難により緊急手術となった場合，申し送りでの出血量はあくまでも参考値であり，血圧・心拍数，四肢の冷感などの所見や血液データから正確な出血量を推定する必要がある。この際，以下の点に留意する必要がある。
　（1）出血によるHb・Ht値の低下は，しばしば血液量の低下と誤解されるが，実際は間質部から血管内への水移動による血液量の回復過程（血漿量の増加による血液希釈）を示している。この水移動は出血直後より始まるが，比較的緩徐な反応であるため，短

時間の大量出血の直後に得たHb・Ht値は出血前値よりやや低い程度で出血量を全く反映しない。

（2）一方，妊娠末期のHb値は10～11g/dl前後，Ht値は30～35％にまで低下している。出血だけでなく輸液の血液希釈効果によって，さらにHb・Ht値は低下する。

経腟分娩後の出血では輸血準備が間に合わないことが多く，多くの症例で大量輸液が行われている。出血性ショックでは輸血が最善の治療法である。輸液にこだわると，過剰な水分負荷により肺水腫を引き起こすだけでなくショック状態から離脱できない。輸血準備は，ショックを離脱するために必要な輸血量＋術中出血に対する輸血必要量から算出する。術前に輸血されていない症例や大量の出血が持続する症例では，輸血の必要量を多く見積もる必要がある。また，播種性血管内凝固（disseminated intravascular coagulation：DIC）や凝固障害の疑いがあれば，凍結血漿や血小板の準備も必要である。

妊婦での輸液負荷の注意点

妊婦への薬剤投与では，母体だけでなく児への影響を考慮に入れる必要がある。これは輸液でも例外ではない。産科麻酔の大半は帝王切開であるが，特に注意を要するのは児娩出までの糖負荷である。一般に児娩出前に母体に過剰な糖負荷を行うと，母体の高血糖に起因する胎児の高血糖を招く。その結果，胎児でのインスリン分泌が高まり，児娩出後の新生児低血糖が誘発される[1]。よって帝王切開では，児娩出前の一定の期間は正常な母体血糖値レベルを維持することが望ましく，児娩出前の正常妊婦への糖の負荷量は5g/hrを超えないことが推奨されている[1]。したがって，帝王切開の術前維持輸液において約4％の糖を含む3号輸液を投与する場合，投与速度は100ml/hr程度とする。区域麻酔30～60分前に急速輸液をするのであれば，糖を含まないリンゲル液や膠質液を投与する。もし，1％ブドウ糖加酢酸リンゲル液（フィジオ140®）や1％の糖を含むヒドロキシエチルデンプン（hydroxyethylated starch：HES）製剤（ヘスパンダー®）を術直前に投与するのであれば，投与量は500ml/hrに制限される。リンゲル液に含まれる，乳酸，酢酸の母体・児に及ぼす影響に違いはなく，安全に投与できる。

1％ブドウ糖加酢酸リンゲル液に含まれるマグネシウムに関しての妊婦・胎児に及ぼす影響に関する報告はないが，一般症例での同剤投与による血中マグネシウム濃度の上昇は軽微であるので，胎児移行についても問題はないと考えられる。

帝王切開での輸液

1 区域麻酔での血圧低下防止

1968年にWollmanとMarx[2]が区域麻酔後の血圧低下防止法として乳酸リンゲル液の大

量投与を提唱して以来，晶質液の大量投与方法は，産科麻酔の常識と見なされてきた。この常識を覆す契機となったのが，Routら[3]の報告である。この研究では，140症例において，術前15〜20分間に20ml/kgの乳酸リンゲル液を大量投与しても，区域麻酔後の血圧低下の頻度は非負荷群とほとんど変わらないことを示した。帝王切開前の輸液負荷については，他の分野と同様に，長年の間，晶質液と膠質液の優劣に関する論争が繰り広げられてきたが，どちらが有用であるのかを決定的に示す報告はなかった。その理由は，これまでの大多数の研究が，区域麻酔後の血圧変化や昇圧薬の使用頻度などの間接的な指標を用いて輸液効果を評価したにすぎず，晶質液や膠質液の直接的な輸液効果のメカニズムに迫った研究がなかったことにある。1999年，Ueyamaら[4]はインドシアニングリーン色素希釈法による輸液負荷前後の母体血液量，心拍出量測定の結果から，晶質液である乳酸リンゲル液の血液量増量効果は，投与量の約30％にすぎず，心拍出量もほとんど増加しないことを示した。これに対し，膠質液である低分子量HES製剤（サリンヘス®）の血液量増量効果は，投与量とほぼ同量であり，1lのHES製剤の術直前投与は，血液量を約20％，心拍出量を約40％増加させることを示した。そして，この前負荷・心拍出量増量効果が区域麻酔後の血圧低下防止につながると報告した。その後の膠質液と晶質液の比較に関するメタアナリシスに基づく報告[5]においても膠質液の優位性が認められているが，膠質液の大量投与によっても帝王切開での血圧低下の頻度はゼロとはならないことが示されている。筆者の経験からも，1l以上の膠質液を脊髄くも膜下麻酔前に投与しても，麻酔レベルがT3-4より上位に達すると血圧低下がしばしば発生する。帝王切開においては，麻酔高だけでなく，妊娠子宮の下大静脈の圧迫なども血圧低下の大きな原因であり，膠質液輸液による前負荷の増加だけでは完全に血圧低下を防止することは困難である。一方，晶質液の効果が疑問視されてから，安価な昇圧薬だけで区域麻酔後の血圧防止を図る研究[6]がなされたが，輸液負荷なしに区域麻酔後の血圧低下防止を行うためには，40mgを超えるエフェドリンが必要であり，しかも，このような多量のエフェドリン投与は，臍帯血アシドーシスをもたらすと報告[6]されている。

　区域麻酔後の血圧低下は，前負荷の急激な低下による心拍出量の低下が主因と考えられる。血圧低下防止のために多量の昇圧薬を投与することは，このように胎児・胎盤血流を低下させる可能性があるので，昇圧薬の必要量を減少させるためにも，輸液による前負荷増量は必要であると考える。よって，血圧低下を防止するためには，0.5〜1.0lの膠質液あるいは晶質液投与によって前負荷を増したうえで，最小限のエフェドリンやフェニレフリンなどの昇圧薬を組み合わせることが望ましい。

2 全身麻酔での輸液

　全身麻酔下の帝王切開では，術前の大量輸液は不要である。典型的な帝王切開での術中出血量は500〜1,000mlである。揮発性麻酔薬は，子宮収縮抑制作用を持つため，区域麻酔より多少出血量が増すが，妊婦では血液量が非妊娠時より30〜50％増えているため，ほとんどの症例で輸血は不要である。

特殊な病態での輸液管理

1 糖尿病

　妊娠中の糖尿病の頻度は3〜5%と多い。妊娠中に増加するプロゲステロン，胎盤ラクトゲンなどの抗インスリン作用により，妊娠前からの糖尿病は悪化し，非糖尿病症例でも妊娠性糖尿病を発症することがある。糖尿病は母体だけでなく児にも影響を及ぼす。すなわち，母体のケトアシドーシスや糖尿病性腎症が悪化するだけでなく，巨大児のリスクを増し，分娩障害・帝王切開率の増加を招く。妊娠中，胎児は胎盤を介して母体から糖をエネルギー源として獲得し発育する。胎児の糖の必要量は妊娠後期に急速に発育する過程で大きく増加する。そのため，妊娠後期では特に糖代謝が亢進し，インスリンの必要量が増加する。妊婦の血糖管理において，経口糖尿病薬は胎児への安全性が確立していないことから，治療法は食餌療法とインスリン投与に限られる。糖尿病合併症例での帝王切開の術前管理では，血糖管理を目的とした輸液が重要となる。管理のポイントは以下の点にある。

　(1) 妊婦の糖尿病では胎児へのグルコース供給のため，空腹時血糖が低くなる傾向にあり，インスリンの過量投与による低血糖に注意する。

　(2) 母体の高血糖は児の血糖値の上昇に伴う高インスリン血症により，分娩後の児の低血糖発作を引き起こすため，糖の過量投与にも注意する

　(3) 児娩出後，母体のインスリン必要量は急激に低下し，妊娠中の1/2〜1/3にまで減少する。したがって児娩出前のインスリン投与量は少なめにし，娩出後の糖負荷量を増やすことにより母体の低血糖を予防する必要がある。

　糖は胎盤を容易に通過するため，母体の血糖値は70〜120 mg/dlを目標に管理する。一方，母体に投与したインスリンはほとんど胎盤を通過しないため，児の低血糖の原因とはならない。以上の点から，術中・術後は血糖値，尿ケトン体を定期的にチェックする必要がある。なお，早産の予防目的で投与されるβ刺激薬や，胎児の肺成熟を促す目的で投与されるステロイドは，血糖値を上昇させる。したがって，糖尿病合併症例でこれらの薬剤を投与する場合は，血糖値の上昇をあらかじめ考慮したうえで糖，インスリンの投与量を調節する必要がある。

2 早産患者

　産科麻酔の領域で輸液管理に注意を要するのは，早産の防止目的でβ刺激薬であるリトドリン（ウテメリン®）を投与されている患者である。これらの薬剤は子宮収縮抑制作用を有し，経口あるいは静脈内投与される。妊婦でのβ刺激薬投与では，初期の報告では，5%の症例で肺水腫の発生が報告[7]されている。この肺水腫は通常，投与開始後24〜48時間後に発生する。肺水腫の危険因子として，多胎妊娠，大量輸液，貧血，長期の投

与，マグネシウムとの併用療法が挙げられる．肺水腫発生の機序は不明であるが，肺血管の透過性亢進，顕在化していない絨毛膜羊膜炎などの感染症も関与していると考えられている．β刺激薬投与中の妊婦で帝王切開が行われた症例においても肺水腫が報告されている．したがって，β刺激薬投与症例での周術期の晶質液，膠質液大量投与は避けるべきである．リトドリンの半減期は2～3時間であるので，投与中止数時間後の患者においても大量輸液は避けるべきである．

妊娠高血圧症での輸液管理

妊娠高血圧症（妊娠中毒症）患者の管理について麻酔科医が関与するのは，帝王切開とその周術期の管理である．以前は欧米諸国においても，妊娠高血圧症の症例では全身麻酔を選択することが多かったが，最近では，区域麻酔の比率が増加しており，区域麻酔前・術中の輸液が問題となっている．

妊娠高血圧症の最大の治療法は，妊娠の終結であり，大多数の患者で分娩後少なくとも数日以内に症状は軽快する．妊娠高血圧症患者では胎児発育遅延が多く合併するので，以前は胎児の発育を図る目的で長期間内科的な治療を続けた後に分娩が行われる傾向にあった．しかし，最近では未熟児管理の向上により，数日間の安静によって母体の血圧低下が見られなければ，積極的に児の娩出に踏み切る施設が増えてきている．このような治療方針をとると，分娩前後に重症化し，集中治療を要する症例はほとんどなくなる．しかし，長期間にわたって内科的治療が続けられたり，重症化するまで気づかれなかった症例では治療に難渋する．そして，このような症例では分娩後も高血圧，乏尿が持続し，時として肺水腫を合併するケースもあり，輸液管理法が重要となる．

妊娠高血圧症に合併する肺水腫発生の機序は，動脈系の血管攣縮による末梢血管抵抗の増加，心拍出量の増加，腎機能低下による尿量減少，血中アルブミン低下による膠質浸透圧の低下と毛細血管の透過性亢進などが考えられている．妊娠高血圧症での肺水腫の合併は数％に見られ[8]，予後に大きい影響を及ぼす点で重要である．

1 妊娠高血圧症の血行動態と血液量

a. 分娩前

妊娠高血圧症の管理を行ううえで重要であるのが，血行動態の理解である．平均血圧は以下のように表される．

平均血圧＝心拍出量×末梢血管抵抗÷80

従来，妊娠高血圧症では，末梢血管抵抗の増加により血圧上昇と臓器血流の低下が起こると理解されてきた．しかし，最近の研究から，心拍出量の増加が血圧上昇の原因と考えられる症例も多く含まれることが明らかになっている[9]．

実際，未治療で未分娩の患者に限定した45名の患者で肺動脈カテーテルを用いた血行動態に関する研究では，以下の3つのサブセットが存在すると報告[10]されている（図1，

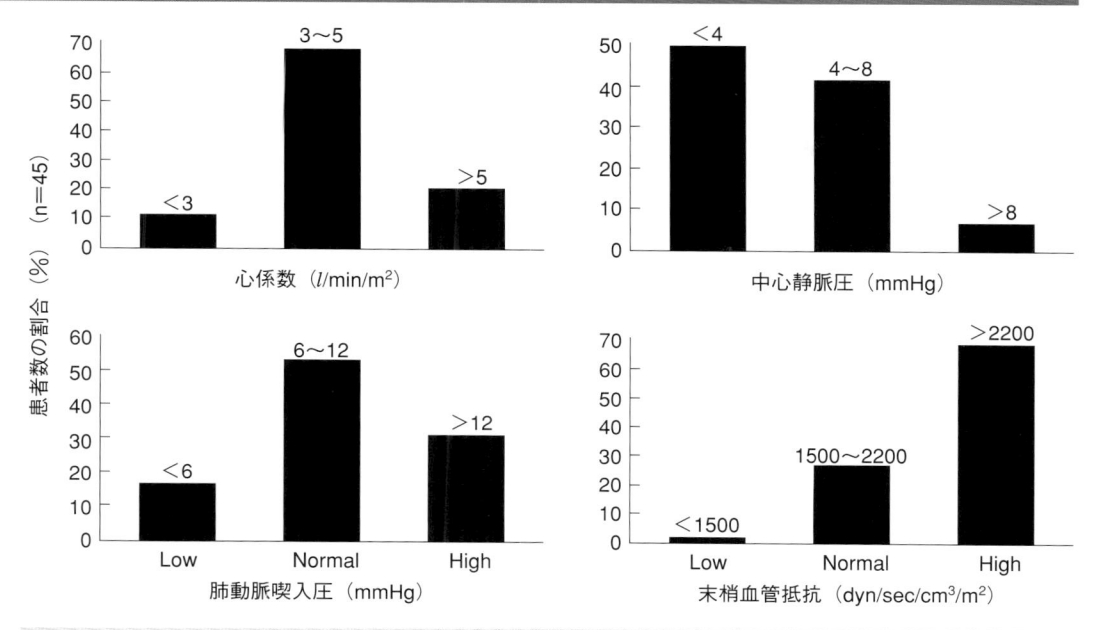

図1 未治療の重症子癇前症患者における血行動態

重症症例でも血行動態はさまざまであり，すべての症例で末梢血管抵抗が増加しているのではないことが分かる。

（Cotton DB, Lee W, Huhta JC, et al. Hemodynamic profile of severe pregnancy-induced hypertension. Am J Obstet Gynecol 1988；158：523-9より引用）

図2）。
（1）心拍出量が増加し，末梢血管抵抗が正常あるいは増加。
（2）心拍出量は正常であるが，末梢血管抵抗が増加。
（3）著明に末梢血管抵抗が増加し，左心機能が低下。

このように，妊娠高血圧症患者ではさまざまな血行動態を示す。この血行動態の違いは，病期によるものであり，心拍出量の増加したhyperdynamicな状態に引き続き，末梢血管抵抗の増加を主とする病態に移行するとの考えがある[11]。

血液量については，報告によって異なるが，低下しているとの報告[12]がある一方で，重症度が中等度の患者においても正常妊婦と差がないとの報告[13]もある。しかし，一般的には，軽症例での血液量低下は認められないか，あるいは低下していても軽度であり，重症度が増すにつれ，血液量が減少するという考えが支持されている[14]。事実，妊娠高血圧症が重症化する過程でHb値の上昇がしばしば見られることから，筆者は，初期の末梢血管抵抗や血液量は正常であるが心拍出量の増加した状態が，病態の重症化によって末梢血管抵抗が高まるにつれ，血漿成分が減少し，その結果として血液量の低下（血液濃縮）を招くのではないか，と想像している。これまで妊娠高血圧症は，末梢血管抵抗が増加し血液量の減少した状態と単純に考えられてきた。しかし，最近では，このように，病状の進行によってさまざまな病態を示す疾患であると考えられるようになっている。このように分娩前の患者の循環動態は，末梢循環，Hb値などから総合的に判断し，術中・術後の輸液の必要量は，1日の水分バランスと体重の増減を参考にする。

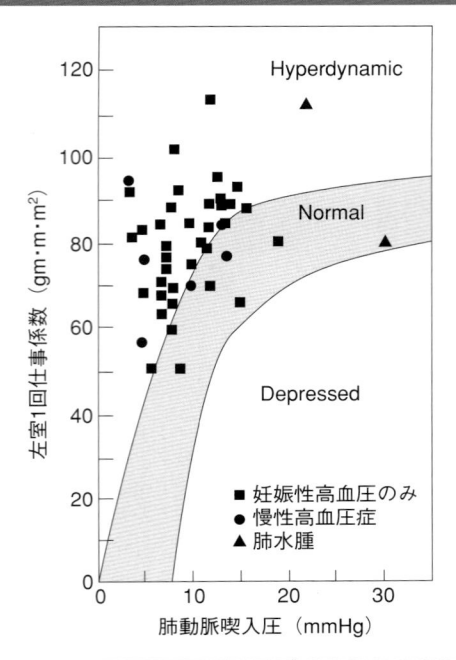

図2 未治療の重症子癇前症45症例における左室機能曲線
重症子癇前症の症例においても大部分は hyperdynamic であることが分かる。
(Cotton DB, Lee W, Huhta JC, et al. Hemodynamic profile of severe pregnancy-induced hypertension. Am J Obstet Gynecol 1988；158：523-9より引用)

b. 分娩後

　一般に，妊娠中の生理学的な変化は，分娩後，数週間の間に非妊時の状態に正常化する。妊娠高血圧症においても，分娩によって病因である胎児胎盤循環が取り除かれると，体液バランスが改善し，妊娠中に浮腫として皮膚や内臓の間質部に貯留した水が，血管内に流入し，尿として排泄される。分娩前後の妊娠高血圧症患者において，心機能が保たれた症例においても分娩48～72時間後に肺動脈楔入圧が高値になる症例が報告されている。妊娠高血圧症の肺水腫の30％は分娩前に，70％は分娩後に発生し，分娩後の肺水腫の大多数は過剰な輸液に起因すると報告[8]されている。わが国では，妊婦は比較的厳重に管理されているため，分娩前の肺水腫はまれであり，大多数の肺水腫は分娩後に発生する。分娩後に肺水腫が多発する理由は，分娩前後の体液バランスの変化と分娩前の過剰な輸液負荷の相乗効果によると思われる。
　妊娠高血圧症における分娩後の輸液管理の目標は，極論すれば，肺水腫を未然に防ぎつつ，乏尿状態を脱することにある。したがって，分娩後の肺水腫を防ぐためには，過剰輸液を避けて，分娩後の水分移動期に尿量を得ることがポイントとなる。
　血行動態の把握は，循環・輸液管理には必須であり，これまで妊娠高血圧症の輸液管理では中心静脈圧，重症症例では肺動脈カテーテルによる血行動態の測定が推奨されてきた。しかしながら，モニタリングによって得た血行動態データを正常化する治療が必

ずしも正しいとはかぎらない。実際，妊娠高血圧症患者において中心静脈圧を正常値に増すためには大量の膠質液と晶質液の負荷が必要であり，この中心静脈圧を正常化するための大量輸液は肺水腫の危険性を高めることが指摘されている[15]。

より詳細なデータを得るためには侵襲的な肺動脈カテーテルの挿入が必要であるが，産科患者では実際的ではなく，また，肺動脈カテーテルによるモニタリングが予後を改善するとの根拠は示されていない。米国では妊婦における肺動脈カテーテルの適応は，敗血症，心不全，大量出血例などに限ることが勧告されている[16]。

2 管理の目安と管理法

a. 管理の目安

1）身体所見

妊娠中は末梢循環が良好に保たれるため，一般的に四肢は温かい。妊娠高血圧症においても四肢が温かければ，末梢血管抵抗はさほど高くないと想像できる。逆に四肢が常に冷たい場合は，末梢血管抵抗が高く，重症症例であると考える。浮腫の程度は，間質部の水分貯留量の目安となるが，あくまでも見た目であり，客観的な指標とはいえない。妊娠経過中の体重変化がもっとも信頼できるデータである。

2）検査所見

一般的に出血のない状態でのHb値の変化は，血漿量の変化を意味している。妊娠経過中，Hb値が増加する場合は血漿量の低下による血液濃縮が起こっていると考えてよい。正常妊娠では生理的な血漿量増加によりHb値は10〜11g/dl以下に低下するので，Hbの絶対値で12g/dlを超える場合は，明らかな異常である。この現象は前述したように，未分娩の状態で妊娠高血圧症が重症化していく過程でしばしば見られる。逆に，出血がない状態でのHb値の低下は，アルブミン製剤などの膠質液投与による血液希釈の結果として見られる。

b. 帝王切開の輸液管理

妊娠性高血圧症において区域麻酔下に帝王切開を行う場合，血液量と血圧変動に関連があるのかどうかは不明である。実際，血圧変動が大きい症例もあれば，小さい症例も経験する。筆者は，最小限の水分負荷量で前負荷増量効果が期待できる膠質液，具体的にはHES製剤0.5lを投与している。区域麻酔後の血圧低下にはエフェドリンあるいはメトキサミン，フェニレフリンで対処し，術中の尿量が得られなくても，晶質液の負荷量は必要最小限（1.0l程度）にとどめる。全身麻酔においても術中の輸液負荷量は区域麻酔と同様に1l程度を投与している。

c. 術後の輸液管理

術後においても水分負荷は晶質液1ml/kg/hrと最小限とし，輸液バランスを厳密に記録する。

分娩後は，妊娠高血圧症の原因である胎盤と胎児が取り除かれるので，多くの場合，水分負荷を行わなくても術後24〜48時間以内に良好な利尿が得られる。1日1回の体重測定は，水バランスを推測するうえで重要である。この時期に良好な尿量が得られなければ，筆者は腎血流量の増加による利尿作用と降圧作用を期待して，カルシウム拮抗薬（ニカルジピン）の投与を行う。これによっても利尿が得られなければ，中心静脈カテーテルを挿入し，過量投与に注意しつつ晶質液あるいは膠質液投与を行う。膠質液，特にアルブミン製剤は妊娠高血圧症の治療において，わが国ではしばしば用いられるが，血管透過性の亢進した状態での膠質浸透圧増加作用は疑問視されるので，筆者は意味がない治療であると考えている。

まとめ

妊娠による生理的変化により，妊婦と非妊婦ではこどもと成人以上の相違点が生まれる。これに加え，妊娠性高血圧症のような特有の病態が話をよけいに複雑なものにしている。産科麻酔の輸液に関しては，大部分が基本的な知識と数症例の経験があれば，容易に実行可能である。しかし，妊娠性高血圧症，特に重篤な子癇やHELLP症候群の管理は知識とともに経験が必要な分野である。今後，わが国においても産科麻酔が確立し，このような症例に関しても研修が可能な施設の充実が求められる。

■参考文献

1) Kenepp NB, Kumar S, Shelley WC, et al. Fetal and neonatal hazards of maternal hydration with 5% dextrose before caesarean section. Lancet 1982；8282：1150-2.
2) Wollman SB, Marx GF. Acute hydration for prevention of hypotension of spinal anesthesia in parturients. Anesthesiology 1968；29：374-80.
3) Rout CC, Rocke DA, Levin J, et al. A reevaluation of the role of crystalloid preload in the prevention of hypotension associated with spinal anesthesia for elective cesarean section. Anesthesiology 1993；79：262-9.
4) Ueyama H, He YL, Tanigami H, et al. Effects of crystalloid and colloid preload on blood volume in the parturient undergoing spinal anesthesia for elective Cesarean section. Anesthesiology 1999；91：1571-6.
5) Morgan PJ, Halpern SH, Tarshis J. The effects of an increase of central blood volume before spinal anesthesia for cesarean delivery：a qualitative systematic review. Anesth Analg 2001；92：997-1005.
6) Lee A, Ngan Kee WD, Gin T. A quantitative, systematic review of randomized controlled trials of ephedrine versus phenylephrine for the management of hypotension during spinal anesthesia for cesarean delivery. Anesth Analg 2002；94：920-6.
7) Katz M, Robertson PA, Creasy RK. Cardiovascular complications associated with terbutaline treatment for preterm labor. Am J Obstet Gynecol 1981；139：605-8.

8) Sibai BM, Mabie BC, Harvey CJ, et al. Pulmonary edema in severe preeclampsia-eclampsia：analysis of thirty-seven consecutive cases. Am J Obstet Gynecol 1987；156：1174-9.
9) Easterling TR, Benedetti TJ, Schmucker BC, et al. Maternal hemodynamics in normal and preeclamptic pregnancies：a longitudinal study. Obstet Gynecol 1990；76：1061-9.
10) Cotton DB, Lee W, Huhta JC, et al. Hemodynamic profile of severe pregnancy-induced hypertension. Am J Obstet Gynecol 1988；158：523-9.
11) Easterling TR. The maternal hemodynamics of preeclampsia. Clin Obstet Gynecol 1992；35：375-86.
12) Chesley LC, Lindheimer MD. Renal hemodynamics and intravascular volume in normal and hypertensive pregnancy. In：Rubin PC, editor. Handbook of hypertension：Hypertension in pregnancy. Vol 10. Amsterdam：Elsevier；1988. p.38-65.
13) Sibai BM, Mabie WC. Hemodynamics of preeclampsia. Clin Perinatol 1991；18：727-47.
14) Mushambi MC, Halligan W, Williamson K. Recent developments in the pathophysiology and management of pre-eclampsia. Br J Anaesth 1996；76：133-48.
15) Joyce TH, Debnath KS, Baker EA. Pre-eclampsia：relationship of CVP and epidural anesthesia. Anesthesiology 1979；51：S297.
16) American college of obstetricians and gynecolologists. Invasive hemodynamic monitoring in obstetrics and gynecology. Int J Gynaecol Obstet 1993；42：199-205.

〔上山　博史〕

臨床編

6 脳神経外科手術と輸液

はじめに

　開腹手術でリンゲル液を大量輸液すると全身に浮腫が出現するが，脳が腫れて困ることはまずない。脳神経外科手術の輸液を考えるときは脳血管の特殊性を考慮しなければならない。

　水はスターリングの力に従い血管内と組織間を移動する（図1）。脳血管以外の血管に生理食塩液を輸液するとNaイオンやClイオンの3/4は内皮細胞の間隙を通過し血管外に分布する。その浸透圧により水も3/4が血管外に移動する（図2）。

　一方，脳には血液脳関門が存在する。血液脳関門は内皮細胞の外側にありNaイオンを通さない（図2）。そのため脳ではNaイオンやClイオンが血管内にとどまる。つまり浸透圧を発生しているNaイオンやClイオンが血管外へ出て行かないので，リンゲル液を大量輸液しても脳が腫れないのである。

　脳血管はアストロサイトのフットプロセスで取り巻かれており，血液脳関門とフットプロセスがセットになって物質や水の移動をコントロールしている[1]。特にフットプロセスにはアクアポリン4が多く存在し水の移動に関与している。脈絡叢だけでなく血液脳関門を通過した水も脳脊髄液の重要な供給源になっていると考えられている。アクアポリ

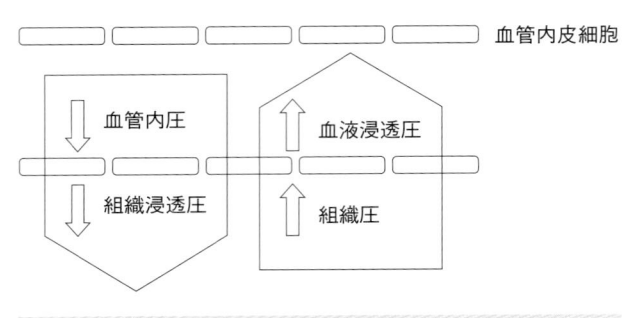

図1

水を血管外へ移動させる力は血管内圧と組織浸透圧である。また，水を血管内へ移動させる力は血液浸透圧と組織圧である。通常の状態では細動脈では血管内圧が高いので血管内から組織へ水が移動し，細静脈では血管内圧が低いので組織から血管内へ水が移動する。

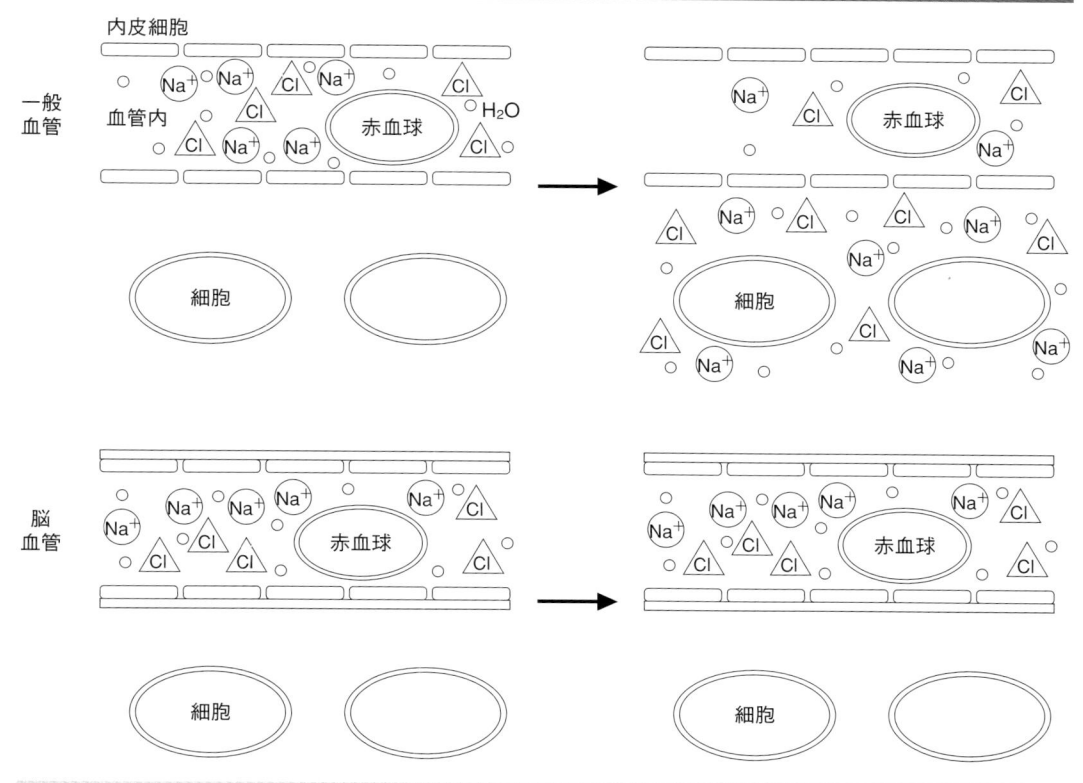

図2

　一般血管：生理食塩液を静脈内投与した直後は，NaイオンやClイオンが血管内に存在し，水も血管内にとどまる。しかし，しばらくするとNaイオンやClイオンは血管内外の細胞外液に分布する（細胞膜は荷電しているので，NaイオンやClイオンはチャネルが開かないかぎり細胞内液には拡散しない）。1 mOsmの浸透圧はおよそ20 mmHgの強力な力を発揮するので，水の約3/4はNaイオンやClイオンとともに血管外に移動する。

　脳血管：脳血管は内皮細胞の外側に血液脳関門を有する。血液脳関門はNaイオンやClイオンを通過させないので水も血管外へ移動しない。

ンは外傷後やグリオーマなどの脳腫瘍で多く発現しており，生理学的意義だけでなく脳浮腫に及ぼす病態生理学的意義も検討されている[2]。

なぜブドウ糖液を大量輸液してはいけないか？

　脳血管以外の血管に5％糖液を輸液すると糖分子の約7/8（約13％）は内皮細胞の間隙を通過し血管外に分布する。その浸透圧により水も7/8が血管外に移動する（図3）。

　血液脳関門には糖輸送担体（glucose transporter：GLUT）が存在し促通拡散によりブドウ糖を通過させる。神経細胞にもGLUTが存在し，促通拡散によりブドウ糖を細胞内へ取り込んでいる。したがって晶質液のときと異なりブドウ糖分子は血液脳関門の影響を受けない。このためブドウ糖液を大量輸注した場合，脳も他の組織と同様にブドウ糖液の大半が組織間液や細胞内に移行し脳腫脹を来すのである。

図3

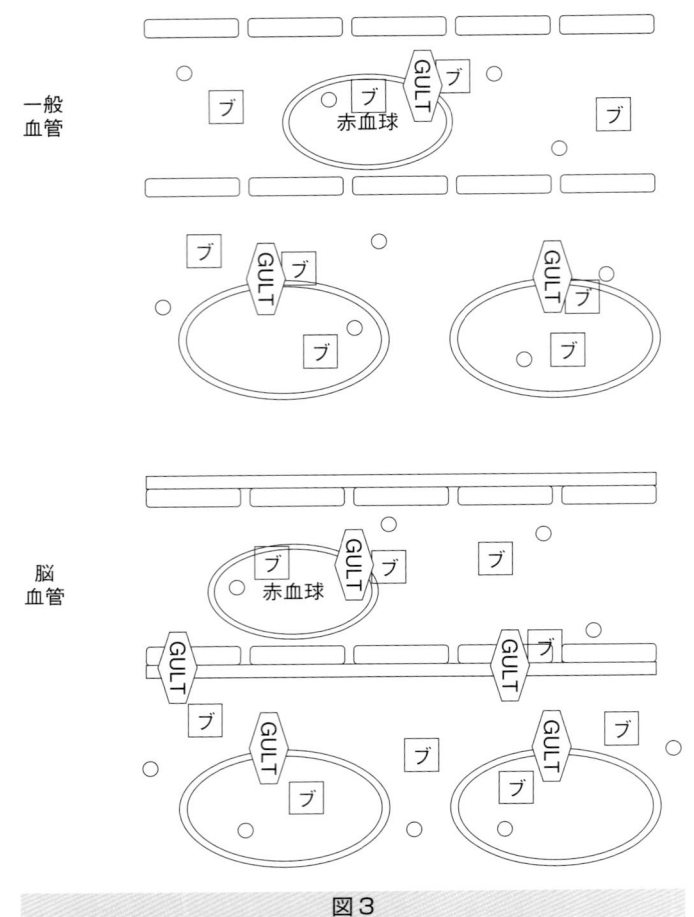

　一般血管：赤血球膜上や細胞膜上には糖輸送担体（glucose transporter：GLUT）が存在する。ブドウ糖分子はGLUTに結合し，濃度勾配により赤血球内や細胞内へ取り込まれ（促通拡散），細胞外液と細胞内液に拡散していく。ブドウ糖分子の浸透圧により水分子も細胞外液と細胞内液へ拡散する。水の約7/8はブドウ糖分子とともに血管外に移動する。

　脳血管：血液脳関門にGLUTが存在し糖分子を通過させるので，水も脳内に移動する。

総　　論

1 手術中の脳浮腫について

　脳は硬い骨に囲まれた空間（fixed compartment）に存在する。頭蓋内容積は1,400ml[3]で脳実質が85％，脳脊髄液が10％，そして血液が5％を占めている。腫瘍や浮腫により

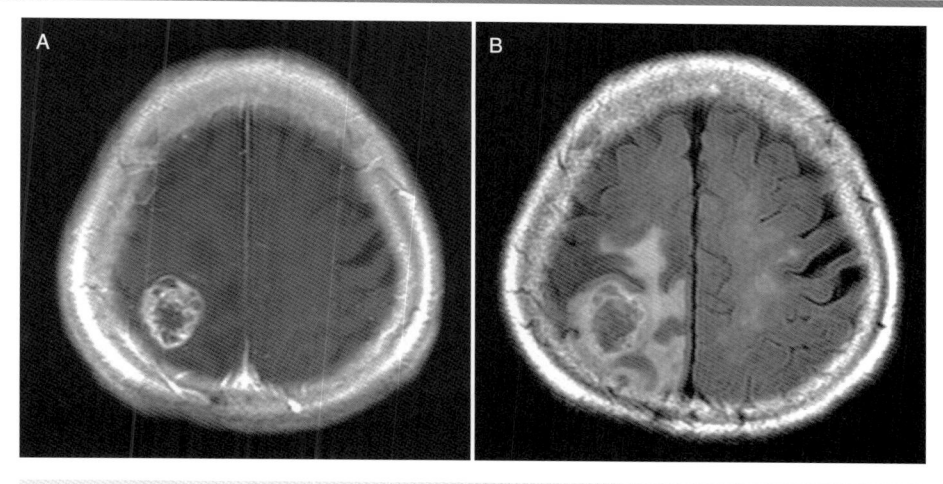

図4

Aはガドリニウムで造影したT1強調画像である。腫瘍の中心には血流がなく中心部壊死を起こしていることが分かる。

BはFLAIR画像（fluid attenuated inversion recovery，T2強調画像から水を差し引いた画像）である。腫瘍の周りに浮腫領域（vasogenic edema）が広がっていることが分かる。

　頭蓋内容物が増加すると，脳脊髄液が減少して頭蓋内圧の上昇を抑制するが，脳脊髄液の体積以上に浮腫や腫瘍が増大すると，頭蓋内圧は急激に上昇する。

　脳圧をコントロールするには，頭蓋内容物（脳実質，血液，脳脊髄液）の体積を減少させる必要がある。脳実質の体積は，浸透圧利尿薬を用いることにより脳実質から血管内に水を移動させ減少させることができる。脳脊髄液は脳室や脊髄ドレーンから排液したり，術者が術野から吸引で排出したりして減少させることが可能である。頭蓋内血液についてはヘッドアップポジションにより静脈内血液量を減少させることが可能である（ヘッドアップしすぎると空気塞栓の危険性が増すので注意）。また，プロポフォールやバルビツレートによる脳代謝の抑制や過換気により，脳血流量を減少させることも可能である。

　脳外科手術を受ける患者はMRIを撮影されていることが多い。MRIには大きく分けてT1強調画像，T2強調画像，拡散強調画像の3種類の撮影法が存在する。T1強調画像では脂肪が高信号，水が低信号となるため，頭部では脂肪変性や腫瘍などの解剖学的観察に適している。T2強調画像では水が高信号となるため，血管から組織間液への水の移動，つまり血管原性浮腫をとらえることができる（図4）。特に腫瘍では血液脳関門が消失していることが多く，T2強調画像で腫瘍周囲に高信号領域が認められる。このような場合は輸液負荷により脳浮腫を起こしやすい。出血に対し血管内ボリュームを補うときは早めに輸血を考慮すべきである。これに対し拡散強調画像は細胞毒性浮腫を画像化する撮影法である（図5）。脳梗塞を発症した場合，数分後には拡散強調画像で梗塞域を明瞭に描出することが可能である。脳梗塞のコアではエネルギー障害により神経細胞が脱分極しナトリウムとともに水分子が細胞内に流入する。細胞内は細胞内器官により水分子のブラウン運動が制限されるため，水分子の拡散能が低下する。拡散強調画像はこの水分子の拡散能の低下を画像化している（拡散能が低いと高信号）。脳梗塞発症急性期にX線

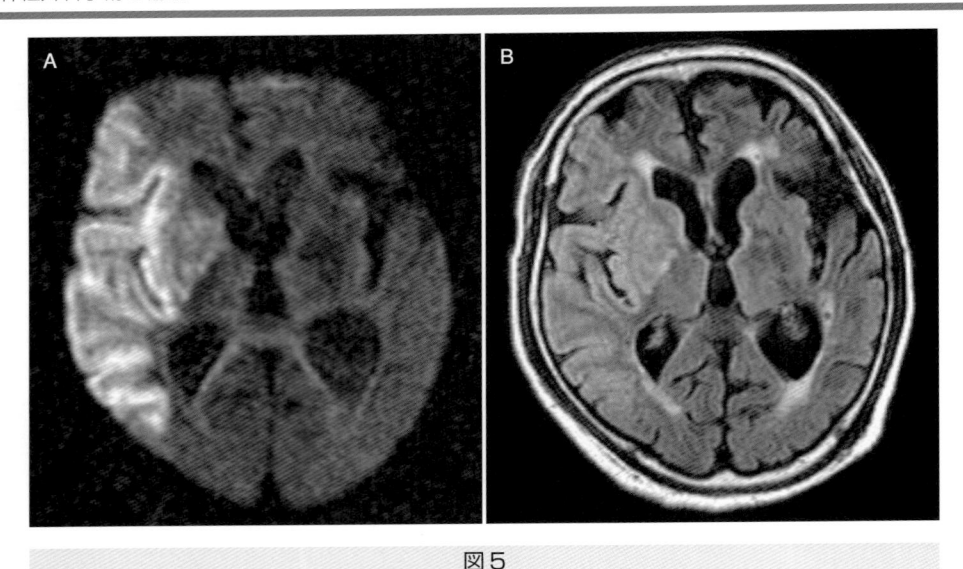

図5
Aは拡散強調画像。右中大脳動脈領域が脳梗塞に陥っていることが明瞭に描出されている。
BはFLAIR画像。右中大脳動脈領域が淡く高信号を呈しているが，拡散強調画像に比べると不鮮明である。

CTを撮影しても梗塞の大きさを正確にとらえることはできないが，拡散強調画像により梗塞の大きさを明確にとらえることが可能になる。梗塞巣では細胞毒性浮腫により脳浮腫が発生する。また，血液脳関門が破綻しているので輸液負荷により脳浮腫を起こしやすい。脳梗塞が広範囲に及ぶときは脳圧の上昇に注意を払う必要がある。

浸透圧利尿薬

手術中に脳実質の体積を減少させるには浸透圧利尿薬（20％マンニトール水溶液，分子量182.17，浸透圧1,100mOsm）が使用される。マンニトールは浸透圧で細胞内液や細胞外液を血管内に引き込み脳実質体積を減少させるが，その後リバウンドを起こすことがある。その原因は明らかではないが血管外に漏出したマンニトールが関与すると考えられている[4]。同じ利尿薬でもループ利尿薬のフロセミドは単独で用いてもマンニトールと併用しても脳浮腫に対し無効である[5]。フロセミドの利尿による血漿浸透圧の上昇はわずかであり，わずかな浸透圧の上昇では脳浮腫を軽減させることは不可能である。

海外では高張ナトリウム溶液が使用されている。7.2％の高張食塩液に分子量20万のヒドロキシエチルデンプン（hydroxyethylated starch：HES）を6％加えた輸液剤（浸透圧2,500mOsm）と15％（浸透圧800mOsm）のマンニトールの脳圧低下作用を比較した研究では，7.2％の高張食塩液に分子量20万のHESを6％加えた輸液剤のほうが強く早く脳圧を低下させる[6]。また，7.5％の高張食塩液に分子量20万のHESを6％加えた輸液剤（浸透圧2,570mOsm）と20％のマンニトール（浸透圧110mOsm）の脳圧低下作用を比較した研究でも，7.5％の高張食塩液に分子量20万のHESを6％加えた輸液剤のほうが強く脳圧を低下させる[7]。高張ナトリウム溶液は脳圧を低下させるだけでなく血管内ボリュームも急速に増加させるため，蘇生時や出血を伴う外傷での有効性が検討されている[8]。

表1 SIADH診断基準

血漿ナトリウム濃度	＜135 mmol/l
血漿浸透圧	＜280 mmol/kg
尿中ナトリウム濃度	＞18 mmol/l
尿浸透圧＞血漿浸透圧	
甲状腺機能，副腎機能，腎機能に異常を認めない	
脱水や末梢の浮腫を認めない	

(Peters JP, Welt LG, Sims EA, et al. A salt-wasting syndrome associated with cerebral disease. Trans Assoc Am Physicians 1950；63：57-64より引用)

2 低ナトリウム血症

　くも膜下出血，頭部外傷，髄膜炎など，神経系疾患の治療中に低ナトリウム血漿を経験することがある．経過観察や早めの補正で軽快することが多いが，血漿中ナトリウム濃度が110 mmol/l以下になると生命に危険が及ぶ．実際，低ナトリウム血症を呈した患者は死亡率が7～60％増加する[9]．低ナトリウム血漿の原因としては，抗利尿ホルモン不適合分泌症候群（syndrome of inappropriate antidiuretic hormone secretion：SIADH）と脳性塩分喪失症候群（cerebral salt wasting syndrome：CSW）がある．

　SIADHは1957年にSchwartzら[10]により発表された疾患で，抗利尿ホルモン（antidiuretic hormone：ADH）の分泌過剰や腎臓のADHに対する感受性亢進が原因といわれている．水の貯留が本態であるので，臨床症状は循環血液量（細胞外液量）が保たれた低ナトリウム血症を特徴とする．SIADHは髄膜炎，くも膜下出血，頭部外傷などの中枢神経系疾患や薬剤投与に続発する．誘発薬剤は多岐にわたり，抗不整脈薬のアミオダロン（商品名アンカロン）や中枢神経作動薬であるカルバマゼピン（商品名テグレトール）やバルプロ酸（商品名デパケン），アミトリプチリン（商品名トリプタノール），リスペリドン（商品名リスパダール），クロルプロマジン（商品名コントミン），ハロペリドールなどがある．

　CSWは1950年にPetersら[11]により発表された疾患で心房性ナトリウム利尿ペプチド（atrial natriuretic peptide：ANP）や脳性ナトリウム利尿ペプチド（brain natriuretic peptide：BNP）の過剰分泌が関与していると考えられている．ナトリウムと水の喪失が本態であるので，臨床症状は循環血液量（細胞外液量）の減少を伴う低ナトリウム血症を特徴とする．CSWはくも膜下出血に続発することが多いが，頭部外傷，グリオーマ，髄膜炎に続発することもある[12]．

　SIADHとCSWはどちらも低ナトリウム血症を主徴とするが，その病態は正反対であり，治療を開始する前に適切な診断が必要である．SIADHの診断基準[13]を表1に示す．SIADHとCSWの鑑別には循環血漿量を色素法やラジオアイソトープ法で測定することが有用であるが，尿と血漿のナトリウム濃度や浸透圧を測定したり，体重変化，水分バランス，中心静脈圧を観察したりすることでも鑑別可能である．鑑別方法[14,15]を表2に示す．ADHやANPは一次性もしくは二次性に上昇するため，実測しても鑑別は困難である．

表2 SIADHとCSWの鑑別方法

	SIADH	CSW
BUN	減少	増加
尿量	減少	増加
体重	増加	減少
水分バランス	増加	減少
血漿量	増加	減少
中心静脈圧	増加	減少
血漿ナトリウム	低値	低値
血漿浸透圧	減少	増加・正常
尿中ナトリウム	高値	高値
尿浸透圧	高値	高値・正常

(Betjes MG. Hyponatremia in acute brain disease：the cerebral salt wasting syndrome. Eur J Intern Med 2002；13：9-14 およびHarrigan MR. Cerebral salt wasting syndrome：a review. Neurosurgery 1996；38：152-60より改変引用)

表3 中枢性尿崩症診断基準（厚生労働省研究班）

1. 多尿の確認（3 l/日以上）
2. 尿検査：尿糖陰性，尿浸透圧低値
3. 5％高張食塩液負荷テストによるADH分泌機能障害の評価
4. 画像診断（MRI）による視床下部・下垂体領域の病変検索
5. デスモプレシン投与による尿濃縮能の確認

　低ナトリウム血症の治療は状況が許すかぎり緩やかに行う。血漿ナトリウム濃度を10 mmol/l/day以上で補正すると橋中心髄鞘崩壊症（central pontine myelinolysis）を引き起こし，重篤な意識障害，痙性四肢麻痺を呈することがあるからである[16]。
　SIADHの診断が確定している場合は水分制限（1000 ml/日以下）を行う。さらに積極的な治療が必要な場合はフロセミドなどの利尿薬を投与し，排泄されたナトリウムを補給する。保険適用外であるがテトラサイクリン系の抗生物質であるデメクロサイクリン（商品名レダマイシン）はADHに拮抗する作用を持ち，SIADHの治療に有効であることが報告[17]されている。米国ではADH受容体拮抗薬（商品名コニバプタン）が発売されている。
　CSWの診断が確定している場合は，水分とナトリウムの補給を行う。オーバーボリュームや高ナトリウム血漿に注意しながら生理食塩液を輸注する。治療に抵抗性の場合，保険適用外であるが，フルドロコルチゾン（商品名フロリネフ）が有効であると報告[18]されている。

3 高ナトリウム血症

　中枢性尿崩症は下垂体後葉からのADH分泌低下が原因であり，下垂体の手術後や，頭

部外傷患者，脳死患者で観察される．臨床的には時間尿量が250〜300mlを超え，尿比重が1.005以下であれば尿崩症を強く疑うべきである．しかし，高ナトリウム血症により尿比重が低下しないことがあるので，診断には尿浸透圧測定（300〜350mOsm以下）が望ましい．厚生労働省研究班の診断基準を表3に示す．治療にはデスモプレシンの点鼻を用いることが多い．急速な補正は脳浮腫や肺水腫をもたらすので注意が必要である．

各　論

1 頭部外傷

重症頭部外傷患者（グラスゴー昏睡尺度3〜8点）[19)20)]では脳灌流圧を50〜70mmHgに維持することが治療の重要な要素となる[21)]．脳灌流圧を70mmHg以上に保ったグループと，脳灌流圧を測定せずバルビツレートと高浸透圧利尿薬を投与し過換気を施行したグループを比較すると，脳灌流圧を70mmHg以上に保った群のほうが死亡率も神経学的予後も改善する[22)]．

脳灌流圧は下記式により求められる．

脳灌流圧＝平均動脈圧−頭蓋内圧もしくは中心静脈圧の高いほう

灌流圧は輸液負荷や血管収縮薬投与によって平均動脈圧を上昇させたり，頭蓋内圧を低下させたりすることで維持することができる．したがって，バルビツレートを投与するときは必要に応じて昇圧薬を投与し血圧の低下を防ぐ必要がある[23)]．灌流圧が維持できている場合でも，頭蓋内圧が上昇すれば脳ヘルニアを起こす可能性があり，20mmHg以上は治療が必要である[24)]．脳ヘルニアになる前にはA波もしくはプラトー波と呼ばれる脳圧の上昇が認められる（50〜80mmHgで5〜20分間持続する一過性の脳圧上昇）[25)]．脳圧の上昇に同期して脳内酸素飽和度も低下（図6）するので，浸透圧利尿薬[26)]やバルビツレート投与，過換気などの緊急対処が必要となる．治療に抵抗性の場合は外減圧も考慮すべきである[27)]．

2 くも膜下出血

2002年に既破裂脳動脈瘤に対するコイリングとクリッピングの有用性を比較した報告が掲載された[28)]．2143人の患者を対象にrandomized controlled trialが行われ，1年後に死亡もしくは介助が必要な状態であった患者の比率は，コイリング（23.7％），クリッピング（30.6％）でコイリングは相対危険度を22.6％（95％ CI 8.9〜34.2）低下させることができた．同グループはさらにフォローアップを行い，7年後の死亡率で見てもコイリングが優位であることを示している[29)]．

脳血管攣縮はくも膜下出血発症後数日から2〜3週間で発生し，患者の予後を大きく左右する．脳血管攣縮に対しトリプルH（hypertension, hypervolemia, hemodilution）が

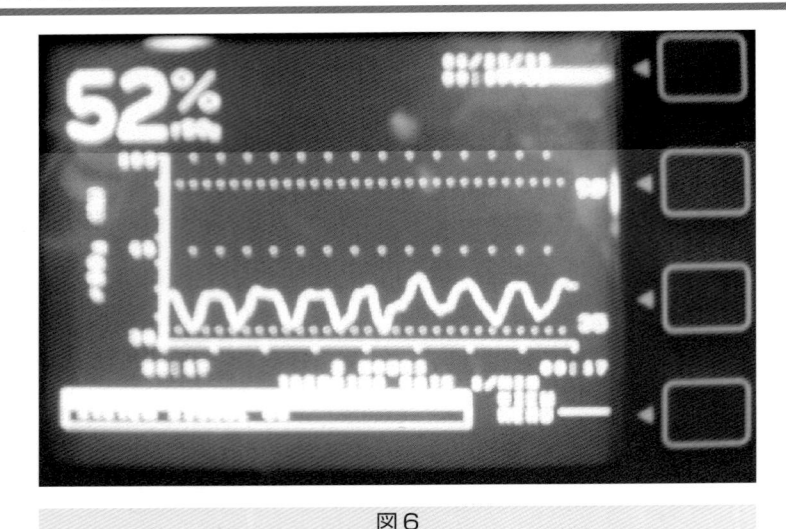

図6
脳圧の上昇に同期し経頭蓋酸素飽和度が低下している。脳ヘルニアを起こす危険性が高い。

多くの施設で施行されている。少なくとも低血圧や循環血液量減少は予後を悪化させるので避ける必要がある。しかし、すべての患者に予防的にトリプルHを行うメリットは検証されていない[30]。くも膜下出血後は心不全状態の患者も多く、適応には注意が必要である。脳血管攣縮が太い血管で発生した場合、バルーンによるアンギオプラスティが有効である[31,32]。薬剤ではカルシウムチャンネル拮抗薬（ニモジピンやニカルジピン）の有効性が多くのrandomized controlled trial[33]〜[35]やメタアナリシスで示されている[36]。マグネシウムは、同様にカルシウムに拮抗作用をもつ電解質である。くも膜下出血後に血中マグネシウムイオン濃度を高く維持すると脳血管攣縮の発生頻度が低下する[37,38]が、症例数が少なく、さらなる検討が必要である。

3 脳梗塞

もっとも有効な脳梗塞治療法は発症後3時間以内の組織プラスミノゲン活性化因子（tissue plasminogen activator：t-PA）投与である[39]〜[41]。t-PA経静脈投与のクライテリアを表4に示す[39]。経動脈的に血栓溶解薬を投与するのは発症後6時間まで可能である。輸液負荷や血液希釈は脳血流を改善する可能性があり、数多くのrandomized controlled trial[42]〜[44]が行われた。しかし、デキストラン投与と瀉血によるアイソボレーミックな血液希釈[42,43]では、死亡率や神経学的予後は悪化する傾向にあった（統計学的有意差はない）。1998年には、ヒドロキシエチルデンプンを用いてハイパーボレーミックな血液希釈の治療が試みられた[44]。死亡率や神経学的予後は改善傾向にあったが、統計学的有意差を示すことはできなかった。これらの結果より、輸液負荷や血液希釈は脳梗塞の有効な治療法として推奨されていない[39,45]。血圧の上昇は、ペナンブラ領域（脳梗塞の境界領域）への血流を増やし、梗塞巣を縮小させる[46]。しかし血圧を上げすぎると出血梗塞を起こしうるので注意が必要である[39]。適正な血圧を一概に決めることは困難で、個々の

表4　t-PA治療（経静脈的投与）のクライテリア

1. 神経学的欠落があり，脳梗塞の診断がなされている
2. 脳梗塞の症状が自然に緩解していない
3. 神経学的症状が軽微でない
4. 患者の症状が重篤で治療者は十分注意し観察している
5. くも膜下出血を疑わせる症状がない
6. 症状の出現からt-PA投与まで3時間以内である
7. 3カ月以内に頭部外傷や脳梗塞の既往がない
8. 3カ月以内に心筋梗塞の既往がない
9. 21日以内に消化管，泌尿器系の出血がない
10. 14日以内に手術（メジャー）を受けていない
11. 7日以内に動脈穿刺（圧迫できない部位）を受けていない
12. 頭蓋内出血の既往がない
13. 血圧は収縮期185 mmHg未満，拡張期110 mmHg未満
14. 現在出血している部位や外傷（骨折）はない
15. 抗凝固薬の経口投薬を受けていない。投薬を受けている場合INR 1.7以下
16. 48時間以内にヘパリンの投与を受けている場合，APTTは正常範囲であること
17. 血小板数100,000 mm^{3}以上
18. 血糖値50 mg/dl以上
19. 痙攣による神経症状が存在しないこと
20. CT上，葉を越えて（multilobarに）梗塞巣が存在しない。低吸収域が大脳半球の1/3以下
21. 患者や家族は治療の有効性と危険性を理解している

（Chia RY, Hughes RS, Morgan MK. Magnesium：a useful adjunct in the prevention of cerebral vasospasm following aneurysmal subarachnoid haemorrhage. J Clin Neurosci 2002；9：279-81より引用）

症例において検討しなければならない。グリセオールは日本でよく使用される薬剤である。短期の生命予後を有意に改善する[47]が，長期の生命予後や神経学的予後に対する有効性は確立されていない[48]。

おわりに

　脳外科手術の輸液管理というと輸液を絞るイメージがある。しかし手術中は脳の大きさ（硬膜と脳表の隙間）や術者の視野を見て輸液剤や輸液量を決定すべきである。頭部外傷の治療でも大切なことは灌流圧の維持である。過剰な輸液制限は平均動脈圧の低下を招き逆効果である。病態を考え適切なモニター下に輸液量を決定することが重要である。

■参考文献

1) Kimelberg HK. Water homeostasis in the brain：Basic concepts. Neuroscience 2004；129：851-60.
2) Cornford EM, Hyman S. Localization of brain endothelial luminal and abluminal transporters with immunogold electron microscopy. NeuroRx 2005；2：27-43.
3) Matsumae M, Kikinis R, Morocz I, et al. Intracranial compartment volumes in patients with

enlarged ventricles assessed by magnetic resonance-based image processing. J Neurosurg 1996 ; 84 : 972-81.
4) 小川武希. マニトール, グリセオール, 利尿剤の適応. 救急医学 2001 ; 25 : 1561-4.
5) Todd MM, Cutkomp J, Brian JE. Influence of mannitol and furosemide, alone and in combination, on brain water content after fluid percussion injury. Anesthesiology 2006 ; 105 : 1176-81.
6) Harutjunyan L, Holz C, Rieger A, et al. Efficiency of 7.2% hypertonic saline hydroxyethyl starch 200/0.5 versus mannitol 15% in the treatment of increased intracranial pressure in neurosurgical patients—a randomized clinical trial. Crit Care 2005 ; 9 : R530-40.
7) Schwarz S, Schwab S, Bertram M, et al. Effects of hypertonic saline hydroxyethyl starch solution and mannitol in patients with increased intracranial pressure after stroke. Stroke 1998 ; 29 : 1550-5.
8) Bunn F, Roberts I, Tasker R, et al. Hypertonic versus near isotonic crystalloid for fluid resuscitation in critically ill patients. Cochrane Database Syst Rev 2008 ; 1-18.
9) Fried LF, Palevsky PM. Hyponatremia and hypernatremia. Med Clin North Am 1997 ; 81 : 585-609.
10) Schwartz WB, Bennett W, Curelop S, et al. A syndrome of renal sodium loss and hyponatremia probably resulting from inappropriate secretion of antidiuretic hormone. Am J Med 1957 ; 23 : 529-42.
11) Peters JP, Welt LG, Sims EA, et al. A salt-wasting syndrome associated with cerebral disease. Trans Assoc Am Physicians 1950 ; 63 : 57-64.
12) Betjes MG. Hyponatremia in acute brain disease : the cerebral salt wasting syndrome. Eur J Intern Med 2002 ; 13 : 9-14.
13) Harrigan MR. Cerebral salt wasting syndrome : a review. Neurosurgery 1996 ; 38 : 152-60.
14) Albanese A, Hindmarsh P, Stanhope R. Management of hyponatraemia in patients with acute cerebral insults. Arch Dis Child 2001 ; 85 : 246-51.
15) Tisdall M, Crocker M, Watkiss J, et al. Disturbances of sodium in critically ill adult neurologic patients : a clinical review. J Neurosurg Anesthesiol 2006 ; 18 : 57-63.
16) Karp BI, Laureno R. Pontine and extrapontine myelinolysis : a neurologic disorder following rapid correction of hyponatremia. Medicine (Baltimore) 1993 ; 72 : 359-73.
17) 山門　徹, 田仕雅洋, 孫　連津ほか. Demeclocycline が奏効した無菌性髄膜炎に伴った Syndrome of Inappropriate Secretion of Antidiuretic Hormone (SIADH) の1例. 近畿大学医学雑誌 1979 ; 4 : 89-96.
18) Ishikawa SE, Saito T, Kaneko K, et al. Hyponatremia responsive to fludrocortisone acetate in elderly patients after head injury. Ann Intern Med 1987 ; 106 : 187-91.
19) Guidelines for the management of severe traumatic brain injury. VI. Indications for intracranial pressure monitoring. J Neurotrauma 2007 ; 24 Suppl 1 : S37-44.
20) Forsyth RJ, Rodriguez B. Routine intracranial pressure monitoring in acute coma. Cochrane Database Syst Rev 2007 ; 1-7.
21) Guidelines for the management of severe traumatic brain injury. IX. Cerebral perfusion thresholds. J Neurotrauma 2007 ; 24 Suppl 1 : S59-64.
22) Vukic M, Negovetic L, Kovac D, et al. The effect of implementation of guidelines for the management of severe head injury on patient treatment and outcome. Acta Neurochir (Wien) 1999 ; 141 : 1203-8.
23) Roberts I. Barbiturates for acute traumatic brain injury. Cochrane Database Syst Rev 2007 ; 1-13.
24) Guidelines for the management of severe traumatic brain injury. VIII. Intracranial pressure thresholds. J Neurotrauma 2007 ; 24 Suppl 1 : S55-8.

25) Smith M. Monitoring intracranial pressure in traumatic brain injury. Anesth Analg 2008 ; 106：240-8.
26) Wakai A, Roberts I, Schierhout G. Mannitol for acute traumatic brain injury. Cochrane Database Syst Rev 2007 ; 1-11.
27) Sahuquillo J, Arikan F. Decompressive craniectomy for the treatment of refractory high intracranial pressure in traumatic brain injury. Cochrane Database Syst Rev 2007 ; 1-23.
28) Molyneux A, Kerr R, Stratton I, et al. International Subarachnoid Aneurysm Trial (ISAT) of neurosurgical clipping versus endovascular coiling in 2143 patients with ruptured intracranial aneurysms：a randomised trial. Lancet 2002 ; 360：1267-74.
29) Molyneux AJ, Kerr RS, Yu LM, et al. International subarachnoid aneurysm trial (ISAT) of neurosurgical clipping versus endovascular coiling in 2143 patients with ruptured intracranial aneurysms：a randomised comparison of effects on survival, dependency, seizures, rebleeding, subgroups, and aneurysm occlusion. Lancet 2005 ; 366：809-17.
30) Rinkel GJ, Feigin VL, Algra A, et al. Circulatory volume expansion therapy for aneurysmal subarachnoid haemorrhage. Cochrane Database Syst Rev 2007 ; 1-15.
31) Morgan MK, Jonker B, Finfer S, et al. Aggressive management of aneurysmal subarachnoid haemorrhage based on a papaverine angioplasty protocol. J Clin Neurosci 2000 ; 7：305-8.
32) Naval NS, Stevens RD, Mirski MA, et al. Controversies in the management of aneurysmal subarachnoid hemorrhage. Crit Care Med 2006 ; 34：511-24.
33) Haley EC Jr, Kassell NF, Torner JC. A randomized trial of nicardipine in subarachnoid hemorrhage：angiographic and transcranial Doppler ultrasound results. A report of the cooperative aneurysm study. J Neurosurg 1993 ; 78：548-53.
34) Haley EC Jr, Kassell NF, Torner JC. A randomized controlled trial of high-dose intravenous nicardipine in aneurysmal subarachnoid hemorrhage. A report of the cooperative aneurysm study. J Neurosurg 1993 ; 78：537-47.
35) Ohman J, Servo A, Heiskanen O. Long-term effects of nimodipine on cerebral infarcts and outcome after aneurysmal subarachnoid hemorrhage and surgery. J Neurosurg 1991 ; 74：8-13.
36) Dorhout Mees SM, Rinkel GJ, Feigin VL, et al. Calcium antagonists for aneurysmal subarachnoid haemorrhage. Cochrane Database Syst Rev 2007 ; 1-40.
37) Chia RY, Hughes RS, Morgan MK. Magnesium：a useful adjunct in the prevention of cerebral vasospasm following aneurysmal subarachnoid haemorrhage. J Clin Neurosci 2002 ; 9：279-81.
38) Veyna RS, Seyfried D, Burke DG, et al. Magnesium sulfate therapy after aneurysmal subarachnoid hemorrhage. J Neurosurg 2002 ; 96：510-4.
39) Adams HP Jr, del Zoppo G, Alberts MJ, et al. Guidelines for the early management of adults with ischemic stroke：a guideline from the American Heart Association/American Stroke Association Stroke Council, Clinical Cardiology Council, Cardiovascular Radiology and Intervention Council, and the Atherosclerotic Peripheral Vascular Disease and Quality of Care Outcomes in Research Interdisciplinary Working Groups：The American Academy of Neurology affirms the value of this guideline as an educational tool for neurologists. Circulation 2007 ; 115：e478-534.
40) Wardlaw JM, Zoppo G, Yamaguchi T, et al. Thrombolysis for acute ischaemic stroke. Cochrane Database Syst Rev 2007 ; 1-57.
41) Mielke O, Wardlaw J, Liu M. Thrombolysis (different doses, routes of administration and agents) for acute ischaemic stroke. Cochrane Database Syst Rev 2007 ; 1-33.
42) Haemodilution in acute stroke：results of the Italian haemodilution trial. Italian Acute Stroke Study Group. Lancet 1988 ; 1：318-21.

43) Hemodilution in acute stroke. Stroke 1986 ; 17 : 332.
44) Aichner FT, Fazekas F, Brainin M, et al. Hypervolemic hemodilution in acute ischemic stroke : the Multicenter Austrian Hemodilution Stroke Trial (MAHST). Stroke 1998 ; 29 : 743-9.
45) Asplund K. Haemodilution for acute ischaemic stroke. Cochrane Database Syst Rev 2007 ; 1-37.
46) Rordorf G, Koroshetz WJ, Ezzeddine MA, et al. A pilot study of drug-induced hypertension for treatment of acute stroke. Neurology 2001 ; 56 : 1210-3.
47) Bayer AJ, Pathy MS, Newcombe R. Double-blind randomised trial of intravenous glycerol in acute stroke. Lancet 1987 ; 1 : 405-8.
48) Righetti E, Celani MG, Cantisani T, et al. Glycerol for acute stroke. Cochrane Database Syst Rev 2007 ; 1-19.

〔武田　吉正〕

臨床編

7 心臓血管外科手術と輸液

はじめに

　心臓血管外科手術の輸液の目的は，他の外科手術と同様に生体の恒常性を維持するために，手術により失われた血管内容量を補充し適正な血漿電解質の調整や栄養管理を行うことである．しかし，次のような心臓血管外科手術に特有な問題もある．
（1）心機能低下（心不全）症例であることが多い
（2）大量出血，大量輸液となる手術が多い
（3）人工心肺を使用することが多い
（4）術後の血糖管理により予後が改善する可能性がある
　心臓血管外科手術では低心機能（心不全）症例が多く，心機能を維持するためには適切な前負荷を維持しなければならないが，輸液が過剰となれば容易にうっ血心となるため，輸液量の安全域が狭い．しかし，心臓血管外科手術では出血が大量になることが多く，時に急速かつ大量の輸液を必要とするため，適切な輸液量を評価し投与するのはさらに難しくなる．そして，人工心肺を使用する手術では，強い炎症反応や血管透過性の亢進が起こるため[1]，心不全による静水圧上昇や水分排出能低下と相まって術後に間質への水分貯留（浮腫）が生じやすいという問題がある．浮腫は肺水腫や臓器血流の低下から臓器不全を引き起こす可能性がある．こうした問題点があるため，心臓血管外科手術における理想的な輸液としては，適切な前負荷を維持しながらも術後の浮腫を起こしにくい輸液であろう．
　この条件にもっとも適合するのは輸血であり，心臓手術ではいまだに大量の輸血が行われているのが現状である．しかし，輸血には感染症や経済的な問題点があるため，できるだけ輸血量を減少させるべきである．実際に，無輸血で施行される心臓手術も多くなってきているため，輸血量を減らし輸液の方法を工夫することで，こうした問題点を解決することが望まれている．また，術後の厳密な血糖管理が患者の生命予後を改善したとの報告[2]があり，術中・術後の血糖管理が話題になっている．本章では，上述した問題点に沿って，心臓血管外科手術における輸液管理について説明していく．

低心機能（心不全）症例の輸液管理について

　心臓血管外科手術を受ける患者は術前より低心機能（心不全）症例であることが多く，肝腎機能の低下を認める症例も多い。さらに，術後に心不全が増悪することも多く，常に心機能を評価しながら厳密な輸液管理を行わなければならない。心不全患者の輸液管理の原則は，①心臓前負荷の最適化，②浮腫の予防，③電解質異常の補正の3つである。

1 心臓前負荷の最適化

　心不全患者では，麻酔導入による血管拡張や陽圧換気により心室の前負荷が低下し高度の循環不全が起こりうる。また，心臓血管外科手術では，大量出血や体外循環の使用などにより急速な水分バランスの変化が起こりやすい。これに対応するためには，第一に術前の心機能・循環血液量の評価を詳細に行うことが重要である。

　フランク・スターリングの心機能曲線（図1）によれば，一般に前負荷が増えるにつれて1回拍出量も増えるが，前負荷がある値を超えると逆に1回拍出量は低下してしまう。心収縮能が低下している心不全患者では，同じ前負荷でも健常者と比較すると1回拍出量は低下しており，すでに前負荷（循環血液量）を増やしても1回拍出量が増加しない状態になっていることがある。一方で，心不全患者は心不全を代償するために，交感神経の緊張などによる血管収縮が起こっており，循環血液量は減少していることもある。さらに，術前の内服薬による影響も考慮しなければならない。心疾患患者は利尿薬，α遮断薬，β遮断薬，カルシウム拮抗薬，亜硝酸薬，アンギオテンシン転換酵素阻害薬などを服用しており，これらによる心抑制や血管拡張作用を受ける。また，拡張不全があれば，少量の輸液負荷で肺水腫を起こしてしまう。よって，術前の情報から患者がフランク・スターリングの心機能曲線のどの位置にいるのかを予測しておくことが重要である。

　術中は，実際の輸液に対する反応を見ながら，輸液量を調整していく。安全域の狭い心不全患者で，最適な前負荷を維持するためには，前負荷そのものと最適な前負荷を決めるための循環動態のモニタリングが必要である。前負荷のモニタリングとしては中心静脈圧，肺動脈楔入圧などの充満圧測定と経胸壁および経食道心エコー法による心室の拡張末期容積の測定などがある。全身の循環動態のモニタリングとしては心拍数，血圧などの一般的なモニタリングに加えて，心拍出量測定，混合静脈血酸素飽和度などがある。

　中心静脈圧は右心系の前負荷として重要なモニタリングである。多くの症例で中心静脈圧は左心系の前負荷の代用として使用できるが，弁膜症，右心不全，肺疾患などがあると左心系の前負荷を反映しないことがある。

　心臓血管外科手術では肺動脈カテーテルが広く使用されており，左心系の前負荷の指標となる肺動脈楔入圧を測定できる。さらに，全身の循環動態を評価するうえで有用な心拍出量や混合静脈血酸素飽和度，血管抵抗の測定も可能で，その情報は輸液管理上，役に立つ。しかしながら，心臓の充満圧や肺動脈圧に頼りすぎると判断を誤ることがあ

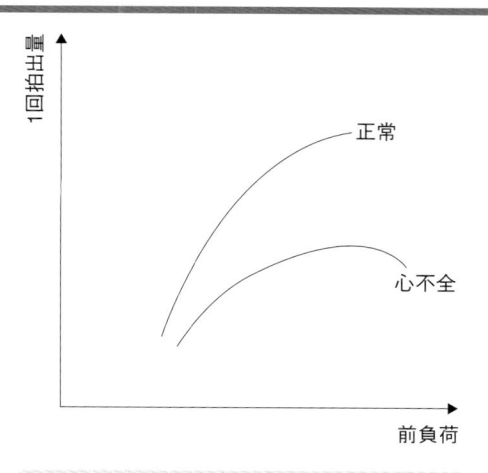

図1　フランク・スターリング曲線

るため，その有用性については否定的な報告も多い。充満圧が直接心室の前負荷（拡張末期容積）を反映するわけではなく[3]，血液量以外にも心機能，血管のコンプライアンスや胸腔内圧などの影響を受けるからである。ましてや肺動脈圧は肺コンプライアンスやうっ血による影響が大きい。肺動脈カテーテルから得られる値を正しく評価し的確な判断をすることは経験を要し，難しいことがある。また，カテーテル挿入に伴うリスクがあるため，その使用には否定的な報告[4]もある。

心エコー法は心室の前負荷を評価するのに信頼できる方法であり[5]，他の多くの情報も同時に得られる。しかし，すべての患者でいつでも利用できるわけではなく，連続的にモニタリングすることは難しい。また，その評価には，心エコー法に対する熟達が要求される。

適切な前負荷を決めるために循環動態を評価するうえで，混合静脈血酸素飽和度は体全体の酸素需給バランスを把握できるので有用である。しかし，血圧や心拍出量などが正常で混合静脈血酸素飽和度に問題がなくても，すべての組織の還流が保障されるわけではない。というのは，血管内容量が不足している状況では，心臓や脳などの主要臓器へ血流を再分配されるため，腸管，腎臓，筋肉，皮膚などの組織の血流が低下していることがあるからである。今のところ，すべての臓器の血流不全を検出できる臨床的モニタリングはないが，適切な前負荷が得られない場合に低下しやすい腸管血流のモニタリングとして胃粘膜pHトノメトリがある。しかし，輸液容量負荷のモニタリングとしての有用性は十分に評価されていない[6]。

2 浮腫の予防

心不全はもともと静水圧が上昇しており，術後は心拍出量低下や腎機能悪化による水分排出も低下するために浮腫を来しやすい病態である。特に，体外循環を使用した症例では血管の透過性が亢進するため，より浮腫を起こしやすい状態になる。術後の浮腫は肺うっ血から集中治療室における人工換気の時間を延長したり，微小循環を障害し多臓

器不全の原因となったりする。そのため，術中は循環動態を維持できるように過不足なく輸液を行い，ナトリウムの過負荷を避ける必要がある。周術期に間質液量を増大させずに血管内容量を維持するためには，異論もある[7]が，膠質液は膠質浸透圧を下げないので，晶質液よりは膠質液を輸液すべきであると考えられる。術後もしばらくの間，水分の移動が継続するため，循環動態のモニタリングを続けて輸液量を調節すべきである。術後の輸液管理は，容量負荷が必要な時期には，適正な心血管系機能を維持できるだけの必要最低限の輸液を行い，晶質液はできるだけ少なくする。容量負荷が不要になれば，必要に応じて利尿薬を投与し，腎不全患者では透析による除水を施行する。心不全患者では一貫して浮腫を予防するために，可能であれば輸液を控えるが，循環動態を維持するために大量の容量負荷が必要になることも多く，浮腫を予防することは難しい。

3 電解質異常の補正

心不全患者は利尿薬などの薬物療法のために電解質異常を起こしやすく，すでに臨床症状が出現していることもある。術前に電解質の値を確認し，術前から補正を行う。また，心臓血管外科手術では電解質異常が起こりやすく，それが不整脈や心不全の原因になるため，術中，頻繁に電解質を測定し，異常があればそのつど補正する。心不全では低ナトリウム血症がよく見られるが，心不全の代償機構によるものであることが多い。この場合，体内のナトリウムの総量は増えているため，利尿薬で過剰な水分を排泄させることが治療となる。低カリウム血症，低マグネシウム血症もよく見られる。これは心不全のためにアルドステロンが活性化していることに加え，利尿薬を使用されることが多いからである。カリウムやマグネシウムは，心臓の電気生理学的安定に関与しており不整脈の予防や治療に重要である。しかし，心機能が低下し腎不全が進行している症例では，輸血などで容易に高カリウム血症や高マグネシウム血症になるため，その補正には注意が必要である。輸血による周術期の低カルシウム血症は頻繁に見られるが，イオン化カルシウムは心臓の収縮や血液凝固に必要なので，大量輸血時には適宜補正しなければならない。

大量出血，大量輸液について

輸液の目的のひとつは血管内から失われた循環容量を補充し，必要な心拍出量を確保し適正な酸素需給バランスを維持することである。心臓血管外科手術では出血のため輸血を要することが多いが，輸血には感染のリスクがあり，また限りある資源であるため可能なかぎり血液製剤の投与量を減らすべきである。軽度の貧血であれば，代償機構により臓器血流，組織の酸素化や全身の酸素運搬能は維持されるため，血液製剤の使用は重症貧血や止血機能に問題のある患者に限って使用するべきで，非血液製剤を効果的に使用することが重要である。大量出血・大量輸液になりやすい心臓血管外科手術では，晶質液に加えて膠質液を適切に使用する必要があり，各輸液製剤の特徴を理解し使い分

けなければならない。

1 心臓血管外科手術でよく使用される膠質液製剤について

　晶質液は細胞外液全体に分布するため，投与量の1/4～1/3が血管内容量として残るのみである。それに対して膠質液はコロイドが含まれているため，その種類により差はあるが，少なくとも投与後数時間は投与量相当の血漿増量効果があるため，大量出血時の容量負荷に有効である。現在までに心臓血管外科手術における膠質液輸液を評価する研究が多く施行されてきたが，欧米と日本では膠質液製剤の分子量などに違いがあるため，研究結果をそのまま当てはめて解釈することには注意が必要である。よって，まず心臓血管外科麻酔に使用される膠質液の特徴について説明する。

　膠質液にはコロイドとしてアルブミンを含む製剤と，人工的に作製したコロイドを含む人工膠質液がある。アルブミン製剤は，分子量69,000 Daの均一なアルブミンが主成分であり，その血管内残留時間は24時間程度である。人工膠質液には，デキストラン，ヒドロキシエチルデンプン（hydroxyethylated starch：HES），ゼラチンがあるが，本邦ではゼラチン製剤は発売されていない。デキストラン製剤で血漿増量剤として使用されるのは，低分子デキストランと呼ばれるもので，平均分子量は40,000 Daで3時間程度の血漿増量効果があるといわれる。HES製剤は，その平均分子量によって，低分子量製剤（40,000～70,000 Da），中分子量製剤（120,000～260,000 Da），高分子量製剤（400,000～450,000 Da）に分類される。血漿増量効果の持続時間は，腎臓から排泄される時間であり低分子量製剤では3時間程度であるが，高分子製剤では24時間以上であるため，平均分子量により大きな違いがある。また，ヒドロキシエチル基が分解されるのにも時間がかかるため，ヒドロキシエチル基による置換の割合（置換度：0.38～0.7）によっても持続時間は変わり，置換度が高いほど持続時間が長くなる。副作用の頻度は低分子量の製剤のほうが高分子量の製剤より少ないといわれている。

　アメリカではゼラチンは認可されておらず，HESは6％の高分子製剤450 kDaが認可されている。これに対して，日本ではHES製剤としてヘスパンダー®とサリンヘス®が認可されているが，ともに低分子量・低置換度の製剤である（ただし，それぞれの溶媒の種類は異なる）。つまり，今のところ日本ではアルブミンの代用となるような持続時間の長い人工膠質液は利用できず，HES製剤に関しては，欧米の中・高分子量製剤と比べて，副作用の頻度は低いが効果の持続時間も短い製剤しか利用できないことになる。海外での研究結果を日本の臨床で実践するには，以上のことを知っておかなければならない。

2 輸液製剤が止血機能に及ぼす影響について

　どんな輸液製剤でも，大量に投与すれば希釈により血小板や凝固因子の濃度を低下させるため凝固障害を来すが，直接に凝固因子と血小板機能に作用して止血能に影響を及ぼす製剤もある。どの輸液製剤が止血能を低下させるかを正確に把握することは難しいが，心臓血管外科手術で止血機能を維持することは重要な課題である。

晶質液は血液希釈以外に凝固能を特別悪化させることはないとされてきたが，逆に過凝固状態となるとの報告[8]がある．また，アルブミンも天然のコロイドであるため凝固系にはほとんど影響がないと考えられている．よって，問題となっているのは人工膠質液であり，多くの研究が今までに行われてきた．デキストランは，フォン・ウィルブランド因子（von Willebrand factor：vWF）を減らし，血小板機能を障害することで止血能を低下させることが報告[9]されている．デキストランはこの作用とアナフィラキシー反応の頻度が他の製剤よりも高いために使用されることが少なくなっている．デキストランが血小板機能を障害する機序としては，デキストランの使用によりfactor Ⅷ related antigen（Ⅷ R：Ag）とfactor Ⅷ ristocetin cofactor（Ⅷ：RCo）が減少するが，Ⅷ：RCoは血小板膜レセプタ蛋白glycoprotein Ⅰ bとglycoprotein Ⅱ b/Ⅲ aの結合に関係するため，血小板の粘着能を低下させるためと考えられている．HES製剤も凝固能への影響が問題視されてきた．HES製剤は使用後の出血傾向の可能性があるため，使用量に制限がある．HES製剤に関する多くの研究があるが，高分子量・高置換度のHES製剤を使用したものが多い．高分子量のHES製剤ではtype Ⅰ von Willebrand-like syndromeを引き起こすことが報告[10]されている．また，高分子量のHES製剤はデキストランと同様にⅧ R：AgとⅧ：RCoの濃度を下げるため血小板機能を障害する．しかし，最近の低分子量・低置換度のHES製剤では凝固系にほとんど悪影響を及ぼさないことが報告[11)12]されており，低・中分子量のHES製剤は心臓手術でも比較的安全に使用できると考えられている．

今まで晶質液は血液凝固にほとんど影響ないと考えられてきたが，最近の研究で膠質液のコロイドの溶媒となる晶質液の組成が凝固能に影響することを示唆する報告がある．つまり，同じHES製剤であっても，溶媒に生理食塩液（normal saline：NS）を使用したものHES/NSと，乳酸リンゲル液などの平衡塩類溶液（balanced salt solution：BS）を使用したものHES/BSでは凝固能への影響が違うとする報告である．もっとも大きな研究は200人の心臓手術患者を対象としたものである[8]．この研究では無作為に4つの輸液群（5％アルブミン/NS，6％HES/NS，6％HES/BS，乳酸リンゲル液）に患者を割り付け，さまざまな項目について比較検討している．結果は6％HES/NSを投与された患者は，他の5％アルブミン，6％HES/BS，乳酸リンゲル液を投与された患者よりも多くの血小板や新鮮凍結血漿の輸血を要した．5％アルブミン/NS，6％HES/BSを投与された患者では，輸血量はほぼ同様であった．また，腹部大動脈瘤の手術を受ける66人の患者を，無作為に乳酸リンゲル液を輸液する群と生理食塩液を輸液する群の2群に割り付けた研究もある[13]．生理食塩液を投与された群では血小板輸血の頻度が減り，輸血された血液製剤の合計量も少なかった．しかし，人工換気時間，集中治療室の滞在時間，入院期間，合併症の発生率には有意差はなかった．以上の研究は，晶質液でも生理食塩液より平衡塩類溶液のほうが，また同じHES製剤でも溶媒が生理食塩液であるより平衡塩類溶液のもののほうが凝固能を低下させない可能性があることを示している．しかし，反対意見もあり，今後の検討が必要である．

3 腎機能に及ぼす影響

　腎機能障害は心臓血管外科手術後の生命予後に大きく影響するので，できるだけ予防しなければならないが，HES製剤やデキストラン製剤には腎機能障害の副作用があるといわれている。HES製剤やデキストラン製剤の投与後に主に高分子の再吸収によると考えられる腎尿細管の可逆的な浮腫が見られるが，尿細管細胞が腫脹すると尿細管の閉塞や髄質の虚血から急性腎不全に至る可能性がある。また，デキストランが糸球体濾過されると，高粘稠度の尿を産生し，尿細管での尿の流れの停滞を起こし，尿細管内腔の閉塞が起こることがある[14]。臨床的にも初期の高分子量HES製剤で治療された患者のクレアチニンクリアランスの低下が報告[15]されている。しかし，低分子量のHES製剤，特に置換度の低いものは腎機能障害の危険はほとんどないようであり，腎機能が低下したという報告はない。また，凝固能と同様に腎機能に関しても，溶媒が生理食塩液より平衡塩類溶液のほうが血中クレアチニン濃度が低かったとの報告[8]があったが，これについても今後の検討が必要である。

体外循環の影響

　心臓血管外科手術の多くで人工心肺による体外循環が使用される。体外循環は全身性の炎症反応を起こし，その炎症反応は軽度なものから多臓器不全に至る重度のものまである。この反応は非常に複雑で，細胞性および体液性機序が関与しており，補体とキニンの産生，凝固系・線溶系のカスケードの活性化，さまざまなサイトカインの合成，好中球の活性化とそれに伴う蛋白分解酵素の放出と活性酸素の産生が心臓血管外科手術患者の臓器障害の原因となりうる。

1 人工心肺症例での輸液管理

　心臓血管外科手術では，人工心肺の前後で病態が大きく変化するため管理方針も異なるが，循環動態を維持しつつ術後の浮腫を減らすことが最大の目標であることに変わりはない。ここでは，輸液療法を体外循環前，体外循環中（回路の充填を含む），体外循環後に区別し，それぞれについて説明していく。

a. 体外循環前

　体外循環前の輸液管理の目的は，主に術前脱水，麻酔導入による血管拡張による血管内容量の不足を補充することである。そして，体外循環まで不感蒸泄や出血に対する血管内容量を補充して，循環動態を維持することである。

　体外循環前の輸液に関する研究では，血管外への水分の移行の少ない膠質液を投与することで術後の浮腫を減らすことができる可能性があるため，膠質液輸液の有益性につ

いて検討したものが多い。晶質液と膠質液を比較した研究に，リンゲル液と高分子量HES製剤を比較したものがある[16]。この研究では，36人の冠動脈バイパス術患者において体外循環前にリンゲル液10ml/kgを投与する群と20ml/kgを投与する群，そしてリンゲル液10ml/kgとHES製剤10ml/kgを投与する群を無作為に割り付け人工心肺前後で循環動態とホルモンの変動を比較している。結果は，膠質液を投与した群で，循環動態の改善と抗利尿ホルモン，レニン，アルドステロンの血漿レベルの低下を認めたが，臨床的な転帰には影響を及ぼさなかった。膠質液の種類を比較したものでは，アルブミン製剤が他の人工膠質液製剤と比較して，全身の循環動態，微小循環，他の臨床データに関して優れていたという結果はない[17][18]。55人の冠動脈バイパス術患者において，アルブミン製剤，中分子量HES製剤，ゼラチン製剤を比較した研究で，中分子量HES製剤では人工心肺後に間質水分量や血管外肺水分量が減少したという報告があるが，患者の転帰には影響しなかった[17]。他に膠質液，特にHES製剤の使用は晶質液のみの投与と比べると循環動態やさまざまな検査項目で有効との報告はあるが，患者の転帰に影響したものはない。しかし，大規模な臨床研究はないため，輸液の選択が患者の予後に影響するかどうかを決めることはまだできていない。現状では大量の容量負荷が必要な状況では膠質液を投与したほうがよいかもしれない。また，膠質液はアルブミンでなく人工膠質液でよいであろう。

b. 体外循環回路の充填

体外循環回路の充填液に関する問題は大きく2つある。ひとつは体外循環による炎症反応とそれに伴う術後の浮腫である。もうひとつは人工膠質液を充填に使用した場合の止血能の低下である。

現在，成人の体外循環は術前の貧血がなければ，無血充填である。晶質液のみによる充填は，間質液の増加と関係しており体外循環後の浮腫の原因となり，充填液に膠質液を追加すれば，術後の体液の貯留を減らすことができる[19]。今までにさまざまな充填液の組成が試されており，膠質液として何を使用するのがよいかについての研究も多い。しかし，晶質液は血管外に分布しても利尿をかけることで除去できるため，晶質液を単独の充填液として使用することも多い。また，多くの研究は臨床的な転帰に言及しておらず，言及しているものでも充填液の組成が患者の予後に影響したという報告は少なく，充填液に膠質液を加えるべきとする明確なエビデンスはない。

人工膠質液を充填に使用した最近の研究では，止血の検査データへの影響の見られるものもあるが，実際の出血量に影響したとする報告は少なかった。特に，最近の中分子量，低分子量のHES製剤ではその影響はほとんどないと考えられる。

結局，理想的な充填液の組成については，まだ分かっていない。しかし，高血糖は神経学的予後の悪化と関係しているため，糖を含む充填液は避けるべきであることは一般的に認められている。

c. 体外循環後

体外循環後は血管拡張薬（プロタミン，ニトログリセリンなど）の使用や持続する出

血のため，多量の容量負荷が必要になることが多い．この段階で，輸血の適応がなければ輸液製剤を使用する．晶質液と膠質液を比較している研究では，膠質液がより循環動態を改善すると結論している報告が多い．冠動脈バイパス術や弁置換術を受けた患者で，生理食塩液とHES製剤を比較した研究で，HES製剤は循環動態を改善しICUでの滞在期間を短縮させたとの報告[20]もある．膠質液の種類に関しては，アルブミン製剤が人工膠質液と比較して循環動態，肺機能，術中止血，術後の出血傾向に関して有益であるという結果はなく，予後に関しても有意な差はなかった．人工心肺後は全身の毛細血管の透過性が亢進しており臓器の浮腫を特に来しやすい．早期抜管を目指すためには全身の浮腫を避けるべきであり，心不全が強い場合には晶質液の投与をできるだけ減らす必要があるが，日本には長時間の血漿増量効果のある人工膠質液はなく，投与量の上限があるため，アルブミン製剤を投与せざるをえないことが多い．また，無輸血にこだわりすぎるのはよくないことであり，必要であれば輸血を行うことがもっとも適切な治療である．

d. 小児体外循環での輸液療法

乳児，幼児の心臓血管外科手術はほとんどが先天性心疾患の修復術であるが，中等量から大量の容量負荷が体外循環前，体外循環後に必要になることが多い．小児は，乳児期に手術が必要になるような複雑心奇形の手術では容量負荷に血液製剤が使用されることが多く，血液製剤以外の輸液製剤の研究は少ない．一方で，幼児期の心房中隔欠損症などの手術では，無輸血手術が一般的で，アルブミンの使用も控えることが多いので，人工膠質液を適切に使用することが必要である．人工心肺前後で血管内容量の不足をアルブミン製剤とHES製剤のいずれかで治療し，その結果を比較検討した研究があるが，循環動態の改善に関して有意差はなく，HES製剤の投与が凝固系のパラメータに影響することもなかった．体外循環の充填に関しては，新鮮凍結血漿やアルブミンを充填液に加えれば体外循環後の体重増加は減るが，人工換気時間を含めて予後には影響はないようである．

2 体外循環による血液希釈と凝固能への影響

人工心肺回路の充填に血液を使用しなければ，患者の血液は希釈されヘマトクリット値が低下する．また，晶質液の心筋保護液の使用も，血液希釈の原因となる．さらに，人工心肺中に血管が拡張したり体外循環回路外に出血したりした場合には，輸液によりリザーバー容量を確保して流量を維持するため，さらに血液希釈が進行する．このように，人工心肺を開始することで急激にヘマトクリット値と膠質浸透圧が急激に低下すると，全身の炎症反応と合わせて，血管外への水分の移動が生じ，全身性に組織膨張を生じる．

体外循環は血液希釈以外にも凝固系に大きな影響を及ぼす．まず，ヘパリンなどの抗凝固薬を使用するということ．次に，体外循環中に血小板，凝固因子が消費されるということ．さらに，体外循環前後で自己血回収装置により回収血を洗浄し，赤血球成分だけを返血すると，凝固因子や血小板は洗浄の過程で失われてしまうということである．

体外循環を用いた手術では出血が大きな問題となるため，輸液製剤は凝固能を低下させないことが要求される。

3 経済的な問題

現時点では，どの輸液製剤をどのように使用するのがもっとも経済的に優れているかについては分かっていない。晶質液や人工膠質液はアルブミン製剤よりずっと安価であるので，アルブミン製剤の代わりに人工膠質液を使用することは経済的な選択である。しかし，出血や腎障害がいったん起こるとそのために高額の治療費がかかるため，安易に価格だけで輸液製剤を選ぶことは避けなければならない。しかしながら，日本で使用されている低分子量のHES製剤は，大量に投与しなければほとんど副作用の危険がなく，心臓血管外科手術患者でも安全に使用できる。よって，アルブミン製剤の使用を部分的にでも人工膠質液に換えることで医療費を大幅に減らすことができる可能性はあり，今後の臨床試験による検討が待たれる。

心臓血管外科手術での術後輸液療法

1 心臓血管外科手術後の輸液管理

心臓血管外科手術の術後管理の目標は，循環動態を安定させて，できるだけ早期に抜管することである。そのためには，水分バランスをマイナスに保ち，人工心肺の影響などで間質に移行した水分を血管に戻し，利尿をかけて体外に排泄するようにする。よって，輸液量はできるだけ減らすようにするのが理想だが，心臓血管外科手術後はしばらくの間，血液内容量不足が進行することが多い。出血は絶対的な容量不足となり，血管拡張作用のある薬物（麻酔薬，ニトログリセリンなど）や復温による血管拡張は相対的な容量不足となる。血管内容量が不足すると，酸素の需給バランスを満たすのに十分な心拍出量を維持できない。そのため，術後も容量負荷が必要になることが多い。循環動態のモニタリングを続けながら，容量負荷の必要がなくなった時点で利尿薬により除水をかけるのが一般的な管理である。しかし，実際には血管内容量を調節することは難しい問題を含んでいる。というのは，過剰な輸液をすれば，血管内皮そのものも腫脹し血管内腔が狭窄するため，毛細血管網の微小循環が障害され臓器血流の障害が起こりうるが，一方で体血圧を維持することは組織の虚血を防ぐために不可欠であり，そのためには十分な容量を負荷することが必要であるからである。

2 周術期高血糖の調節

心臓手術では糖尿病患者でなくても，手術中から術後にかけてしばしば血糖値の上昇

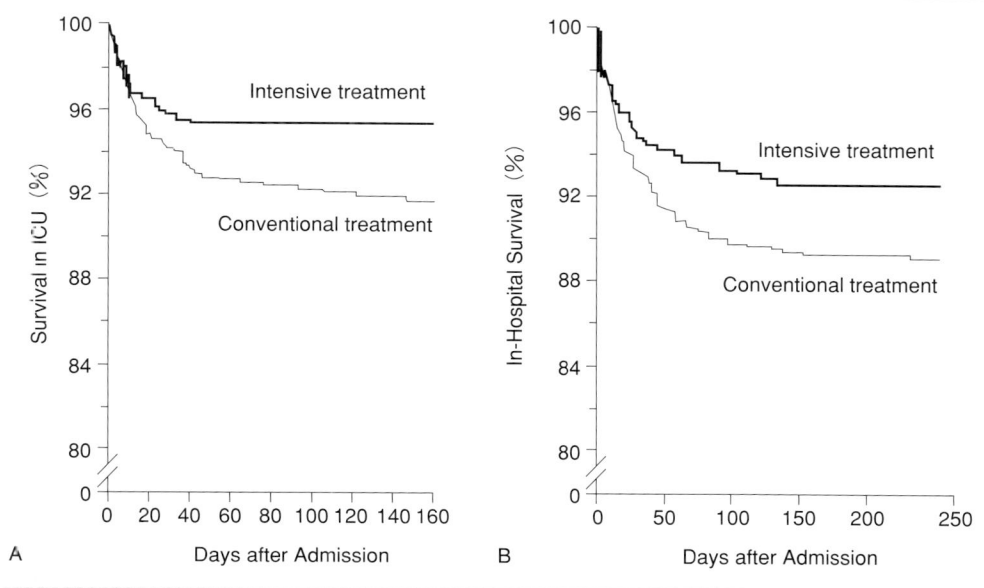

図2 集中治療室で強力インスリン療法を受けた患者と従来の治療を受けた患者のカプラン・マイアー生存曲線
(van den Berghe G, Wouters P, Weekers F, et al. Intensive insulin therapy in the critically ill patients. N Engl J Med 2001 ; 345 : 1359-67 より引用)

が認められる。原因としては，体外循環を含む心臓手術による手術侵襲が大きく，インスリン分泌の抑制による急性の糖不耐症，ストレスホルモンによる糖新生，腎尿細管からの再吸収の増加による糖の排泄の低下，体外循環後のインスリン抵抗性がある。

今までに多くの研究で，高血糖が心臓手術後の死亡率の独立した危険因子であることが示されてきた。さらに，2001年に，ICUでの積極的な血糖値管理により生命患者の生命予後を改善したという研究[2]が発表されてからは，血糖値の管理は今まで以上に重要な問題として認識され，術中からの積極的な血糖値管理をすべきであるとの意見が多くなってきた。この研究は，術後患者を対象として，インスリンを使用して血糖値を80～120mg/dlに積極的にコントロールした群と180～200mg/dlにコントロールした群で死亡率に有意差を認めた（図2）というもので，術中も従来の基準よりも低い血糖値を維持する必要があるのではないかという議論を起こした。

この研究が発表される前から，心臓血管外科手術における血糖値に関する研究は多く，大規模なものでは，75歳以上のCABG患者1,157人を対象とした単施設の研究があり，術後の血糖値が300mg/dl以上であることが死亡率の予測因子であることが示されている[21]。また，内科の研究で，Diabetes and Insulin-Glucose Infusion in Acute Myocardial Infarction（DIGAMI）studyがあり，この研究では糖尿病患者で心筋梗塞発症後24時間以内に高血糖を積極的に治療すると死亡率が低下すると報告[22]している。

心臓血管外科手術において，血糖値の目標をどこに置いて治療するべきかは，まだ明らかになっていないが，従来目標にしていた値よりもずっと低くなりそうであり，インスリンによる積極的な治療が必要になることが多くなると考えられる。

おわりに

　最後に，心臓血管外科手術における輸液管理を行ううえで知っておくべきことをまとめる。まず，輸液の原則は術後の浮腫を防ぐために循環動態の安定に必要な前負荷を保てる最低限の輸液を行うことである。輸血の適応がなければ，晶質液か膠質液で必要な容量負荷を行うが，膠質液は血漿増量効果が高く，膠質浸透圧を維持するため，大量出血時の容量負荷や術後の浮腫を予防するために有利である。日本では，アルブミン製剤，デキストラン製剤，低分子量のHES製剤を膠質液として使用することができるが，長時間の持続時間が期待できるのはアルブミン製剤のみである。また，低分子量のHES製剤は欧米で使用される高・中分子製剤よりも作用時間は短いが副作用の頻度も少なく，大量に投与しなければ出血や腎障害といった副作用はほとんどない。よって，容量負荷が一時的でよい場合には人工膠質液を使用し，長時間血管内の膠質浸透圧および血液量を保ちたいときはアルブミン製剤を使用するという方法が考えられる。しかし，膠質液を使用することで，臨床的な転帰である死亡率や合併症の発生率を減らしたという研究はいまだになく，膠質液の使用が本当に必要かどうかは分かっていない。というのは，心臓血管外科手術の予後は多くの因子によって決まるので，輸液だけの影響を評価することは大変難しいからである。よって，現時点では，各人がそれぞれで状況を判断し輸液を行う必要がある。

■参考文献

1) Edmunds LH Jr. Blood-surface interactions during cardiopulmonary bypass. J Card Surg 1993；8：404-10.
2) van den Berghe G, Wouters P, Weekers F, et al. Intensive insulin therapy in the critically ill patients. N Engl J Med 2001；345：1359-67.
3) Hoffman MJ, Greenfield LJ, Sugerman HJ, et al. Unsuspected right ventricular dysfunction in shock and sepsis. Ann Surg 1983；198：307-19.
4) Connors AF Jr, Speroff T, Dawson NV, et al. The effectiveness of right heart catheterization in the initial care of critically ill patients. SUPPORT Investigators. JAMA 1996；276：889-97.
5) Shanewise JS, Cheung AT, Aronson S, et al. ASE/SCA guidelines for performing a comprehensive intraoperative multiplane transesophageal echocardiography examination：recommendations of the American Society of Echocardiography Council for Intraoperative Echocardiography and the Society of Cardiovascular Anesthesiologists Task Force for certification in perioperative transesophageal echocardiography. Anesth Analg 1999；89：870-84.
6) Bams JL, Mariani MA, Groeneveld AB. Predicting outcome after cardiac surgery：comparison of global haemodynamic and tonometric variables. Br J Anaesth 1999；82：33-7.
7) Virgilio RW, Rice CL, Smith DE, et al. Crystalloid vs. colloid resuscitation：Is one better? A randomized clinical study. Surgery 1979；85：129-39.
8) Bennett-Guerrero E, Frumento RJ, Mets B, et al. Impact of normal saline based versus balanced-salt intravenous fluid replacement on clinical outcomes：A randomized blinded clinical trial. Anesthesiology 2001；95：A147.
9) Wagner BK, D'Amelio LF. Pharmacologic and clinical considerations in selecting crystalloid, colloidal, and oxygen-carrying resuscitation fluids, Part 1. Clin Pharm 1993；12：335-46.

10) Sanfelippo MJ, Suberviola PD, Geimer NF. Development of a von Willebrand-like syndrome after prolonged use of hydroxyethyl starch. Am J Clin Pathol 1987 ; 88 : 653-5.
11) Franz A, Bräunlich P, Gamsjäger T, et al. The effects of hydroxyethyl starches of varying molecular weights on platelet function. Anesth Analg 2001 ; 92 : 1402-7.
12) Strauss RG. Review of the effects of hydroxyethyl starch on the blood coagulation system. Transfusion 1981 ; 21 : 299-302.
13) Waters JH, Gottlieb A, Schoenwald P, et al. Normal saline versus lactated Ringer's solution for intraoperative fluid management in patients undergoing abdominal aortic aneurysm repair : an outcome study. Anesth Analg 2001 ; 93 : 817-22.
14) Chinitz JL, Kim KE, Onesti G, et al. Pathophysiology and prevention of dextran-40-induced anuria. J Lab Clin Med 1971 ; 77 : 76-87.
15) Haskell LP, Tannenberg AM. Elevated urinary specific gravity in acute oliguric renal failure due to hetastarch administration. N Y State J Med 1988 ; 88 : 387-8.
16) Ballesteros M, Boldt J, Zickmann B, et al. Hormonal response to fluid administration in cardiac surgery patients. Perfusion 19938 ; 8 : 385-92.
17) Boldt J, von Bormann B, Kling D, et al. Volume replacement with a new hydroxyethyl starch preparation (3 percent HES 200/0.5) in heart surgery. Infusionsther Klin Ernahr 1986 ; 13 : 145-51.
18) Boldt J, Knothe C, Zickmann B, et al. Influence of different intravascular volume therapies on platelet function in patients undergoing cardiopulmonary bypass. Anesth Analg 1993 ; 76 : 1185-90.
19) Russell JA, Navickis RJ, Wilkes MM. Albumin versus crystalloid for pump priming in cardiac surgery : meta-analysis of controlled trials. J Cardiothorac Vasc Anesth 2004 ; 18 : 429-37.
20) Ley SJ, Miller K, Skov P, et al. Crystalloid versus colloid fluid therapy after cardiac surgery. Heart Lung 1990 ; 19 : 31-40.
21) Rady MY, Ryan T, Starr NJ. Perioperative determinants of morbidity and mortality in elderly patients undergoing cardiac surgery. Crit Care Med 1998 ; 26 : 225-35.
22) Malmberg K, Norhammar A, Wedel H, et al. Glycometabolic state at admission : important risk marker of mortality in conventionally treated patients with diabetes mellitus and acute myocardial infarction : long-term results from the Diabetes and Insulin-Glucose Infusion in Acute Myocardial Infarction (DIGAMI) study. Circulation 1999 ; 99 : 2626-32.

〈平松　大典，大西　佳彦〉

臨床編

8 腎移植と輸液

はじめに

　腎移植の周術期管理は移植された腎臓の機能回復，生着に多大なる影響を及ぼすため，関係各科の集学的治療を必要とする．周術期管理プロトコールは施設により異なり，唯一の方法はない．加えて対象患者の高齢化，新たな薬剤やモニター，新たな研究報告などから変更される可能性もある．
　輸液は全身管理の一環であり，腎移植での輸液においても，＜生体腎移植では中心静脈圧を〜mmHg，献腎移植では〜mmHg目標に行う＞といった単純なものではない．ドナー・レシピエントの状態，麻酔方法，併用薬剤，輸液に対する反応などから，必要輸液量を症例ごとに，適正なモニター下で臨機応変に判断する必要がある．
　本章では腎移植での輸液について，輸液管理に必要な事項と併せて総合的に考察する．

レシピエントの評価

　レシピエントの術前状態をしっかり評価することが全身管理〜輸液管理の第一歩である．生体腎移植と異なり，献腎移植では時間的余裕がない場合もある．少なくとも心血管系合併症の有無については十分に把握しておく必要がある．

1 腎不全の原因

　糖尿病性腎症や自己免疫性疾患など腎不全の原因によっては，腎臓以外の臓器障害を高率に合併する．また原因にかかわらず，経過の長い透析患者の多くは合併症を有する[1)2)]．既往歴，家族歴の聴取，検査所見などと併せて，腎不全の原因，合併症の有無を検討，必要に応じて追加検査を依頼する．

2 心機能の評価

　上述のように長期透析患者では高血圧，虚血性心疾患などを合併する場合が多い[3)]．心

電図，胸部X線写真，心エコーなどを施行，既往歴および日常生活の程度（NYHA分類など）と併せて総合的に判断する。術前内服薬についても明らかにしておく必要がある。術前内服薬の術中の循環動態への影響については，β遮断薬はカルシウムチャネル拮抗薬，プロポフォール，麻薬などとの相互作用により高度の徐脈を生じうる。アンギオテンシン変換酵素阻害薬やアンギオテンシンⅡ受容体拮抗薬は低血圧を来し，輸液必要量の増加や血管収縮薬の使用を余儀なくされることがある[4]。また，この2つの薬剤は高カリウム血症に関与する場合がある。硬膜外麻酔併用を予定している場合は抗凝固薬や抗血小板薬内服の有無，休薬期間をチェックする。

重篤な虚血性心疾患，弁膜症，不整脈，大動脈瘤などがある場合は周術期のリスクが高いため，腎移植前にこれら循環器系合併症の治療を優先したほうがよい場合もある。腎臓内科，循環器，麻酔科など，関係各科での検討が必要である。

3 呼吸機能の評価

既往歴，日常生活の程度（ヒュー・ジョーンズ分類），喫煙歴，胸部X線写真，肺機能検査などで呼吸機能を総合的に評価する。心機能と同様，呼吸予備能が少ない場合には，過剰輸液により低酸素血症を生じるので注意が必要である。服薬などで改善の余地がある場合は手術延期も考慮する。

4 その他

肝障害，感染症（肝炎ウイルス，サイトメガロウイルス，結核など），消化性潰瘍，悪性腫瘍，下部尿路障害などについての既往歴，検査を行う。

当院におけるレシピエントの術前検査チェックリストを示す（表1）。

術前透析

術前透析では特に除水量に注意が必要である。術前透析は術中輸液管理の一部であるといっても過言ではない。術前透析で除水量が多く過度のマイナスバランスの場合，麻酔導入時に血圧低下を来し，術中輸液必要量の増加やカテコラミン投与の必要性が増加する。術前に主治医に確認しておくことが重要である。当院での術前透析について述べる。

（1）術前透析は，透析時間4～5時間（検査結果などにより増減），抗凝固薬としてメシル酸ナファモスタットを使用して行う。除水量の目安として，透析後体重を＜ドライウエイト＋0.5kg＞を目標とする。

（2）持続腹膜透析患者の場合は，術前に内頸静脈あるいは鎖骨下静脈から透析用のダブルルーメンカテーテルを挿入・留置する。

※症例により周術期を通しての腹膜透析で管理する施設もある。

8. 腎移植と輸液

表1 レシピエント術前検査チェックリスト

血液型	血液化学	感染症	内分泌
不規則抗体	総蛋白	B型肝炎	レニン活性
	アルブミン	C型肝炎	アルドステロン
末梢血	血清トランスアミラーゼ	梅毒	副甲状腺ホルモン
白血球	（GOT, GPT）	HTLV-1	甲状腺ホルモン
ヘモグロビン	乳酸脱水素酵素	HIV	（T3, T4, TSH）
ヘマトクリット	総ビリルビン	ツベルクリン反応*	
血小板	クレアチンキナーゼ		腫瘍マーカー
	アルカリホスファターゼ	ウイルス抗体価	CEA
凝固検査	γ-GTP	サイトメガロウイルス	AFP
活性化部分トロンボ	アミラーゼ	単純ヘルペスウイルス	CA19-9*
プラスチン時間	コリンエステラーゼ	E-Bウイルス	
プロトロンビン時間	ナトリウム		心電図
フィブリノゲン	カリウム	免疫血清	
アンチトロンビンIII	クロール	IgG	肺機能
出血時間	尿素窒素	IgA	
便潜血	クレアチニン	IgM	画像診断
	尿素	補体	胸部
尿検査	カルシウム	抗核抗体*	腹部
尿沈渣	無機リン	ANCA*	頸椎
尿細胞診*	C-反応蛋白	抗GBM抗体*	腹部エコー*
	血糖	抗β2GP-1抗体*	心エコー*
血液ガス分析	総コレステロール		
	トリグリセライド		その他
	血清鉄		妊娠反応*
	フェリチン		
	ヘモグロビンA1C		

*：必要に応じて施行

(3) ヘマトクリット値が25〜30％以下で術前に輸血を行う症例では，電解質（カリウム）補正も考慮し透析中に輸血を行う。

麻酔管理

麻酔方法に唯一のものはない。各施設での＜腎移植プロトコール＞には麻酔管理についても記載されているはずである。ここでも輸液管理に関係した項目を中心に述べる。

1 モニター

心電図，自動血圧計，観血的動脈圧，中心静脈圧（central venous pressure：CVP），パルスオキシメータ，呼気終末二酸化炭素，尿量，体温などが基本的なモニターとなる。肺動脈カテーテル挿入については議論の分かれるところである。従来，肺動脈楔入圧（pulmonary artery wedge pressure：PAWP）や肺動脈圧が腎移植術における輸液管理で

の重要な指標とされてきた。しかしながら集中治療領域において有用性を疑問視する報告[5]がされ，腎移植においても後述の大量輸液プロトコールの見直しなどもあり，肺動脈カテーテルの適応が再検討されている。当院でも術前心機能に問題のある症例などを除き，中心静脈カテーテルのみで管理することが多い。

最近では動脈圧波形からの心拍出量モニター（arterial pressure-based cardiac output：APCO，フロートラック™，エドワーズライフサイエンス社製），中心静脈酸素飽和度測定センサー付きの中心静脈カテーテル（プリセップオキシメトリーカテーテル™，エドワーズライフサイエンス社製）が保険適用となった。通常の動脈圧と中心静脈ライン確保の手技で使用可能と，特殊なカテーテル挿入などの新たな侵襲や特別な操作を必要とせず，容易に連続的なモニターができることが大きな利点である。当院では心臓外科や大手術での周術期管理にこれらを積極的に利用している。循環系の合併症を有する患者が多く，繊細な輸液・循環管理の必要な腎移植術での応用も期待できるモニターである。

APCOは文字どおり，観血的動脈圧波形の解析から算出される心拍出量である。キャリブレーション不要でゼロ点校正のみですぐに使用でき，20秒ごとに1分間の平均値を表示できレスポンスも速い（※肺動脈カテーテルでの熱希釈法による連続心拍出量は5～10分の平均値）。不整脈，末梢血管病変などがなければ，APCOの絶対値は肺動脈カテーテルでの心拍出量とよく一致する。腎移植術においても，心拍出量の絶対値および輸液に対する相対的な変化は，輸液の過不足の判断材料になる。またAPCO，平均血圧，CVPから体血管抵抗（systemic vascular resistance：SVR）が計算でき，詳細な血行動態の把握・カテコラミン選択においても有用である[6]。

中心静脈オキシメトリーカテーテルは現在，1サイズのみ（8.5Fr，20cm，内頸・鎖骨下静脈用）のため，臨床的には上大静脈血の酸素飽和度（Scv_{O_2}）を測定することになる。Scv_{O_2}は肺動脈カテーテルで測定される混合静脈血酸素飽和度（Sv_{O_2}）との比較で，絶対値は5～10％程度の差があるが相対的な変化はよく相関する[7][8]。Scv_{O_2}はSv_{O_2}同様，全身の酸素需給バランス，すなわち酸素供給（動脈血酸素飽和度，ヘモグロビン濃度，心拍出量）と酸素需要（全身酸素消費量）のバランスを鋭敏に反映し，レスポンスタイムも数秒ときわめて速い。心機能に予備力のない症例では，体位交換，胸部理学療法などの処置に伴い血圧や脈拍に変化がなくてもScv_{O_2}のみが著明に低下することがあり，輸液量やカテコラミン投与量を再検討することがある。また，適切な呼吸・循環管理にもかかわらずScv_{O_2}が60％以下であれば末梢への酸素供給不足が考えられ，輸血の必要性が示唆される。このようにScv_{O_2}はリアルタイムで全身酸素需給バランスを反映し，輸液管理，カテコラミン投与，輸血開始などの判断においてきわめて有用な指標となる。ただし，腎移植レシピエントで血液透析用シャントが上腕にある場合，動脈血の一部がシャントを介して上腕の静脈から上大静脈に戻りScv_{O_2}が高くなることがあるので注意が必要である。

その他にも今後，新たなモニターが使用可能になると思われるが，測定原理，長所・短所を理解したうえで適応を考えるべきである。

2 麻酔方法

　前投薬，麻酔導入および維持薬は施設により異なるが，いずれにおいても周術期麻酔管理で重要なことは腎血流量の維持である。移植腎は血圧の変化に敏感であり，十分な輸液の下での血圧の維持が要求される。前述のように術前透析でマイナスバランスの場合は，麻酔導入時に過度の血圧低下を来しうるため注意が必要である。

　腎移植術での麻酔方法の輸液量への影響については，硬膜外麻酔，吸入麻酔，ニューロレプト麻酔（neurolept-anesthesia：NLA）を比較した報告において，NLA麻酔下では血圧が高めに推移し，ばらつきは大きいが術中の尿量が多くなる傾向が認められている[9]。これは他の術中管理においても，しばしば経験されることであるが，適切な腎灌流圧（≒血圧）が維持されていれば従来の大量輸液は必要なく，通常の輸液量で十分とする最近の報告[10)11)]にも通じる。

併用薬剤など

　循環動態維持，利尿目的で種々の薬剤が併用され，これら薬剤は術中輸液必要量に影響を及ぼしうる。施設や主治医により薬剤の種類や投与量が異なるため，あらかじめ確認する必要がある。

1 ドパミン

　術中に使用されるカテコラミンとしてドパミンが使用されることが多く，腎灌流圧維持に有用な薬剤である。しかし，ドパミンの腎保護作用（いわゆるrenal dose）としての2〜3 µg/kg/min投与については否定的な意見が多い[12)13)]。また，10 µg/kg/min以上の投与量ではα作用が強くなるので注意が必要である。

　ドパミンの感受性には個人差もあるため3〜5 µg/kg/minから開始，反応を見ながら投与量を調節する。

2 フロセミド，マンニトール

　フロセミド，マンニトールは腎移植でルーチンに投与されることが多いが，腎保護作用の明らかなエビデンスはなく，逆に投与量増加により悪影響を及ぼす可能性がある[13)14)]。当院では移植腎動静脈吻合終了直前にフロセミド20〜40 mgとマンニトール100〜150 ml（20〜30 g）を投与している。当院の2〜3倍にあたる，フロセミド50〜100 mg/マンニトール1〜2 g/kgを使用する施設もあり，投与量についても統一された見解はない。

3 ヒト心房性ナトリウム利尿ペプチド（human atrial natriuretic peptide：hANP）

hANPの腎保護作用については，投与方法などの研究プロトコールに差があり意見の統一は見られていない[15)16)]が，腎移植での有用性を示唆する報告[17)18)]も多くされている。hANP使用においては，十分な血圧とCVP（輸液量）が維持されていることが大前提となる。循環血液量減少，低血圧での使用，あるいは血圧を過度に低下させる投与量は逆効果である。投与量は0.02〜0.1 μg/kg/min前後である。投与方法としては0.02 μg/kg/min程度の低用量に固定し適宜フロセミドを併用する方法，尿量を見ながら投与量を漸増する方法などがある。血圧や尿量の反応を見ながら投与量を調節する。

4 プロスタグランジンE_1（prostaglandin E_1：PGE_1）

腎移植術でのPGE_1の有用性を示唆する報告[19)]がされているが，PGE_1に関しても明らかなエビデンスはない。また，本邦では腎移植での使用は保険適用ではないことも問題となる。当院では症例ごとに検討するがルーチンには使用していない。使用量は0.02〜0.05 μg/kg/min前後である。反応を見て投与量を調節する。

20 μg製剤と500 μg製剤があるため，オーダー時には注意が必要である。

5 輸　血

ヘマトクリット25〜30％を目標として輸血を行う。高カリウム血症のリスク（特に照射からの日数がたった製剤）から当院では術前に輸血を行う場合は透析中に行うようにしている。術中〜術後の輸血開始の判断においては，前述のようにScv_{O_2}（Sv_{O_2}）が指標のひとつになる。Scv_{O_2}（Sv_{O_2}）の絶対値（60％以下？）あるいは相対的な変化を参考にして総合的に判断する。

6 免疫抑制薬

手術開始時よりタクロリムス0.06 mg/kg/dayの持続静注を開始，移植腎の血流再開時にメチルプレドニゾロン250 mgを1時間以上かけて点滴静注する。投与量は症例により変更される場合もあるため，その他の使用薬剤なども含め主治医に確認しておく。

以上，当院における併用薬剤などについて表2にまとめる。

輸液管理

腎移植での輸液管理は一般的に大量輸液が推奨されている。しかしながら，その根拠

表2 併用薬剤など（詳細は本文参照）

薬剤	投与量	注意点等
ドパミン	3～5 μg/kg/min から開始	"renal dose" は否定的 10 μg/kg/min では α作用が増強
フロセミド	20～40 mg	腎動静脈吻合終了直前に投与 大量で腎障害の可能性
マンニトール	100～150 ml	腎動静脈吻合終了直前に投与 大量で腎障害の可能性
ヒト心房性ナトリウム利尿ペプチド	0.02～0.1 μg/kg/min	血圧を低下させない投与量を選択
プロスタグランジンE_1	0.02～0.05 μg/kg/min	本邦では保険適用外
輸血	ヘマトクリット 25～30% 目標	高カリウム血症に注意
免疫抑制薬（タクロリムスなど）		投与量，タイミングなどを主治医に確認

として25年以上前の文献が引用されていることが多い[20)21)]。大量輸液では，心不全，肺水腫，イレウス，腸管浮腫からのbacterial translocation，創傷治癒遅延などの合併症を引き起こす可能性がある。加えて標準的な輸液管理でも術後腎機能などに差がなかったとの結果から，最近，全症例一律に大量輸液をすべきでないとする報告[10)11)]がされている。ドナーおよびレシピエントの高齢化，内視鏡手術，使用する薬剤の変更，新しいモニターの導入なども考慮し，輸液プロトコールを適宜変更する必要があると思われる。

輸液管理は施設により異なるが，当院での現時点での輸液プロトコールを中心に述べる。

1 生体腎移植ドナー

細胞外液輸液を使用する。通常の手術同様，①術前禁飲食・麻酔薬による血管拡張分の補正（10～15 ml/kg，2～4時間で補正），②維持輸液（成人では80～100 ml/hr），③サードスペース移行分（5～15 ml/kg/hr），④出血補正，の4つの総和を時間あたりの輸液の目安とする。

ドナーの普段の血圧も参考にして収縮期血圧を130 mmHg以上を維持，腎摘出前に1～2 ml/kg/hrの尿量を確保できるように輸液量増加，必要に応じドパミン併用なども考慮する。腎動脈結紮前に2000 ml以上の輸液負荷を行うことになるが輸液必要量には個人差もあり，ドナーの術前状態（年齢，心合併症の有無など），バイタルサイン，輸液に対する反応，手術時間などから総合的に判断する。

ドナーの血圧を維持し，十分な輸液量にもかかわらず尿量が維持されない場合は，主治医と相談のうえ，マンニトール200 mlあるいはフロセミド10 mg投与も考慮する。

最近では腹腔鏡（補助）下にドナーの腎臓摘出術を行うことが増えつつある。腹腔鏡

下ドナー腎摘出術での輸液量について統一された見解はなく，約7ml/kg/hrから16ml/kg/hrまで倍以上の較差がある[22]。一般的に腹腔鏡手術は手術時間が長くなることが多く，術者とのコミュニケーションを密にとり，手術の進行具合を把握しつつ全身管理を行う必要がある。腹腔鏡手術においては，通常の開腹手術と同等，あるいはそれ以上の輸液を行わないと十分な尿量が得られない場合が多い。開腹術に準じて輸液を開始，血圧，尿量などを参考に輸液量を調節する。

2 生体腎移植レシピエント

術前透析での除水量も参考にして輸液を開始する。輸液製剤としてカリウムを含まない生理食塩液，1/2生理食塩液などを使用する。移植腎の血管吻合開始から輸液速度を上げ，動静脈吻合終了の10～20分前までは600～700mlを，吻合終了までにさらに同量（あるいは5％アルブミン製剤500ml）を輸液し，血流再開までにCVP 10～15mmHg目標に輸液負荷を行う。ドパミン3～5μg/kg/minから投与を開始，ドナーの通常の血圧より少し高めに維持するようにする。hANPやPGE$_1$の併用については症例ごとに検討する。また，吻合終了直前にフロセミド20～40mg，マンニトール100～150mlを投与する。ヘマトクリット30％前後を維持するように適宜輸血，高カリウム血症にはグルコース・インスリン療法で対処する。

※吻合～血流再開時の輸液負荷については，血圧が維持されていればCVP 10mmHg程度あれば十分であるとの見解[10][11]，hANP併用で少ない輸液量でも尿量が維持される可能性などが報告[17][18]されている。今後，これらの研究報告から当院での輸液プロトコールも変更される可能性がある。

ドナー腎の血流が再開し初尿が認められれば輸液を細胞外液に変更する。移植後の尿量は1000ml/hr以上になることが多い。これは術中の大量輸液および利尿薬の影響，虚血による近位尿細管の再吸収障害などの影響である。この時点で輸液量を増加，循環血液量低下を来さないように注意する。輸液量は基本的に1時間前の尿量と同量とするが，バイタル，CVPなどにより調節する。電解質をチェックし適宜補正を行う。

移植直後の多尿の時期は術後1～2日で落ち着き，術後3～4日には経口からの摂取に切り替えられることが多い。バイタル，体重測定などで水分バランスを判断する。

3 献腎移植レシピエント

麻酔導入から移植腎血管吻合開始までの輸液管理は生体腎の場合と同様である。血圧，CVPなどを参考に輸液量を調節する。腎動静脈吻合時に5％アルブミン製剤を使用しCVP 10～15mmHgを目標に負荷する。ドパミンを使用し収縮期血圧を130mmHg以上に維持する。hANPやPGE$_1$の併用については症例ごとに検討する。献腎移植では移植腎の血流再開後に初尿が得られないことが多いため，フロセミド20～100mgを使用する。移植腎の状態にもよるが，十分な尿量が得られるまで1～2週間かかることもあり，過剰輸液に注意し必要に応じて血液透析を行う。除水量の目安は＜ドライウエイト＋1kg＞と

8. 腎移植と輸液

表3 輸液プロトコール（詳細は本文参照）

	輸液種類	投与量	注意点など
生体腎移植 ドナー	細胞外液	必要十分量（血圧，尿量などを参考） （腎動脈結紮前に2000 ml以上）	血圧維持（ドパミン考慮） （適宜フロセミドなど使用）
腹腔鏡下 腎摘出術	開腹術に準ずる（報告により輸液量に差）		
生体腎移植 レシピエント*	生理食塩液 1/2生理食塩液 （アルブミン）	腎動静脈吻合開始より輸液量増加 CVP 10～15 mmHg目標	血圧維持（ドパミン考慮） フロセミド，マンニトール （ANP，PGE₁）
献腎移植 レシピエント**	生理食塩液 1/2生理食塩液 （アルブミン）	腎動静脈吻合開始より輸液量増加 CVP 10～15 mmHg目標	血圧維持（ドパミン考慮） フロセミド，マンニトール （ANP，PGE₁）

＊：血流再開後の多尿に注意→尿量を指標に補正
＊＊：初尿が得られないことがある→輸液制限・透析考慮

表4 高カリウム血症への対処

薬剤	投与量	作用持続	注意点など
2％塩化カルシウム	20～40 ml，数分かけて	30分前後	重炭酸ナトリウムと一緒に投与しない
グルコン酸カルシウム	10～30 ml，数分かけて		他の治療を併用のこと
重炭酸ナトリウム	1 mEq/kg，数分かけて	1～2時間	腎不全患者では効果少ない
グルコース・インスリン	50％糖液50 ml・インスリン10単位	2～4時間	必要に応じて追加
血液透析			
その他	イオン交換樹脂，β_2刺激薬吸入，原因除去，（生食＋フロセミド）		

する。
　当院における現時点での輸液プロトコールを表3に示す。

高カリウム血症への対処

　透析患者では，カリウム値が6～7 mEq/l以上でも症状がなく心電図変化を示さないことがあるが，その場合でもカリウム値の相対的な上昇で致死性不整脈を生じうる。高カリウム血症への対処としては，カルシウム製剤，重炭酸ナトリウム，グルコース・インスリン療法，血液透析などがある。カルシウム製剤は緊急時に使用されるが，カリウム

を低下させるわけではないので他の治療を併用する必要がある．重炭酸ナトリウムは腎不全患者では効果が少ない．カルシウム製剤と重炭酸ナトリウムは一緒に投与すると沈殿するので注意する．グルコース・インスリン療法では血糖値を参考にしてグルコースとインスリンの比率を決定する．自尿が少ない場合は，しばらく血液透析が必要な場合もある．

高カリウム血症への対処を表4にまとめる．

まとめ

腎移植の輸液管理について関連する事項とともに述べた．新しい薬剤や研究結果から輸液プロトコールは適宜変更される可能性がある．バイタルサインや輸液に対する反応を見ながら，全身管理の一環として輸液管理を行うことが重要である．

■参考文献

1) de Lemos JA, Hillis LD. Diagnosis and management of coronary artery disease in patients with end-stage renal disease on hemodialysis. J Am Soc Nephrol 1996；7：2044-54.
2) Wolfe RA, Ashby VB, Milford EL, et al. Comparison of mortality in all patients on dialysis, patients on dialysis awaiting transplantation, and recipients of a first cadaveric transplant. N Engl J Med 1999；341：1725-30.
3) Rigatto C. Clinical epidemiology of cardiac disease in renal transplant recipients. Semin Dial 2003；16：106-10.
4) Oh YJ, Lee JH, Nam SB, et al. Effects of chronic angiotensin II receptor antagonist and angiotensin-converting enzyme inhibitor treatments on neurohormonal levels and haemodynamics during cardiopulmonary bypass. Br J Anaesth 2006；97：792-8.
5) Connors AF Jr, Speroff T, Dawson NV, et al. The effectiveness of right heart catheterization in the initial care of critically ill patients. SUPPORT Investigators. JAMA 1996；276：889-97.
6) Manecke GR Jr, Auger WR. Cardiac output determination from the arterial pressure wave：clinical testing of a novel algorithm that does not require calibration. J Cardiothorac Vasc Anesth 2007；21：3-7.
7) Reinhart K, Kuhn HJ, Hartog C, et al. Continuous central venous and pulmonary artery oxygen saturation monitoring in the critically ill. Intensive Care Med 2004；30：1572-8.
8) Dueck MH, Klimek M, Appenrodt S, et al. Trends but not individual values of central venous oxygen saturation agree with mixed venous oxygen saturation during varying hemodynamic conditions. Anesthesiology 2005；103：249-57.
9) 村上雅子, 野見山延, 小澤章子ほか. 小児慢性腎不全患者の腎移植術の麻酔管理. 麻酔 1993；42：263-70.
10) De Gasperi A, Narcisi S, Mazza E, et al. Perioperative fluid management in kidney transplantation：is volume overload still mandatory for graft function? Transplant Proc 2006；38：807-9.
11) Schnuelle P, Johannes van der Woude F. Perioperative fluid management in renal transplantation：a narrative review of the literature. Transpl Int 2006；19：947-59.
12) O'Dair J, Evans L, Rigg KM, et al. Routine use of renal-dose dopamine during living donor nephrectomy has no beneficial effect to either donor or recipient. Transplant Proc 2005；37：637-9.

13) Lassnigg A, Donner E, Grubhofer G, et al. Lack of renoprotective effects of dopamine and furosemide during cardiac surgery. J Am Soc Nephrol 2000 ; 11 : 97-104.
14) Perez-Perez AJ, Pazos B, Sobrado J, et al. Acute renal failure following massive mannitol infusion. Am J Nephrol 2002 ; 22 : 573-5.
15) Allgren RL, Marbury TC, Rahman SN, et al. Anaritide in acute tubular necrosis. Auriculin Anaritide Acute Renal Failure Study Group. N Engl J Med 1997 ; 336 : 828-34.
16) Sward K, Valsson F, Odencrants P, et al. Recombinant human atrial natriuretic peptide in ischemic acute renal failure : a randomized placebo-controlled trial. Crit Care Med 2004 ; 32 : 1310-5.
17) 佐々木順司, 吉田和正, 長澤実佳ほか. 小児生体腎移植における心房性利尿ペプチド（hANP）の効果. 麻酔 2000 ; 49 : 1121-5.
18) 寺田享志, 平野洋八郎, 吉田和正ほか. 腎移植術中の心血行動態へのヒト心房性ナトリウム利尿ペプチド投与の影響—経食道心エコーおよび肺動脈カテーテルによる検討—. 麻酔 2005 ; 54 : 144-8.
19) 大崎恒一. 生体腎移植におけるprostaglandin E1の効果に関する臨床的検討. 東女医大誌 1996 ; 66 : 1102-12.
20) Luciani J, Frantz P, Thibault P, et al. Early anuria prevention in human kidney transplantation. Advantage of fluid load under pulmonary arterial pressure monitoring during surgical period. Transplantation 1979 ; 28 : 308-12.
21) Carlier M, Squifflet JP, Pirson Y, et al. Maximal hydration during anesthesia increases pulmonary arterial pressures and improves early function of human renal transplants. Transplantation 1982 ; 34 : 201-4.
22) Bergman S, Feldman LS, Carli F, et al. Intraoperative fluid management in laparoscopic live-donor nephrectomy : challenging the dogma. Surg Endosc 2004 ; 18 : 1625-30.

〔小山　薫〕

臨床編 9 呼吸管理と輸液

はじめに

　呼吸管理と輸液療法は切っても切れない関係にある。呼吸不全の最重症型である急性呼吸促迫症候群（acute respiratory distress syndrome：ARDS）の輸液管理では"酸塩基平衡および腎血流量の保持がなされ，全身臓器への最低限の酸素運搬能が保持可能な輸液量以上の過剰輸液は避けるべきである"[1]と書かれており，輸液制限がわが国の基本戦略であろう。開胸手術の全身麻酔管理でも輸液を制限せよと教わってきた。問題なのは，どの程度輸液を制限すればいいのか明確でない点である。臓器血流が維持されていると判断するための指標も定まっておらず，1日の輸液総量を1,000ml程度に，と教える施設もある。

　ARDS治療の勉学のため2001年に米国留学したとき，もっとも驚いたのは輸液量であった。在籍したDuke大学呼吸器内科の管理するMedical ICUはARDS networkに参加する施設であるが，筆者が教わったような輸液制限を行っておらず初期治療において1日8lの輸液を行うこともあった。もちろん生存率が悪化した印象はない。確かに同じARDS患者といっても米国人と日本人では体格も年齢も異なっている。ARDS networkのデータでは平均年齢50歳代に対し日本の多くの施設では70歳を超えているだろう。Duke大学だけでなくドイツやスイスのICUでも100kgを超える体重の患者は少なくなかった。しかし，このような違いを差し引いても，わが国で行われている輸液量制限はあまりにも諸外国とかけ離れている印象をもった。

　呼吸不全に対する輸液制限は過剰輸液による肺内水分量増加とそれに引き続く低酸素血症を回避するための戦略であることは疑う余地はない。しかし，過剰輸液へのおそれは必要以上に強くないだろうか？　低酸素血症治療に輸液制限は本当に必要なのだろうか？　輸液療法以外の治療に改善の余地はないのだろうか？　その回答のひとつは，呼吸管理にあると筆者は考える。

ARDSとは？

　なんらかの理由により肺毛細血管の透過性が亢進し，非心原性肺水腫を来した状態で

9. 呼吸管理と輸液

表1　ARDSの定義

- 急性発症
- 胸部X線写真上両側浸潤影
- 心原性肺水腫の除外（肺動脈楔入圧 ≦ 18 cmH$_2$O あるいは左房負荷所見がない）
- Pa$_{O_2}$/F$_{I_{O_2}}$ < 200（< 300 を急性肺損傷としARDSと同様の治療を行う）

（American-European Consensus Conference 1993 ならびに 1995 より）

ある。表1にその定義を示した。ARDSの約9割は敗血症が原因という報告[2]もある。感染を契機に血管内皮障害あるいは肺胞上皮障害が生じ，バリア機能が破綻して水分だけでなく比較的大きな分子量の物質移動も制御できなくなる。感染時に局所に生じた炎症性サイトカインは肺内外に移動し新たな炎症反応を引き起こす。無秩序に起こる血管−肺胞間のバリア機能の破綻からwet lungとなり肺コンプライアンスは低下し，ガス交換が障害されて低酸素血症を来す。血管透過性亢進のため，輸液量が多ければそれだけ血管外に漏れ出す水分量も多くなる。この結果，人工呼吸管理も困難となる。そこでwet lungを回避する必要が生じ，輸液制限という発想が生まれたのであろう。

しかし，過剰な輸液制限は臓器血流を減少させる。尿量確保のために利尿薬を濫用すれば腎機能障害の原因にもなりかねない。治療の最終目標は常に生存退院であり，結果的に予後が悪化するのであれば目先の酸素化にこだわっても意味がない。

では，どの程度の輸液制限が有効なのだろうか？　最近その答えが発表された。

Surviving Sepsis Campaign guidelines と FACTT study

Dellingerらは2004年"Surviving Sepsis Campaign guidelines for management of severe sepsis and septic shock"[3]という論文を発表した。この中で生存率向上のためにはearly goal-directed therapy（EGDT）と呼ばれる初期治療の重要性が強調されており，敗血症を認識した時点から6時間以内の推奨される治療が列挙されている（表2）。中でもショック状態の循環系の充満圧を回復するために積極的な輸液投与（aggressive fluid challenge to restore mean circulating filling pressure）が推奨されている。2008年に最新版が発表されている[4]。

一方，ARDS networkはFluid and Catheter Therapy Trial（FACTT study）という臨床研究を立ち上げ[5]，ARDSの管理において輸液量，輸液量評価のためのカテーテルの種類により以下の4群に分け検討した。

(1) Fluid—conservative/CVカテーテル群：輸液制限し利尿薬を使用してCVカテーテルによりCVP < 4 mmHgを維持
(2) Fluid—conservative/PAカテーテル群：輸液制限し利尿薬を使用して肺動脈カテーテルによりPAOP < 8 mmHgを維持〔肺動脈閉塞圧（pulmonary artery occlusion pressure：PAOP）〕
(3) Fluid—liberal/CVカテーテル群：輸液により 10 < CVP < 14 mmHgを維持〔中心

表2 early goal-directed therapy で推奨される最初の6時間に達成すべき治療項目

1. 中心静脈圧　8〜12 mmHg
2. 平均動脈圧　≧65 mmHg
3. 尿量　≧0.5 ml/kg/hr
4. 中心静脈（上大静脈）あるいは混合静脈酸素飽和度　≧70％

（Dellinger RP, Carlet JM, Masur H, et al. Surviving Sepsis Campaign guidelines for management of severe sepsis and septic shock. Crit Care Med 2004；32：858-73より引用）

静脈圧（central venous pressure：CVP）〕
（4）Fluid—liberal/PAカテーテル群：輸液により14＜PAOP＜18 mmHgを維持

カテーテルの種類による生存率や人工呼吸フリー日数，不全臓器数などに有意差は認められなかったので，輸液戦略により分けた2群で比較したところ，最初の7日間ではFluid—conservativeすなわち輸液制限群503人のインアウトバランスは平均−136±491 ml，Fluid—liberalすなわち積極的輸液群497人では6,992±502 mlとなった。積極的輸液群の輸液量は過去のARDS networkの臨床研究で報告されたARDS治療での輸液量に等しく，筆者が実際に見てきた方法である。輸液制限群の死亡率は25.5％（積極的輸液群28.4％，P＝0.300）で有意差はなかったが，oxygen indexや肺損傷スコアーの改善やプラトー圧低下という肺機能にかかわるパラメータ改善に有意差があり，人工呼吸フリー日数（14.6±0.5，12.1±0.5，P＝0.0002）やICUフリー日数（13.4±0.4，11.2±0.4，P＝0.0003）も増加した。輸液制限群では血清クレアチニン，BUN値の有意な上昇が見られたが，腎不全の発生率や透析の使用頻度には関係しなかった。

この結果から輸液制限優位と解釈できるが，実はプロトコールでは，ショック状態で搬入された場合，初期治療として輸液や昇圧薬を必要量使用できるし他の治療法も適切な範囲内で許されている。この結果，群振り分け前の輸液バランスは平均＋2700 ml，平均CVPは12.1 mmHg，PAOPは15.6 mmHgであった。すなわちFACTT studyでも初期治療としてEGDTは行われていたことになる。わが国の臨床現場では，EGDTはまだまだ標準的治療概念とはなっていない。敗血症の初期治療で十分量の輸液が必要である以上，敗血症を主たる原因とするARDS治療も同様であるはずだ。

低酸素血症の原因は何か？

　ARDSではガス交換がもっとも有効に行われている背側横隔膜側のdependent regionが優先的に障害される。その理由として，①wetになり重くなった肺自身の重さがこの部位にかかり虚脱しやすい，②肝臓など腹部内臓による圧迫を受けやすい，③肺内血液が重力により集まりやすく換気が行われにくい，④以上の理由により虚脱肺胞が多く，一方で含気を維持している肺胞との間にshear forceと呼ばれる力が働き，炎症反応を引き起こしてさらなる肺損傷をもたらす，などと説明されている。酸素化が悪化しているとき

9. 呼吸管理と輸液

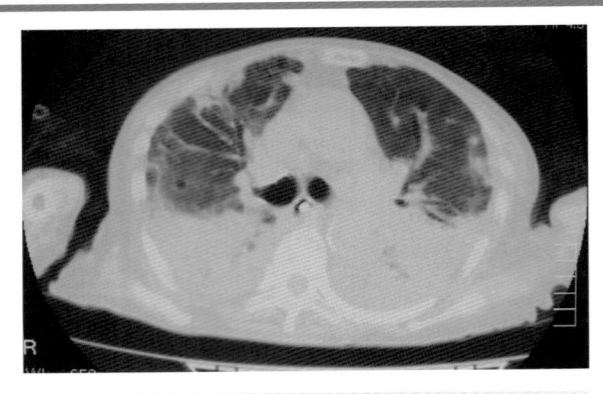

図1　ARDS肺のCT像
仰臥位では横隔膜近傍の背側肺が虚脱しやすい。

のCT像は図1のとおり，換気できる肺領域は腹側（仰臥位なら天井側の領域）に限られ，背側は水分に等しい吸収像を示す。実はこの部分は虚脱肺胞の集合体であり，ARDSにおける著明な低酸素症の一因である。さらに不適切な人工呼吸が状況を悪化させる。陽圧換気により肺内に押し込まれたガスはその本来の性質から入りやすい領域に分配されていく。この結果，虚脱した肺領域にはますますガスが入らなくなり換気血流比を悪化させる。つまり，低酸素血症の原因はwet lungの状態を作る輸液だけにあるのではなく，換気戦略にも大きな責任があるのだ。

虚脱肺への人工呼吸戦略と最近の進歩

肺血管には換気と血流をマッチさせるために血管収縮を行う自動機能が備わっている〔低酸素性肺血管収縮（hypoxic pulmonary vasoconstriction：HPV）〕。しかし，虚脱した領域が増大するとHPVによっても血流を迂回させることができなくなり，虚脱部位を通過した肺血流は"肺内シャント血流"となる。シャントには吸入酸素濃度増加は効果を示さないので，低酸素症の改善には虚脱部分を再び開通させ含気を維持させる必要がある。虚脱肺の再開通には十分に高い肺胞圧（25 cmH_2O以上といわれる）を十分な時間適用しなければならない。

呼気終末陽圧（positive end-expiratory pressure：PEEP）による虚脱再開通を理解するために2つの症例を呈示しよう。

第1の患者は糖尿病性ケトアシドーシスによる意識障害を主症状に来院した。胸部X線像で両側下葉に浸潤影が見られ肺炎の合併も示唆された。輸液が開始されたが，大量輸液後低酸素血症のためICUに搬送された。図2-aは気管挿管直後の胸部X線像とbはICU入室直前の胸部CTである。気管挿管し24 cmH_2OのPEEP（APRV【注】モード）で肺胞の再開通を試みた。6時間後には胸部所見は著明に改善しており（図2-c），F_{IO_2}は0.21，Pa_{O_2}は100と正常化した。ところが離脱中にPEEP18 cmH_2Oまで圧を低下させた時点で抜管され，浸潤影が増強した（図2-d）。しかし，非侵襲的陽圧換気（noninvasive posi-

a	b
c	d
	e

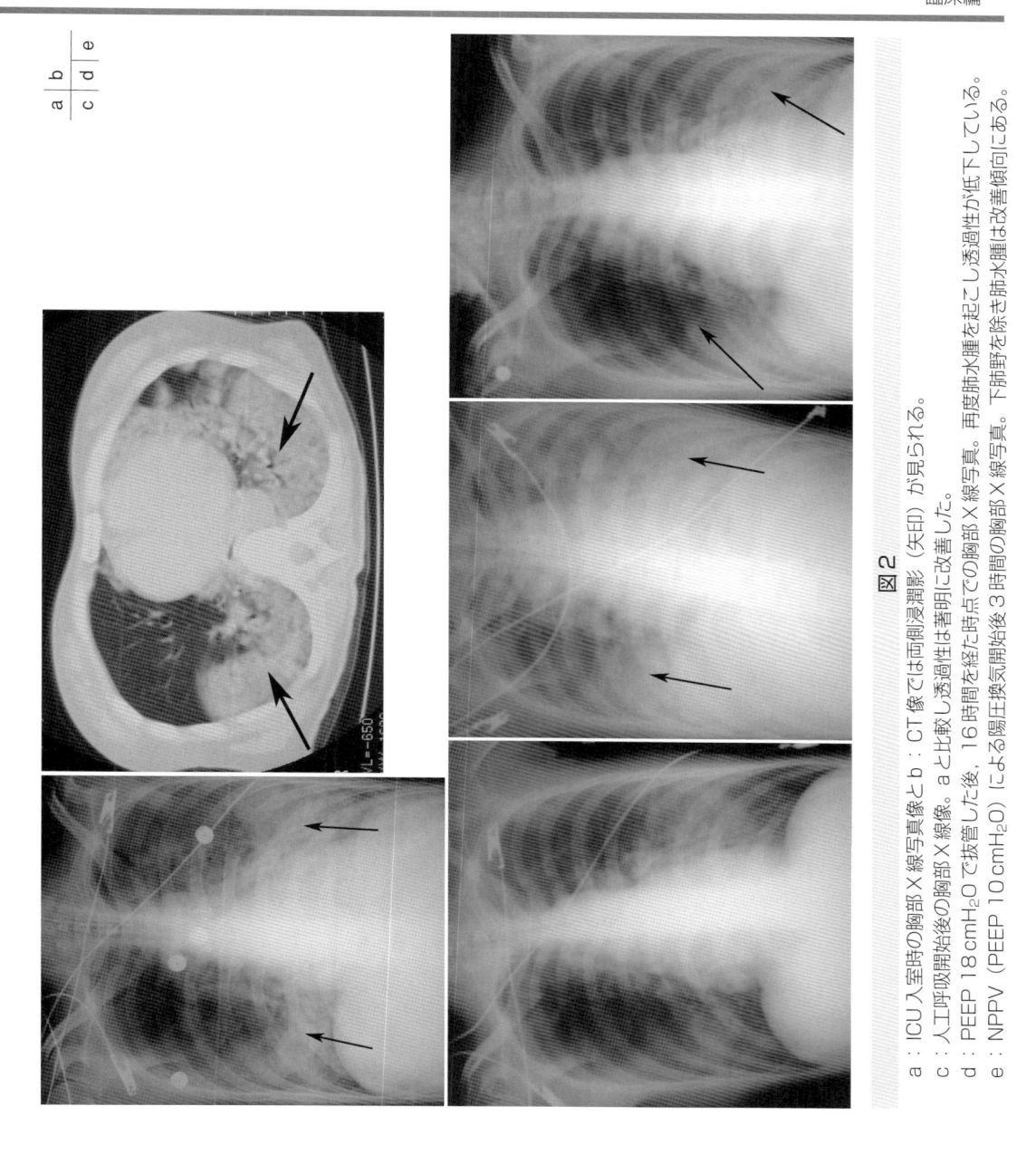

図2
a：ICU入室時の胸部X線写真像とb：CT像では両側浸潤影（矢印）が見られる。
c：人工呼吸開始後の胸部X線像。aと比較し透過性は著明に改善した。
d：PEEP 18cmH₂Oで抜管した後、16時間を経た時点での胸部X線写真。再度肺水腫を起こし透過性が低下している。
e：NPPV（PEEP 10cmH₂O）による陽圧換気開始後3時間の胸部X線写真。下肺野を除き肺水腫は改善傾向にある。

tive pressure ventilation：NPPV）により再度PEEP（10cmH₂O）を付加し解消できた（図2-e）。利尿薬を使用して翌日にはNPPVを離脱しICUを退出した。

【注】APRV（airway pressure release ventilation）：CPAPの亜型。時間サイクルで定期的に気道内圧解除を行い大気圧に解放する換気モード。CPAPによる気道内圧維持が長く、圧解放相は1秒未満と非常に短いため、虚脱肺胞の再開通に適した換気法である。自発呼吸温存が容易なことも特徴に挙げられる。

第2の症例は敗血症性ARDSの治療例である。入室時点で白血球減少を来しており，5臓器障害，APACHE IIスコア37点，SAPS IIスコア72点の重症症例であった。脱水，透過性亢進，敗血症による心不全があり極度の循環障害が見られたが，5時間足らずで6lの輸液を行いつつPEEP 22 cmH$_2$OのAPRVで呼吸管理を行ったところ，24時間後にはPa$_{O_2}$/F$_{IO_2}$（P/F）は93.7から337.2と改善し，F$_{IO_2}$は2日目には0.5，4日目には0.4に低下した。総輸液量は3日間で13l（7，4，2l/日）となったが，P/Fは低下することなく経過した。4日目には呼吸循環動態が安定し，7日目には人工呼吸離脱が開始された。26日後ICU退出，翌日人工呼吸器離脱，62日目に独歩退院した。

いずれの症例でも基礎疾患への初期治療として大量輸液が行われている。過剰輸液だと感じた読者も少なくないであろうが，治療上必要な輸液は行わなければならない。症例1での抜管前後の経過を見れば，PEEPが増加した肺内の水分を押し返し肺胞の含気を維持していた様子が理解できるだろう。当初24 cmH$_2$OのPEEPが必要であったのに最後はNPPVによる10 cmH$_2$OのPEEPで維持できたことから，一度肺胞が開通してしまえば維持のためにはさほど高い圧が必要でないことも学ぶことができる。PEEPを適切に用いれば急速にF$_{IO_2}$を低下できる。

人工呼吸からの離脱に際しては水分バランスも考慮すべきポイントである。離脱直前に帳尻合わせをするのではなく，日々の管理の中で利尿期を注意深く観察し，初期の負荷分を取り返す努力を積み重ねておく。筆者の経験では通算1～2l程度のプラスバランスであれば多くの症例では離脱可能であるが，心機能や腎機能低下例では慎重に判断する必要がある。また，インアウトバランスの計算値だけでなく，時間尿量のトレンド，尿比重，背部も含めた浮腫の状態観察，胸壁エコーによる下大静脈径や呼吸性変動の有無，CVP値，観血的動脈圧波形の形状など複数の指標を基に総合的に判断することが重要である。

本章では印象的な2症例についてのみ紹介したが，筆者の施設では上記の輸液戦略がARDSに対する標準的治療であり，適切に呼吸管理を行うことができれば"極端な"輸液制限は必要ないと考えている。

人工呼吸における最近の進歩は患者の自発呼吸への同調性向上と人工呼吸関連肺損傷（ventilator-induced lung injury：VILI）回避策の発見である。1回換気量制限による肺保護換気戦略をご存じの読者も多いだろうが，最近では換気量制限だけではVILIを十分回避できないことが報告[6]されている。この論文では換気量制限戦略を行っている患者に胸部CT検査を行ったところ，1/3の患者では肺内に過伸展部位が存在した。しかも，これらの患者ではdependent regionにより大きな虚脱エリアを有し気道内炎症性サイトカインは有意に増加し，人工呼吸期間も有意に長かった。このように，低酸素性呼吸不全の人工呼吸においては虚脱部位の再開通がもっとも重要なターゲットとなっている。再開通が十分行われればARDS症例であってもP/F比は400以上に改善する。

虚脱肺の再開通には高圧下の管理が不可欠であり，安全に制御できるようこの10年間に革新的技術が開発されてきた。虚脱肺はそのまま放置されればますます再開通が困難となるため，できるだけ早期に治療しなければならない。この再開通処置に使用する高い肺胞内圧が，同時に肺内やその周辺に移行した水分の浸入を防止する役目も果たして

いる。ARDSでは肺水腫により肺自身の重量が増加し，これによって背側肺を押しつぶす上乗せ圧が増加するという悪循環が生じるが，PEEPにより水分の浸入を防ぎ組織重量が軽減すれば，上乗せ圧が減少して再開通を容易にするという好循環へと切り替わる。

人工呼吸中の自発呼吸の温存は，横隔膜運動によるdependent regionへの換気を増やし，虚脱肺胞の再開通にも役立つ。筆者が使用するAPRVという換気モードは自発呼吸との共存性がよく，それ自身リクルートメント効果がある[7]。高圧による管理にもかかわらず，心拍出量や腎・腸管血流を減少させることがないと報告されている。ハード面，ソフト面における人工呼吸療法の進歩は明らかに全身管理を向上させ容易にしている。

おわりに

10〜30 cmH$_2$Oの陽圧下に呼吸管理が可能な症例では極端な輸液制限は不要と考えるが，PEEPを適応しにくい症例では輸液制限も選択肢のひとつである。感染やステロイド常用のために気道脆弱性が疑われる症例，胸腔ドレナージが技術的に困難な症例，極度の心不全症例などである。

また，高圧による人工呼吸管理には高性能の人工呼吸器が必要である。気道モニタリングのためにグラフィックディスプレイは必須であり，器械とそれを扱うスタッフにも十分な知識と経験が要求されることはいうまでもない。そのような環境が得られない場合，輸液戦略にしわ寄せがいくことになるだろう。

筆者は輸液制限が不要といっているのではない。必要な輸液は行わなければならないので，理論に基づいた呼吸管理戦略を行い，極端な輸液制限こそ避けるべきであると考えている。

本章が読者の知的好奇心をくすぐり，新たな"事実"探求への糸口となってくれれば筆者の望外の喜びである。

■参考文献

1) 日本呼吸器学会ARDSガイドライン作成委員会. ALI/ARDS診療のためのガイドライン. 東京：秀潤社；2005.
2) Rubenfeld GD, Caldwell E, Peabody E, et al. Incidence and outcomes of acute lung injury. N Engl J Med 2005；353：1685-93.
3) Dellinger RP, Carlet JM, Masur H, et al. Surviving Sepsis Campaign guidelines for management of severe sepsis and septic shock. Crit Care Med 2004；32：858-73.
4) Dellinger RP, Levy MM, Canlet JM, et al. Surviving Sepsis Campaign：international guidelines for management of severe sepsis and septic shock：2008. Crit Care Med 2008；36：296-327.
5) Wiedemann HP, Wheeler AP, Bernard GR, et al. Comparison of two fluid-management strategies in acute lung injury. N Engl J Med 2006；354：2564-75.
6) Terragni PP, Rosboch G, Tealdi A, et al. Tidal hyperinflation during low tidal volume ventilation in acute respiratory distress syndrome. Am J Respir Crit Care Med 2007；175：160-6.
7) Habashi NM. Other approaches to open-lung ventilation：airway pressure release ventilation. Crit Care Med 2005；33：S228-40.

〈小谷　透〉

Column 3
組織間液圧

　組織間液圧（interstitial fluid pressure）は，①微小循環動脈系から組織間腔への水分子，および溶解物質の移動速度，量を調節する，②組織の一部から他の部へのこれらの物質の移動を起こさせる，③これらの物質のリンパ管への流入速度，量を調節する，④組織間ゲルへの水分子への流入を調節する，⑤細胞の細胞内液圧，細胞内膠質浸透圧に対抗して水分子の細胞内外の移動を調節する，が直接の生理的機能である。

　すなわち上記の①に関しては組織間液圧よりも高圧である動脈系から水分子，溶解物質を組織間内に流入させ，そしてさらにこれらの物質をより低圧である静脈系に流出させる。②に関しては炎症部などに生じた貯留組織液を対流によって周囲組織に拡散させ，その貯留量を軽減する。③に関してはなんらかの要因により生じた組織液貯留はそれによって生じた組織間液圧の上昇がリンパ管内圧との静水圧差を大ならしめ，その貯留組織液のリンパ管への流入を促進させる。④に関しては組織間ゲルへの水分子移行を促進し，あるいはゲルから水分子の放出を促し，組織液量調節の一役を担う。⑤に関しては細胞の生理的活動に必要な細胞内液量調節に直接作用する。組織間液圧そのものに関してこれらの中で特に③の意義が大きいと考えられている。例えば浮腫発生時におけるリンパ管の排液機構（lymphatic drainage）での役割は組織間液量調節上重要である[1]。しかし②に関しては，脱水に伴う組織間液流量の減少，すなわち組織液の循環が組織代謝に及ぼす影響は比較的少なく[2]，出血などによる組織への血液量の低下のほうがより大きな影響を及ぼすこと[3]が認められている。そして後述するように組織間液圧が組織圧に転じて循環機能の一役，特に静脈還流を担う意味が大きい。

　組織液圧は身体の部位によって異なる。基本的には大気圧に等しいものであるが，周囲・外部組織からの側圧，体位による静水圧，組織・臓器の運動力などの影響を受ける。すなわち，立位における下肢皮下組織液圧は下部ほど高圧となっている。また骨格筋ではその収縮により組織間液圧は著しく高い陽圧となる。一方，肺組織では周囲の胸腔内圧の陰圧の影響を受けて常時陰圧が認められる。

　水平位にある皮下組織は正常では1.7cmH_2O（マウス），3.1cmH_2O（ヒト）ではあるが，浮腫が発生すると20cmH_2Oに達する[4]。また骨格筋では非収縮状態では1～5mmHgではあるが，収縮時には10～600mmHgに達する[5]*[6]。同様に心筋においても拡張期では心外膜下で0～0.4mmHg，心内膜下で10mmHgであるが，収縮期にはともに心室内圧にほ

---

*：一応，組織液圧と解釈できるとしているが，測定方法からすれば正確には組織圧とすべきものである。

ぽ等しくなる[7]。また腎では3〜30mmHg[8]，小腸では0.3mmHg[9]，肺では−4mmHg[10]と報告されている。

　輸液療法のわれわれ生体の機能，恒常性維持での役割，すなわち体液管理での重要性は循環機能の維持にある。すなわち血液の循環は心臓から血液を押し出す力（vis a tergo），循環を行うための循環血液量（第1章参照）維持に伴う血管内圧，すなわち，静水圧力（vis a interior），そして組織圧（tissue pressure），すなわち血管外からの圧迫により血液を心臓側に押し進める力（vis a latere），そして心臓に向かっての流れに抵抗となる，あるいは吸引する力（vis a fronte）によって行われている。膠質液と晶質液とを合わせた適切な輸液は循環血液量の維持に役立ち（vis a interior），晶質液を主体とする適切な輸液は組織間液を充実させて組織圧を維持，あるいは上昇させて血液を心臓方向に移動させる力（vis a latere）からなっている。この組織圧は次式のように構成されている。

組織圧＝組織液圧＋固形組織（結合線維＋組織ゲル）圧

　これらのうち，結合繊維圧は線維の性状，数が変化しないかぎり固定している。また組織ゲル圧はゲル量に変化がないかぎり，また組織間液の吸収，放出により多少の変動はあるが，著しい膨化，減縮がないかぎりほぼ固定している。しかし組織液量は生体の体液バランス変化に伴い比較的大きく変動する。そのためこの変動に伴い組織間液圧は大きく変化する。特に正常状態，あるいは脱水状態で輸液を行った場合，その初期段階では急激な組織間液圧の上昇が認められる[2]。また図に示されるように初めの10〜20％の組織間液

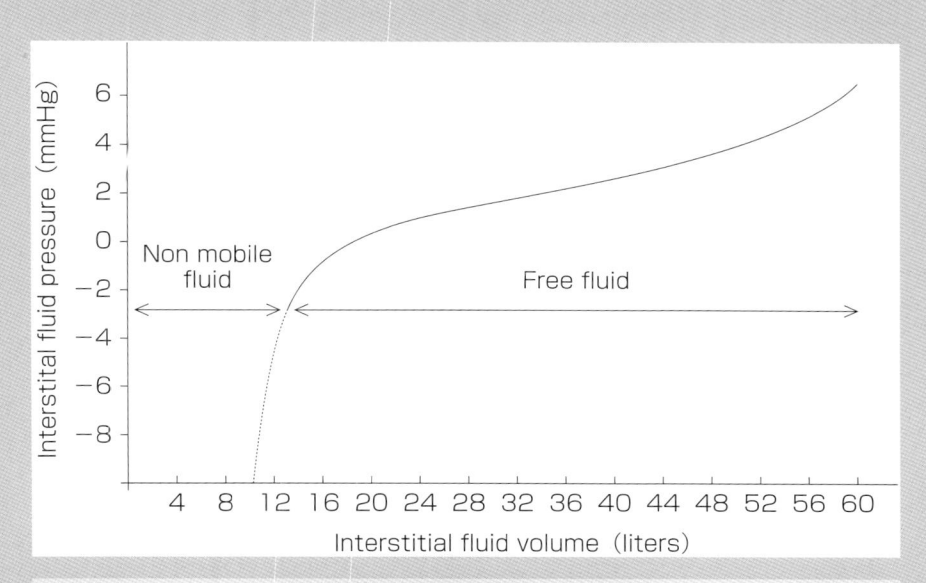

図　組織液量と組織液圧との関係

イヌで得られたデータを体重70kgのヒトの場合に演繹して両者間の関係を示した。すなわち，組織液圧は下腿皮下に埋め込んだカプセル法により測定し，晶質液の輸液を行い組織液量の変化を計った。この図でNon mobile fluidとは組織間ゲルに吸収されている組織間液である。

（Guyton AC, Granger HJ, Taylor AE. Interstitial fluid pressure. Physiol Rev 1971；51：527-63より引用）

量の増加で2～10mmHgの組織間液圧の上昇が認められる[11]。しかしそれ以降では1mmHgの組織液圧の上昇には初期組織間液量の200％程度の増加を要する。そして同時に組織の浮腫を発生させる[12]。このように浮腫状態となった状態では，輸液により組織圧を上昇させても心臓側での抵抗が上昇するため，静脈還流を促進させる効率は低下する。

　以上，輸液は循環血液量の維持のみならず，このような組織間液量・圧維持の面，組織圧の調節の面において循環機能の一役を果たしている。

■参考文献
1) Leak LV. Electron microscopic observations on lymphatic capillaries and the structural components of the connective tissue-lymph interface Microvasc. Res 1970；2：361-91.
2) Takaori M, Tosaki Y. Changes in Po_2 and flow of thoracic duct lymph in acute extracellular fluid depletion in dogs. J Surg Res 1978；25：439-44.
3) 高折益彦．戸崎洋子．出血性ショックにともなう胸管リンパ流量ならびに酸素分圧の変化．呼と循 1972；20：1079-85.
4) McMaster PD. The pressure and interstitial resistance prevalence in the normal and edematous skin of animals and man. J Exp Med 1946；84：473-94.
5) Henderson YA, Oughterson LA, Greenberg DM, et al. Muscle tonus, intramuscular pressure and the venodepressor mechanism. Am J Physiol 1936；114：261-8.
6) Kjellmer I. An indirect method for estimating tissue pressure with special reference to tissure pressure in muscle during exercise. Acta physiol Scand 1964；62：31-40.
7) Kirk ES, Honig CR. An experimental and theoretical analysis of myocardial tissure pressure. Am J Physiol 1964；207：361-7.
8) Gottshalk CWA. A comparative study of renal interstinal pressure. Am J Physiol 1952；169：180-7.
9) Johnson PC. Origin, localization and homeostatic significance of autoregulation in the intestine. Circ Res 1964；14 Suppl 1：I-225-33.
10) Agosutoni E. Mechanics of the pleural space. Physiol Rev 1972；52：57-128.
11) Guyton AC, Granger HJ, Taylor AE. Interstitial fluid pressure. Physiol Rev 1971；51：527-63.
12) Guyton AC, Taylor AE, Granger HJ. Analysis of types of pressure in the pulmonary interstitial space—Interstitial fluid pressure, solid tissue pressure and total tissue pressure. Symp Eur Thorac Soc. Pisa, Italy Karger, Basel；1971. p.41-55.

（高折　益彦）

Column 4
アルブミンの血管外輸送と血液粘度

はじめに

　生体の血管内皮細胞のギャップジャンクションは臓器により大きく異なる（数nm〜数百nm）[1]。また，血管内から外への蛋白輸送は数十nmのvesiculeやvesicular channelにより行われている[2]。この輸送には内皮細胞や基底膜の電荷も関係している。これらの輸送システムは，アルブミンや代用血漿を投与する上において十分理解しておく必要がある。コロイドの血管外漏出に関しては最近，興味深い知見が得られている。すなわち，ポリエチレングリコール鎖を数本結合させたアルブミン（polyethylene glycol-albumin：PEG-Alb）の研究[3,4]により，①PEG修飾が水和水による占有体積を巨大にすること，②占有体積の巨大化は上記vesicular channelからの血管外への逸脱を防止できる可能性があること，③PEG修飾とその水和水が高分子物質の抗原性を緩和すること（ステルス化）により，その高分子物質の副作用を軽減，消失あるいは遅延させる可能性があること，④PEG修飾により，濃度は低くてもvan't Hoff式の第2ビリアル係数の関与により大きな血漿浸透圧（COP）を獲得し，少量投与で，臨床的に治療に難渋する組織間浮腫を改善する可能性があること，⑤PEG修飾の際の残存SH基が一酸化窒素輸送に関係し，末梢血管を拡大させること，などである。PEG-Albに関しては，本コラムの容量では解説しきれないので省く。

　一方，大出血の際にヘマトクリット低下による血液粘度低下は毛細血管の虚脱を起こし，この虚脱を防止しなければ，必要な組織に酸素が届かない。代用血漿の粘度を調整することは血管虚脱防止に有効なことが分かってきた[5]。あるいは正常粘度を維持すれば，Hbが3g/dlでも末梢での酸素代謝を維持できる。本コラムでは，アルブミンの血管外輸送に関する電子顕微鏡写真を通して，高分子化合物の生物学的輸送と物理学的輸送の違いを示し，また出血の際の血液粘度の重要性も考察する。

1 毛細血管の種類

　毛細血管には以下の3種類がある[2]。

　①continuous capillary：もっとも一般的な毛細血管。脳，肺ではvesicleやchannelが少ない。心筋でvesicleが多い。②fenestrated capillary：内分泌腺，消化管の粘膜，膵臓，

図1 continuous capillary のシェーマ

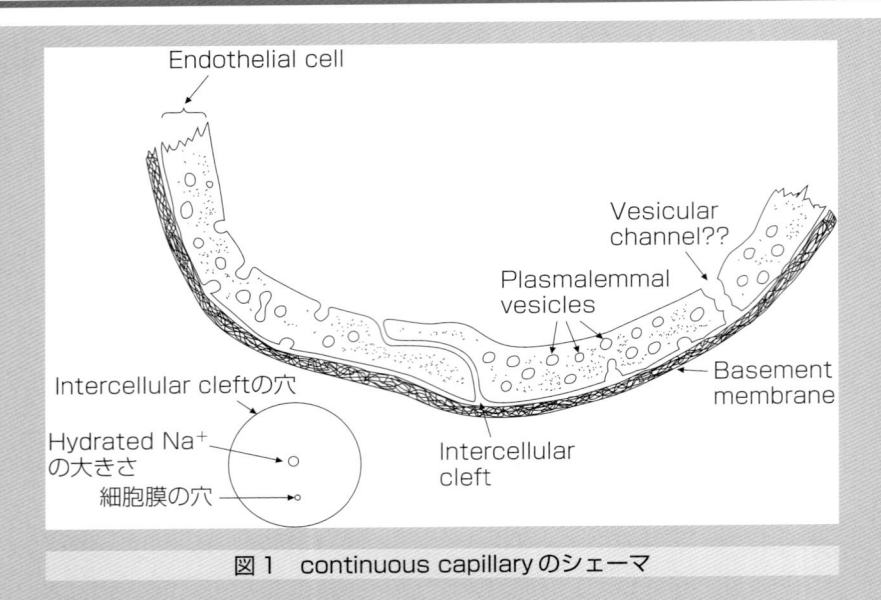

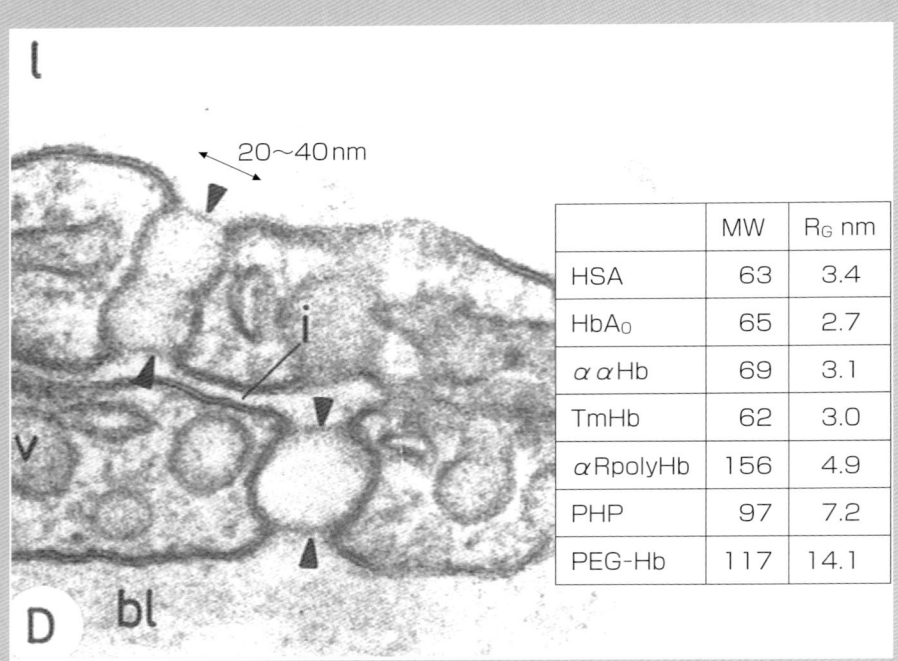

	MW	R_G nm
HSA	63	3.4
HbA₀	65	2.7
ααHb	69	3.1
TmHb	62	3.0
αRpolyHb	156	4.9
PHP	97	7.2
PEG-Hb	117	14.1

図2 vesicular channel とギャップジャンクション

図中のlは血管内，bl：基底膜，v：vesicle，i：intercellular cleft を示す．矢印は vesicular channel を示す．表は筆者が文献3の人工血液のデータを基に作成した（MW：分子量，R_G：慣性半径）．図中の数字（20〜40 nm）は文献2の文中から引用した．

（Simionescu M, Simionescu N. Ultrastructure of the microvascular wall：functional correlations. In：Renkin EM, Michel CC, editors. Handbook of physiology. Maryland：Williams & Wilkins；1984. p.41-101 より引用）

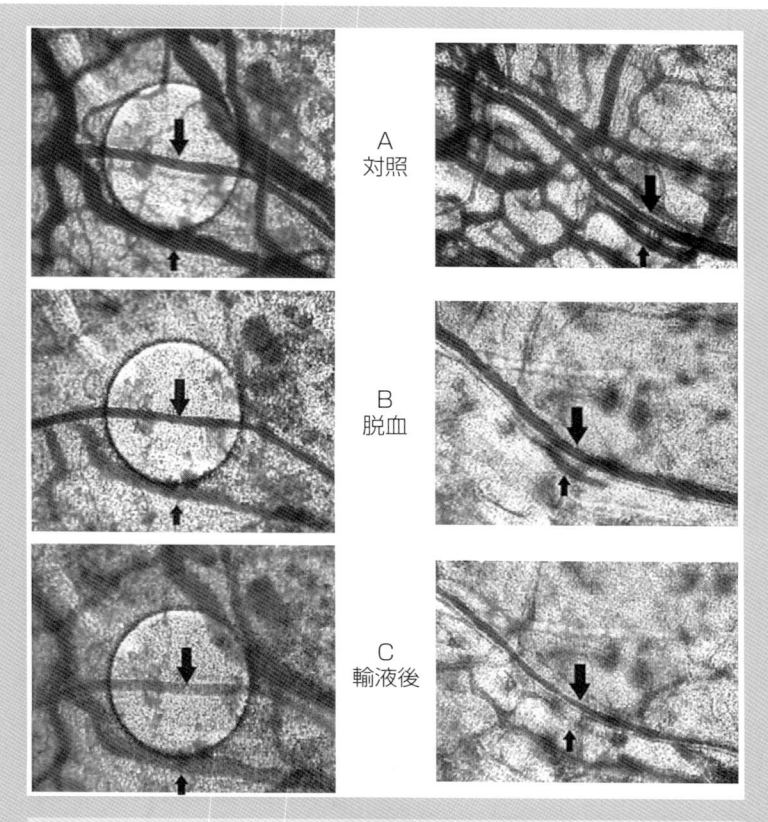

図3 ウサギのear chamber末梢循環再灌流実験の生体顕微鏡写真
A：対照，B：脱血（循環血液量の1/2），C：輸液による蘇生後。左が6％ヒドロキシエチルデンプン（HES）を使用，右が乳酸リンゲルを使用。脱血により血管の密度が少なくなり，場所によっては血管が虚脱し，血流がなくなっている。HES（100 ml）ではある程度血流が保たれているが，乳酸リンゲル（200 ml）では血管がやせ細っている。

(Komori M, Takada K, Tomizawa Y, et al. Effects of colloid resuscitation on peripheral microcirculation, hemodynamics, and colloid osmotic pressure during acute severe hemorrhage in rabbits. Shock 2005；23：377-82より引用)

脈絡叢，毛様体，糸球体，peritubular capillary：直径60〜80 nm，大きさが変化する。隔膜があるが，炎症で消える。ヘパリナーゼでも消える。炎症で数が増加。③discontinuous capillary（sinusoid）：肝臓，脾臓，骨髄。直径数百nm，基底膜がない。

　このうち典型的なcontinuous capillaryの模式図を図1に示す。intercellular cleftはギャップジャンクションと同義であるが，電解質や糖はこのギャップジャンクションを通って血管外へ自由に通過できる。しかし，アルブミンはこのギャップジャンクションを通過できず，pinocytosisの一種であるvesicleにより血管外に運ばれる。これは生物学的な課程である。このvesicleがつながるとvesicular channelとなり，こうなれば物理学的な濃度勾配によりアルブミンは血管外に出る。おそらく，vesicleの数とvesicular channelの数がスターリングの式

$$\text{net filtration} = \text{LpS}\,[(\text{Pcap} - \text{Pif}) - \sigma\,(\pi\,\text{cap} - \pi\,\text{if})]$$

の反発係数σを決定すると思われる。内皮細胞を貫通するvesicular channelのσは0である。筆者はこのvesicular channelの数がおそらく手術中や炎症極期には増えているのではないかと推論している。図2はvesicular channelとギャップジャンクションが同時にとらえられた貴重な電顕写真である。アルブミン（図ではHSA）の慣性半径が3.4 nmなので、直径で7 nmとしてもvesicular channelは容易に通過できるのが分かる。

2 血液の粘度と末梢循環

血液粘度は4.5 cp（センチポアズ）、血漿は2.0 cpくらいのオーダーである。出血によりHtが下がると血液粘度は大きく下がる。血液粘度が赤血球の数に多くを依存しているからである。粘度の低下は後負荷の低下をもたらし、心拍出量を増加させるが末梢循環レベルでは微小血管の虚脱を起こす。図3は小森ら[6]のウサギのear chamberの脱血再灌流実験であるが、脱血により血管密度が極端に減少している。血流のない組織は酸素濃度が下がり、嫌気性代謝により乳酸が生成される。この血管虚脱は大きな問題であり、中心血管でのHb濃度を上げても、血流のない組織へは酸素が行かない。反対に、この血管虚脱さえ防止できれば、Hbは3 g/dlでも安静時の分時酸素消費量をまかなえる[5]。図3-Bで見られるごとく乳酸リンゲルでの蘇生では血管の虚脱は改善しないばかりか血管外の間質組織内圧の上昇により、よりいっそうの血管虚脱を起こしている（図3-C右）。Cabralesら[5]はalginateという粘度の高い（9 cp）代用血漿を用いた稀釈実験（Htc 50％→11％）で血液粘度を正常に保つことにより末梢での酸素利用をコントロールと同じレベルに維持した。このように循環血液量の維持という観点だけでなく、血液粘度の維持も重要な因子である。

おわりに

周術期のアルブミンの動態は臨床的に重要な問題であるが、その基本的な動き方を知ることはProfessional Anesthesiologistとして必要な知識であり、研究テーマでもある。血液粘度も急性期医療の現場と微小循環の基礎的な研究をつなぐ大きなテーマであると考える。

■参考文献

1) 宮尾秀樹. 代用血漿製剤の現状と今後の展望. 臨床麻酔 1994；18：1351-61.
2) Simionescu M, Simionescu N. Ultrastructure of the microvascular wall：functional correlations. In：Renkin EM, Michel CC, editors. Handbook of physiology. Maryland：Williams & Wilkins；1984. p.41-101.
3) Vandegriff KD, McCarthy M, Rohlfs R, et al. Colloid osmotic properties of modified hemoglobins：chemically cross-linked verses polyethylene glycol surface-conjugated. Biophysical Chemistry 1997；69：23-30.
4) Hangai-Hoger N, Intaglietta M. Polyethylene glycol conjugated albumin：A new generation

plasma expander. 人工血液 2006；14：84-91.
5) Cabrales P, Tsai AG, Intaglietta M. Alginate plasma expander maintains perfusion and plasma viscosity during extreme hemodilution. Am J Physiol Heart Circ Physiol 2005；288：1708-16.
6) Komori M, Takada K, Tomizawa Y, et al. Effects of colloid resuscitation on peripheral microcirculation, hemodynamics, and colloid osmotic pressure during acute severe hemorrhage in rabbits. Shock 2005；23：377-82.

〔宮尾　秀樹〕

索　引

和　文

あ
アクアポリン 4.....................198
悪性腫瘍.....................108, 109
アナフィラキシー反応............98
アナフィラキシー様反応...91, 98
アニオンギャップ.....................64
アミノ酸.................68, 69, 71, 85
　——重合体..............................90
アミロペクチン........................91
アルコール性尿細管機能不全
　..115
α-アミノ-3-ヒドロキシ-5-メチル-4-イソキサゾールプロピオン酸型..................................113
アルブミン........................28, 63
　——製剤....................139, 215
アンモニア.........71, 73, 79, 81, 83

い
イオン化カルシウム.............105
移植片対宿主病.....................165
異所性石灰化.........................108
維持量.....................................179
1回換気量制限.......................240
1回心拍出係数.......................174
1回心拍出量...........172, 173, 184
胃粘膜内 CO_2.......................185
医療経済.................................142
インスリン.............................221
　——反応..................................43
陰性荷電...................................63
インターロイキン-6..............110

う
インドシアニングリーン...11, 47

え
エリスロポエチン....................12
塩化カルシウム.....................111
炎症...................................15, 33
　——反応過剰期...................136

か
開胸手術.................................174
開腹手術...................................33
拡散強調画像.........................201
下肢挙上.................................184
過伸展.....................................240
褐色細胞腫...............................12
活性型プロテイン C..............131
活性酸素........................157, 167
カテコラミン..........................12
カルシウム............................104
　——イオン..........................104
　——製剤..............................232
カルシトニン.................106, 109
間質圧...8
緩徐分布相...............................42
肝性脳症...................................81
間接反応.................................157
肝不全.......................................81

き
キサンチンオキシダーゼ活性
　..157, 167
気道熱傷.................................122
機能的イレウス.....................175
急性呼吸促迫症候群........88, 235
急性腎不全.......................88, 138

急性尿細管壊死.....................168
急速分布相...............................42
胸郭内血液量...........................51
胸郭内水分量...........................51
狂牛病.......................................90
凝固因子.................................137
凝固壊死層.............................157
凝集...95
橋中心髄鞘崩壊症.........151, 204
強力インスリン療法.............221
虚脱肺胞.................................238
筋肉痙攣.................................118
筋力低下.................................106

く
くも膜下出血...................12, 205
グリコカリックス....................97
グルコース・アラニン回路....73
グルコース・インスリン療法
　..232
グルコン酸カルシウム.........111

け
蛍光物質...................................99
経食道心エコー法.................212
経食道ドプラー法.................172
痙攣...107
血液製剤の使用指針.............165
血液粘度.................................248
血液脳関門.............................198
血液量.....................................127
血管外漏出...............................99
血管拡張層.............................157
血管痛.......................................83
血管透過性......................88, 172

索　引

――亢進 54, 157, 158, 161, 166, 168
血管内皮細胞 96, 132, 245
　　　――間隙 27
血管内皮障害 236
血管壁間隙 136
血管密度 248
血行停止層 156, 157
血漿 21
　　　――希釈 29
　　　――消失率 47
血小板機能 97
血小板凝集 90
血小板受容体 137
血小板製剤 166
血漿ブドウ糖濃度 48
血糖値 48
　　　――管理 211, 221
血流再分配 133
ゲル 8
献腎移植 224, 231
原発性アルドステロン症 117

こ

高アンモニア血症 83
抗炎症作用 98
高カリウム血症 229, 232
高血糖 145, 152, 154, 218, 220
抗酸化療法 167
膠質液 20, 179, 190
膠質浸透圧 26, 93, 166
膠質浸透効果 94
膠質輸液剤 178
甲状腺機能亢進症 117
甲状腺機能低下症 117
甲状腺のＣ細胞 106
合成膠質液 172, 175
好中球機能 132
高張アルブミン製剤 166
高張Na輸液 167
高張ナトリウム溶液 202
高ナトリウム血症 204
広範囲熱傷 156, 168

抗不整脈作用 112
抗利尿ホルモン 147
　　　――不適合分泌症候群 203
呼気終末陽圧 238
呼吸不全 118
固形組織圧 243
混合静脈血酸素飽和度 140, 164, 213, 227

さ

サードスペース 20, 145, 146
サイトカイン 109
細胞外液 178
細胞外濃度 105
細胞間質液 21
細胞接着現象 136
酸素運搬能 133
酸素需給バランス 172, 185
酸素消費量 159, 164
3-メチルヒスチジン 86

し

自己血回収装置 219
視床下部・下垂体・副腎系 159
持続的血液透析濾過 168
シバリング 114
シミュレーション 12
収縮期圧の呼吸性変動 184
重症熱傷 156, 168
自由水クリアランス 163
重炭酸 63
　　　――ナトリウム 232
集中治療医学 131
重量平均分子量 26
手術部位 33
出血 15, 29
　　　――傾向 106, 110
術後1日目SIRS 127
術後管理 220
術後鎮痛 113
術前透析 225
術中 117
腫瘍壊死因子α 110

循環血液量 13, 17, 51, 122, 126
　　　――測定器（DDG-2001）...122
循環血漿量減少性ショック ...156
準必須アミノ酸 69
晶質液 20, 190
消失係数 54
晶質浸透圧 7
消失相 42
静水圧 8, 32
上大静脈血の酸素飽和度 227
小児 219
静脈還流 181
蒸留水 66
初期分布容量 42
初期輸液 122
食道癌 174
蔗糖 43
腎移植 224
心エコー 57, 185
　　　――法 213
腎灌流圧 228
腎機能障害 217
心筋梗塞後の心室性頻脈 112
人工膠質液 16
人工呼吸関連肺損傷 240
人工呼吸フリー日数 237
人工心肺 211, 217
人工膝関節置換術 172
心室細動 112
滲出液 169
心循環系の機能が低下 107
親水コロイド 89
新生児低血糖 189
新鮮凍結血漿 165
心臓外科手術 15, 172
心臓前負荷 51
浸透圧 7, 8, 76, 83
　　　――比 76
　　　――利尿薬 201, 202
腎尿細管性アシドーシス 117
心拍出量 159
心拍数 174
心不全 108, 211, 212

索 引

腎不全 79, 98, 107, 108, 117
心房細動 112
心房性ナトリウム利尿ペプチド
　　................................203

す

水動態 39
水ろ過係数 35
水和水 89
スーパーオキシド 167
数平均分子量 26
スターリング 94
　　——の力 198
　　——の法則 7
スパスム 111, 118
ずり速度 95, 96

せ

制限的輸液療法 174
生体腎移植 224, 231
生理学的モデル 21
生理食塩液 66
積極的輸液療法 172
赤血球濃厚液 165
赤血球変形能 134
セロトニン 157
線維素溶解 97
全身性炎症反応 132
　　——症候群 98, 132
先天性心疾患 219
前負荷 212

そ

総 Mg 濃度 114
早産 191
瘙痒感 99
塞栓説 136
促通拡散 199
組織圧 243
組織因子 165
組織液圧 243
組織液量 243
組織間液圧 8, 242

組織プラスミノゲン活性化因子
　　................................206

た

体温 84
体外循環 217
代謝性アシドーシス 83, 62
代謝性アルカローシス 83, 62
大腿骨頸部骨折 172
大腸癌 172, 175
体内分布 105
第Ⅷ因子 90, 97
代用血漿製剤 26
大量出血 110, 211, 214
大量輸液 211, 214
大量輸血 110
タクロリムス 229
多臓器不全 88
脱水 8
脱水補正 179
多尿 231
多発性骨髄腫 108
多分散性 89, 93
蛋白質反発係数 35

ち

置換度 91
窒素係数 86
窒素バランス 85
中心静脈圧 181, 212, 226
中心静脈オキシメトリーカテー
　　テル 227
中心静脈酸素飽和度 185
中心部細胞外液量 41
中枢性尿崩症 204
腸管 142
調節機構 107
超早期手術 160
直接反応 157

て

低アルブミン血症 139
T2強調画像 201

帝王切開 16, 188
低カリウム血症 214
低血糖 152, 154
低酸素性肺血管収縮 238
低張輸液 147
低ナトリウム 151
　　——血症 145, 147, 148, 149,
　　　150, 151, 153, 203
　　——性脳症 148
低分子量 HES 製剤 190
低 Mg 血症 115
低マグネシウム血症 214
デキストラン 26, 215
電解質異常 214
電解質輸液 4

と

透過性 33, 235
動静脈酸素含量較差 159
透析 109
等張アルブミン製剤 166
糖尿病 115, 191
頭部外傷 205
動脈圧波形からの心拍出量モニ
　　ター 227
糖輸送担体 199
ドナー 224
ドパミン 228, 230

に

乳酸値 185
乳酸リンゲル 145
　　——液 174, 175, 178, 189
ニューロレプト麻酔 228
尿素サイクル 71
尿量 175, 176, 180
妊娠 188
　　——高血圧症 192
　　——性糖尿病 191
　　——中毒症 192
妊婦 188

253

索引

ね
熱傷 15
　——ショック 158
　——ショック期 156
粘弾性モデル 25
粘稠度 95

の
脳灌流圧 205
脳梗塞 206
脳性塩分喪失症候群 203
脳性ナトリウム利尿ペプチド
　.. 203
脳浮腫 145, 147, 148, 151, 153, 200

は
敗血症 14, 109, 115, 131
　——性ショック 172
肺水腫 39, 191
肺動脈カテーテル ... 185, 194, 226
肺動脈楔入圧 181, 212, 226
肺毛細血管 235
破骨細胞活性化因子 109
播種性血管内凝固 165
白血球 132
ハプテン 98
パルス式色素希釈法 50
半透膜 27
反発係数 σ 248

ひ
微小循環 99, 133
非心原性肺水腫 235
非侵襲的陽圧換気 238
ヒスタミン 157, 167
ビスホスホネート 109
ビタミン B 72
ビタミン C 167
必須アミノ酸 69, 87
ヒト心房性ナトリウム利尿ペプチド
　.............................. 229, 230

(中央列)
ヒドロキシエチル基 91
ヒドロキシエチルデンプン ...26, 215
ヒドロキシオキサイド 167
ヒドロキシラジカル 157
ヒュー・ジョーンズ分類 ... 225
頻脈 174, 175

ふ
フェントラミン 51
フォン・ウィルブランド因子
　.............................. 97, 216
不感蒸泄 169
副甲状腺 106
　——機能亢進症 109
　——機能亢進状態 108
　——機能低下症 107, 109
　——ホルモン 106
浮腫 213
不整脈 111, 118
ブドウ糖重合体 90
ブドウ糖初期分布容量 41
ブドウ糖分布容量 17
ブラジキニン 157
フランク・スターリング曲線
　.. 181
フランク・スターリングの心機能曲線 212
フリーラジカルスカベンジャー
　.. 167
プロスタグランジン 157
　——E_1 .... 229, 230
フロセミド 202, 228, 230
分画分子量 27
分枝鎖アミノ酸 70, 72
分子半径 28
分布容量の過大評価 53

へ
平均到達時間 50
ヘマトクリット 133
ペンタフラクション 136

ほ
芳香族アミノ酸 70
房室 108
放射性同位元素 13
補酵素 112
補正式 106

ま
マグネシウム 104
　——イオン 104
慢性アルコール性肝障害 ... 115
マンニトール 202, 228, 230

み
ミトコンドリア 141

め
メイラード反応 76, 84
メシル酸ナファモスタット ...225
メタ解析 139
メチルプレドニゾロン 229

も
毛細血管 99
　——密度 134, 137

ゆ
輸液過剰 174
輸液製剤 65
輸液投与速度 12, 24
輸液投与量 24
輸血 110
　——関連肺障害 165

り
リクルートメント 241
立体異性体 69
リトドリン 191
利尿期 38, 240
利尿薬 117
硫酸マグネシウム 118
良性腺腫 108

索 引

リンゲル液 66		レニン・アンギオテンシン・アルドステロン系 5, 159
リンパ 15	**ら**	
	レシピエント 224	

英 文

A

AAA 81
acute respiratory distress syndrome 235
ADH 5, 147, 148, 149, 151, 153
Af 112
alpha-amino-3-hydroxy-5-methyl-4-isoxazolepropionic acid 型 113
α遮断薬 12
AMPA型 113
ANP 5, 203
APACHE スコア 14
APRV 238
ARDS 88, 235
atrial fibrillation 112
atrioventricular 108
AV 108

B

bacterial translocation 142
β遮断薬 141
BCAA 73, 76, 79, 81
blood volume 127
BNP 5, 203
BSE 90
BV 127

C

C2：C6 91
Ca 104
Ca^{2+} 104, 105
　——/Mg^{2+}比 111
　——濃度 106

Cal/N比 86, 72
capillary leak syndrome 166
Caセンシングレセプタ 106
CBV 126
central pontine myelinolysis ...151
central venous pressure 181
C_{H_2O} 163
CHDF 168
CHF 44, 55
circulating blood volume 126
Cochrane Injuries Group 162, 166
continuous capillary 245
continuous hemodiafiltration 168
COP 93
corrected flow time 172, 173
CPM 151
C細胞 109
CSW 203
CSWS 153
CVP 181

D

DDG アナライザー 11, 126
dependent region 237
Diabetes and Insulin-Glucose Infusion in Acute Myocardial Infarction（DIGAMI）study 221
DIC 165
discontinuous capillary 247
disseminated intravascular coagulation 165
DS 91

E

E/N比 74
E/NE比 74, 76, 79, 87
E/T比 87
early excision 160
early goal-directed therapy ...134, 172, 236
ECF 6
EGDT 236
endothelial surface layer 97
ESL 97

F

factor Ⅷ related antigen 216
factor Ⅷ ristocetin cofactor ...216
FDP 165
fenestrated capillary 245
FFP 165
fibrinogen/fibrin degradation product 165
Fisher比 81
fixed compartment 200
fluid optimization 179, 183
fluid responsiveness 174, 182, 184
fresh frozen plasma 165
FTc 172, 173, 174, 184

G

glucose space 41
glucose transporter 199
graft versus host disease 165
GVHD 165

H

HES 16

255

索引

──製剤 216
HHH 12
HPV 238
HTS 167
hydroxyl radical 157
hypertonic saline 167
hypovolemia 122
hypoxic pulmonary
　vasoconstriction 238

I

ICF 6
ICG-PDD 54
ICG-pulse dye densitometry ...50
ICU滞在 115
ICUフリー日数 237
IDVG 41
IL-6 110
in-out balance 3, 14, 15, 17
intercellular cleft 247
initial distribution volume of
　glucose 41
insulinogenic index 43
interleukin-6 110
interstitial fluid pressure 242
intrathoracic blood volume 51
ITBV 51

L

liberal 3, 16
lymphatic drainage 242

M

MAH 109
malignancy associated
　hypercalcemia 109
mean transit time 50
Mg 104
Mg^{2+} 104
Mg負荷試験 114
Mgイオン濃度 114
MOF 88, 98
MRI 201

MTT 50

N

NMDA受容体 113
N-methyl-D-aspartic acid（N-メチル-D-アスパラギン酸）受容体
113
non-responder 10, 16
noninvasive positive pressure
　ventilation 238
NPC/N比 76
NPPV 239

O

O^- 167
OAF 109
OH^- 157, 167
osteoclast-activating factor 109

P

$Pa_{O_2}/F_{I_{O_2}}$ 236
parathyroid hormone 106
Parklandの公式 15, 161, 162
Parkland法 167
PAWP 181
PC 166
PEEP 238
PEG-Alb 245
plasma layer 97
platelet concentrate 166
positive end-expiratory pressure
238
PPV 184
PTH 106, 108, 109
pulmonary artery wedge
　pressure 181
PV 6
──-ICG/IDVG比 55

Q

QT延長 113

R

RCC-LR 165
red cell concentrates-leukocytes
　reduced 165
refilling 159
──期 166, 168, 169
regional trauma system 88
rehydration 8
restrictive 3, 16

S

Scv_{O_2} 185
sealing effect 96
shear force 237
SIADH 149, 153, 203
sinusoid 247
SIRS 98
SPV 184
Stewart approach 61
stroke volume 173
strong ion difference 61
strong ion gap 63
supranormal resuscitation 140
surface-matrix layer 97
Surviving Sepsis Campaign
　Guideline 142, 236
SVV 184

T

t-PA 206
TAT 165
TF 165
TFC 51
third space 16, 179
thoracic fluid content 51
thrombin-antithrombin Ⅲ
　complex 165
tissue factor 165
tissue pressure 243
TNF-α 110
total weak acid 61
TRALI 165

transfusion-related acute lung injury 165
tumor necrosis factor-α 110, 140
type Ⅰ von Willebrand-like syndrome 216

U

unstressed volume...................14

V

van't Hoff..................................93
ventricular fibrillation..............112
ventricular tachycardia...........112
Vf 112
vis a interior............................243
vis a latere...............................243
volume kinetic study 9
von Willebrand factor.......97, 216
VT..112
vWF...................................97, 216

W

wet lung 236

X

xanthine oxidase 活性 157
XOD 活性 167, 157

Z

zone of coagulation.................157
zone of hyperemia 157
zone of stasis 156, 157, 159

257